医学・看護略語

ポケットブックmini

| 編集 |

ナーシング編集室

Gakken

医学・看護略語

オリジナルスペシャル

ナーシング編集部

はじめに

　医療や医学，看護学は，めざましいスピードで進展しています．日々，情報がアップデートされていくなか，専門用語の数も増え続けています．時代の変化に合わせ，専門用語の知識を得ていくことは，看護を実践するうえで不可欠です．また看護学は，医学をはじめとするさまざまな学問領域と深く関連するため，幅広い専門用語の知識が求められます．

　とくに臨床現場では，医療スタッフ間で迅速な情報伝達を行うために，多くの専門用語でアルファベットの略語が用いられています．この略語を正しい理解のもと活用しなければ，日常業務を正確かつスムースに進めていくことはできません．しかしながら，新しく遭遇する略語に，困惑することもあるでしょう．

　このような現状を踏まえて，既刊の『医学・看護略語ミニノート 改訂第2版』では弊社発刊の書籍や雑誌を参照し，臨床の場で多用される用語を重点的に5000語を選別し，多くの看護師の方に活用していただきました．

　本書では，さらなる用語の見直しと追加を行い，5500語を収録．加えて，必要なときにパッと開いて活用できるように，ポケットやバッグに携帯しやすいポケットブックminiのサイズにしました．

　本書を臨床・研究の場で活躍する看護師はもとより，看護学生，さらに他のメディカルスタッフの方々に活用していただくことで，日々の業務や学習の一助となれば幸いです．

2023年8月
ナーシング編集室

── 凡 例 ──

■臨床の場で実際に役立つ慣用略語を集めて，アルファベット順に配列しました．ただし，5-FU，%VCのように略語の頭に数字や％などがつく場合には，それ以後の文字を見出し語としてアルファベット順に配列しました．なお，ギリシャ文字は英語に置き換えて配列しています．

■各用語は，略語，和文（訳語），原語（フルスペル），読み方の順に記載しています．

■略語はアルファベットの小文字，大文字の順に配列しました．同一略語で訳語が異なるものは，原則として50音順に配列しています．探している略語が何に該当するか，慎重に判断して活用するようにしてください．

■英語の略語が主体となっていますが，その他の原語も略語として採用しています．

■本辞典では以下の2種類の括弧をもうけています．

　・〈　〉は，語句を〈　〉内の語に置き換えて（同義など）用いることが可能であることを示しています．欧文の場合は（　）で示しています．(ラ)：ラテン語，(独)：ドイツ語，(仏)：フランス語

　　例：アルコホーリクス・アノニマス〈アルコール中毒者匿名会〉

　　例：DNR（DM）

　・（　）は，（　）内の語を付け加えて用いることもあることを示しています．欧文の場合は（　）で示しています．

　　動脈硬化（症）→①動脈硬化　②動脈硬化症

　　CP（C）R→①CPR ②CPCR

■付録「抗菌薬・抗真菌薬・抗ウイルス薬一覧」「抗悪性腫瘍薬一覧」「レジメン略語一覧」では，日常的によく表記される学術名（一般名）の略語を選び，和文，英語，薬物の種類，抗がん薬の内容，対象となるがんを掲載しています．

■付録「INDEX」を用いて，和文から略語が引けるようになっています．

カバーデザイン：星子卓也

医学・看護略語

ポケットブックmini

a 動脈血　arterial blood（アーテリアル ブラッド）

A アセスメント　assessment（アセスメント）

A アデニン　adenine（アデニン）

A アレルギー　allergy（アラージー）

A アンジオテンシン　angiotensin（アンジオテンシン）

A 上行結腸　ascending colon（アセンディング コロン）

A 動脈　artery（アーテリー）

a.c. 食前　ante cibum（ラ）（アンテ チブム）→p.c.

A cell アクセサリー細胞　accessory cells（アクセサリー セル）

a-ADco₂ 肺胞気−動脈血二酸化炭素分圧較差　alveolar-arterial carbon dioxide tension difference（アルヴィオラー アーテリアル カーボン ダイオキサイド テンション ディファレンス）

A-aDo₂ 肺胞気−動脈血酸素分圧較差　alveolar-arterial oxygen difference（アルヴィオラー アーテリアル オキシジェン ディファレンス）

A-line 動脈ライン　arterial line（アーテリアル ライン）

A−P 前後撮影　antero-posterior（view, projection）（アンテロ ポステリア（ヴュー，プロジェクション））

α₂-PI α₂プラスミンインヒビター　α₂-plasmin inhibitor（アルファ ツー プラスミン インヒビター）

A−V 奇静脈　azygos vein（アザイゴス ヴェイン）

A−V block 房室ブロック　atrioventricular block（アトリオヴェントリキュラー ブロック）

a−VDo₂ 動静脈血酸素分圧較差　arteriovenous oxygen difference（アーテリオヴィーナス オキシジェン ディファレンス）

AA アミノ酸　amino acid（アミノ アシッド）

AA アルコーホリクス・アノニマス〈アルコール中毒者匿名会〉　alcoholics anonymous（アルコーホーリックス アノニマス）

AA 再生不良性貧血　aplastic anemia（アプラスティック アニーミア）

AA 人工流産　induced abortion, artificial abortion（インデュースト アボーション，アーティフィシャル アボーション）

AA 大動脈弓 aortic arch（エイオーティック アーチ）

AAA 急性不安発作 acute anxiety attack（アキュート アンザイア ティ アタック）

AAA 腹部大動脈瘤 abdominal aortic aneurysm（アブドミナル エイオーティック アニュリズム）

AAA 芳香族アミノ酸 aromatic amino acid（アロマティック アミノ アシッド）

AAC 拡大代替コミュニケーション Augmentative & Alternative Communication（オグメンタティヴ アンド オルターナティヴ コミュ ニケーション）

AACG 急性閉塞隅角緑内障 acute angle closure glaucoma （アキュート アングル クロージャー グラウコーマ）

AAD 急性大動脈解離 acute aortic dissection（アキュート エイ オーティク ディセクション）

AAD 抗生剤関連下痢症 antibiotics-associated diarrhea （アンティバイオティックス アソシエイティッド ダイアリーア）

AADE 米国糖尿病教育者協会 American Association of Di-abetes Educators（アメリカン アソシエーション オブ ダイアビー ティーズ エジュケイターズ）

AAE 大動脈弁輪拡張症 annulo-aortic ectasia（アニュロ エイ オーティック エクテイシア）

AAFB 非定型抗酸菌症 atypical acid-fast bacilli（エイティピカ ル アシッド ファスト バシリィ）

AAG アミロイドアンギオパチー amyloid angiopathy（アミロイド アンジオパシィ）→CAA（脳アミロイドアンギオパチー）

AAH 異型腺腫様過形成 atypical adenomatous hyperplasia （エイティピカル アデノウマタス ハイパープレイジア）

AAI 心房抑制型心房ペーシング atrium atrium inhibit pacing （アトリウム アトリウム インヒビット ペイシング）

AAo 上行大動脈 ascending aorta（アセンディング エイオータ）

AAR 抗原抗体反応 antigen antibody reaction（アンティジェン アンティボディ リアクション）

AAS 環軸椎亜脱臼 atlantoaxial subluxation（アトラントアキシ アル サブラクセイション）

AAS 大動脈弓症候群 aortic arch syndrome（エイオーティック アーチ シンドローム）

AAT 動物介在療法 animal assisted therapy（アニマル アシステッド セラピィ）

AAU 急性前部ぶどう膜炎 acute anterior uveitis（アキュート アンテリア ユーヴィアイティス）

AAV 順応性補助呼吸 adaptive assisted ventilation（アダプティヴ アシスティッド ヴェンチレイション）

Ab 抗体 antibody（アンティボディ）

AB 抗生物質 antibiotics（アンティバイオティックス）

ABB 酸塩基平衡 acid base balance（アシッド ベイス バランス）

ABC アバカビル abacavir（アバカビル）

ABC アビジン–ビオチン複合体 avidin-biotin complex（アヴィディン ビオチン コンプレックス）

ABC 救命処置（気道確保，人工呼吸，胸骨圧迫） airway, breathing, circulation（エアウェイ，ブリージング，サーキュレイション）

ABC 穿刺吸引細胞診 aspiration biopsy cytology（アスピレイション バイオプシー サイトロジー）

ABC syndrome ABC症候群 angry backfiring C-nociceptor syndrome（アングリー バックファイヤリング シー ノシセプター シンドローム）

ABCDE ABCDEアプローチ ABCDE approach（エービーシーディーイー アプローチ）

abd 外転 abduction（アブダクション）

abd 腹部 abdomen（アブドーメン）

abd resp 腹式呼吸〈横隔膜呼吸〉 abdominal respiration（アブドーミナル レスピレイション）

ABE 急性細菌性心内膜炎 acute bacterial endocarditis（アキュート バクテリアル エンドカーディティス）

ABG 動脈血ガス arterial blood gas（アーテリアル ブラッド ガス）

ABI 足関節・上腕血圧比 ankle brachial pressure index（アンクル ブラキアル プレッシャー インデックス）

ABI アテローム血栓性脳梗塞 atherothrombotic brain infarction（アテロスロンボティック ブレイン インファークション）

ABI 聴性脳幹インプラント auditory brainstem implant (オーディトリィ ブレインステム インプラント)

ABK アルベカシン arbekacin (アルベカシン)

ABMT 自家骨髄移植 autologous bone marrow transplantation (オートロガス ボーン マロー トランスプランテイション)

ABO ABO式血液型 ABO blood group system (エービーオー ブラッド グループ システム)

ABP 急性細菌性前立腺炎 acute bacterial prostatitis (アキュート バクテリアル プロスタタイティス)

ABP 動脈圧 arterial blood pressure (アーテリアル ブラッド プレッシャー)

ABPA アレルギー性気管支肺アスペルギルス症 allergic bronchopulmonary aspergillosis (アレージック ブロンコプルモナリィ アスペルギローシス)

ABPC アンピシリン ampicillin (アンピシリン)

ABPC/MCIPC アンピシリン・クロキサシリン ampicillin/cloxacillin (アンピシリン / クロキサシリン)

ABPC/SBT アンピシリン・スルバクタム ampicillin/sulbactam (アンピシリン / スルバクタム)

ABPM 24時間自動血圧測定 ambulatory blood pressure monitoring (アンビュラトリィ ブラッド プレッシャー モニタリング)

ABR 聴性脳幹反応〈聴性誘発反応〉 auditory brainstem response (オーディトリィ ブレインステム レスポンス)

ABSCT 自家末梢血幹細胞移植 autologous peripheral blood stem cell transplantation (オートロガス ペリフェラル ブラッド ステム セル トランスプランテーション)

ABU 無症候性細菌尿 asymptomatic bacteriuria (エイシンプトマティック バクテリューリア)

AC アセチルシステイン acetylcystein (アセチルシステイン)

AC アデニール酸シクラーゼ adenylate cyclase (アデニレート サイクレイズ)

AC アルコール性肝硬変 alcoholic cirrhosis (アルコホーリック シローシス)

AC 上腕周囲長 arm circumference (アーム サーカムフェレンス)

5

AC 腺がん adenocarcinoma（アデノカーシノーマ）

AC 腹囲 abdominal circumference（アブドミナル サーカムフェレンス）

AC 副腎皮質 adrenal cortex（アドレナル コーテックス）

A/C 補助/調節換気 assist/control（アシスト コントロール）

AC block 肺胞-毛細管ブロック症候群 alveolar-capillary block syndrome（アルヴィオラー キャピラリー ブロック シンドローム）

AC-IOL 前房レンズ anterior chamber intraocular lens（アンテリア チェンバー イントラアキュラー レンズ）

ACA 前大脳動脈 anterior cerebral artery（アンテリア セレブラル アーテリー）

ACBG 大動脈-冠(状)動脈バイパス手術 aortocoronary bypass grafting（エイオートコロナリィ バイパス グラフティング）

ACBT 自動周期呼吸法 active cycle of breathing technique（アクティブ サイクル オブ ブリージング テクニーク）

ACD アレルギー性接触皮膚炎 allergic contact dermatitis（アラージック コンタクト ダーマタイティス）

ACD アクチノマイシンD actinomycin D（アクティノウマイシン ディー）→ACT-D

ACD-CPR 胸骨圧迫(道具を使った) active compression-de-compression cardiopulmonary resuscitation（アクティヴ コンプレッション ディコンプレッション カーディオパルモナリー レサスシテイション）

ACE アンジオテンシン変換酵素 angiotensin converting enzyme（アンジオテンスィン コンヴァーティング エンザイム）

ACE2 アンジオテンシン変換酵素2 angiotensin-converting enzyme 2（アンジオテンスィン コンヴァーティング エンザイム2）

ACEI アンジオテンシン変換酵素阻害薬 angiotensin converting enzyme inhibitor（アンジオテンスィン コンヴァーティング エンザイム インヒビター）

ACG 心尖拍動図 apex cardiogram（エイペックス カーディオグラム）

ACG 大動脈造影 angiocardiography（アンジオカーディオグラフィ）

ACh アセチルコリン acetylcholine（アスィタイルコーリン）

ACH 副腎皮質ホルモン adrenocortical hormone（アドレノコーティカル ホルモン）

AChA 前脈絡叢動脈 anterior choroidal artery（アンテリア コロイダル アーテリー）

AcheE, AChE アセチルコリンエステラーゼ acetylcholinesterase（アスィタイルコーリンエステレイス）

AChR アセチルコリン受容体 acetylcholine receptor（アスィタイルコーリン レセプター）

ACI 副腎皮質機能不全 adrenocortical insufficiency（アドレノコーティカル インスフィシエンシィ）

ACKD 後天性嚢胞腎 acquired cystic kidney disease（アクワイアード システィック キドニー ディジーズ）

ACL 前十字靱帯 anterior cruciate ligament（アンテリア クルーシェート リガメント）

ACLE 急性皮膚エリテマトーデス acute cutaneous lupus erythematosus（アキュート キュテイニアス ルーパス エリテマトーサス）

ACLS 二次救命処置 advanced cardiac life support（アドヴァンスト カーディアク ライフ サポート）

ACM (ACR) アクラルビシン aclarubicin（アクラルビシン）

ACNU ニムスチン nimustine（ニムスティン）

Acom 前交通動脈 anterior communicating artery（アンテリア コミュニケイティング アーテリー）

ACP アドバンス・ケア・プランニング advance care planning（アドヴァンス ケア プランニング）

ACP 酸ホスファターゼ acid phosphatase（アシッド フォスファテイス）

ACR アメリカリウマチ学会 American College of Rheumatology（アメリカン カレッジ オブ ルーマトロジィ）

ACS 急性冠動脈症候群 acute coronary syndrome（アキュート コロナリー シンドローム）

ACS 米国がん協会 American Cancer Society（アメリカン キャンサー ソサエティ）

ACT 活性化凝固時間 activated clotting time（アクティヴェイティッド クロッティング タイム）

ACTH 副腎皮質刺激ホルモン〈コルチコトロピン〉 adrenocorticotropic hormone (アドレノコーティコトロピック ホーモン)

ACV アシクロビル aciclovir (アシクロヴィル)

ACVD アテローム硬化性心血管疾患 atherosclerotic cardiovascular disease (アセロスクレロティック カーディオヴァスキュラー ディジーズ)

ad 入院 admission (アドミッション)

Ad アドレナリン〈エピネフリン, エピレナミン〉 adrenaline (アドレナリン)

AD アドバンス・ディレクティブ〈事前指示〔書〕〉 advance directive (アドヴァンス ディレクティヴ)

AD アトピー性皮膚炎 atopic dermatitis (アトピック ダーマタイティス)

AD アルツハイマー病 Alzheimer's disease (アルツハイマー ディジーズ)

AD 自己免疫疾患 autoimmune disease (オートイミューン ディジーズ)

AD 常染色体優性遺伝 autosomal dominant (オートソーマル ドミナント)

Ad-ca, AD-CA 腺がん〈アデノカルチノーマ, 腺細胞がん〉 adenocarcinoma (アデノカーシノーマ)

Ad-St アダムス-ストークス症候群 Adams-Stokes syndrome (アダムス ストークス シンドローム)

ADA 米国糖尿病協会 American Diabetes Association (アメリカン ダイアビーティーズ アソシエーション)

AdC 副腎皮質 adrenal cortex (アドリーナル コーテクス)

ADC 抗体薬物複合体 antibody-drug conjugate (アンティバディ ドゥラァグ カァンヂュゲイトゥ)

add 内転 adduction (アダクション)

ADD 環椎歯突起間距離 atlantodental distance (アトラントデントル ディスタンス)

ADEM 急性散在性脳脊髄炎 acute disseminated encephalomyelitis (アキュート ディセミネイティッド エンセファロマイエライティス)

ADH 抗利尿ホルモン〈バソプレシン〉 antidiuretic hormone （アンティダイユレティック ホーモン）

ADHD 注意欠陥多動性障害 attention deficit/hyperactivity disorder （アテンション ディフィシット/ハイパーアクティヴィティ ディスオーダー）

ADL 日常生活動作 activities of daily living （アクティヴィティーズ オブ デイリー リヴィング）

ADLI 常染色体優性葉状魚鱗癬 autosomal dominant lamellar ichthyosis （オートソウマル ダミナント ラメラー イクシオウシス）

Adm 入院 admission （アドミッション）

AdM 副腎髄質 adrenal medulla （アドリーナル メダラ）

ADM アドリアマイシン〈ドキソルビシン〉 adriamycin (doxorubicin) （アドリアマイシン（ドキソルビシン））

ADM 小指外転筋 abductor digiti minimi （アブダクター ディジティ ミニミ）

ADME 吸収・分布・代謝・排泄 absorption, distribution, metabolism and excretion （アブソープション，ディストリビューション，メタボリズム アンド イクスクリーション）

Ado アデノシン adenosine （アデノシン）

ADP アデノシンニリン酸 adenosine diphosphate （アデノシン ダイホスフェイト）

ADPKD 常染色体優性多発性嚢胞腎 autosomal dominant polycystic kidney disease （オートソウマル ドミナント ポリシスティック キドニー ディジーズ）

ADR 裁判外訴訟（紛争）処理 alternative dispute resolution （オルターナティヴ ディスピュート リゾリューション）

ADR 薬物有害反応 adverse drug reaction （アドヴァース ドラッグ リアクション）

ADS 解剖学的死腔 anatomical dead space （アナトミカル デッド スペイス）

ADS 抗利尿物質 antidiuretic substance （アンティダイユレティック サブスタンス）

ADT 男性ホルモン遮断療法 androgen deprivation therapy （アンドロジェン デプリヴェイション セラピィ）

ADV アデノウイルス　adenovirus（アデノヴァイラス）

Ae 腹部食道　abdominal esophagus（アブドミナル エソファガス）
→Ce，Te

AE 自動運動　active exercise（アクティヴ エクササイズ）

AE 肘上　above elbow（アバヴ エルボウ）

AE 腸性肢端皮膚炎　acrodermatitis enteropathica（アクロダーマタイティス エンテロウパスィカ）

AE 有害事象　adverse event（アドヴァース イヴェント）

AE amp 上腕切断　above elbow amputation（アボウヴ エルボウ アンピュテイション）

AEC 自動露出機構　auto exposure control（オート イクスポォウジャ コントロール）

AED 抗痙攣薬　antiepileptic drugs（アンティエピレプティック ドラッグス）

AED 自動体外式除細動器　automated external defibrillator（オートメイティッド エクスターナル ディフィブリレイター）

AEDH 急性硬膜外血腫　acute epidural hematoma（アキュート エピデュラル ヘマトーマ）

AEG 気脳造影　air encephalogram（エア エンセファログラム）

AEP 急性好酸球性肺炎　acute eosinophilic pneumonia（アキュート イオシノフィリック ニューモニア）

AEP 聴覚誘電位　auditory evoked potential（オーディトリー イヴォークド ポテンシャル）→ABR

AER 聴性誘発反応　auditory evoked response（オーディトリー イヴォクト リスパンス）→AEP（聴覚誘発電位）

Af 心房細動　atrial fibrillation（アトリアル フィブリレイション）

AF アマルガム充填　amalgam filling（アマルガム フィリング）

AF 活動係数　active factor（アクティヴ ファクター）

AF 心房粗動　atrial flutter（アトリアル フラッター）

AF 大泉門　anterior fontanelle（アンテリア フォンタネル）

AF 腹水　ascitic fluid（アスィティック フルイド）

AF 羊水　amniotic fluid（アムニオティック フルイド）

AFA アファチニブ　afatinib（アファチニブ）

AFB 抗酸菌〈マイコバクテリウム〉　acid-fast bacteria（アシッド ファスト バクテリア）

AFB 大動脈 - 大腿動脈バイパス　aorto-femoral bypass（エイオート フェモラル バイパス）

AFB(F) 無酢酸透析　acetate free biofiltration（アセテート フリー バイオフィルトレイション）

AFC 抗体産生細胞　antibody forming cell（アンティボディ フォーミング セル）

AFD（児） 在胎週数相当体重児　appropriate for dates infant（アプロプリエイト フォー デイツ インファント）

AFE 羊水塞栓症　amniotic fluid embolism（アムニオティック フルイド エンボリズム）

AFI 羊水指数　amniotic fluid index（アムニオティック フルイド インデックス）

AFL 心房粗動　atrial flutter（アトリアル フラッター）

AFO 短下肢装具　ankle-foot orthosis（アンクル フット オーソシス）

AFP α - 胎児タンパク〈α - フェトプロテイン〉　α -fetoprotein（アルファ フェトプロテイン）

AFTN 自律性機能性甲状腺結節　autonomously functioning thyroid nodule（オートノマスリー ファンクショニング サイロイド ノデュール）

AFV 羊水量　amniotic fluid volume（アムニオティック フルイド ヴォリューム）

ag アルブミン・グロブリン比　albumin-globulin ratio（アルブミン グラビュリン レイシオ）

Ag 銀　argentum（アルジェンタム）

Ag, AG 抗原　antigen（アンティジェン）

AG 陰イオンギャップ　anion gap（アニオン ギャップ）

AG 血管撮影（造影）　angiography（アンジオグラフィ）

1,5-AG 1,5-アンヒドログルシトール　1,5-anhydroglucitol（1,5 アンハイドログルシトール）

AGA アレルギー性肉芽腫性血管炎 allergic granulomatous angiitis（アラージィク グラニュロマタス アンジアイティス）

AGA 在胎週数相当出生体格児 appropriate-for-gestational age（アポロプリエイト フォー ジェステーショナル エイジ）

AGE 急性胃腸炎 acute gastroenteritis（アキュート ガストロエンテライティス）

AGEs 終末糖化産物 advanced glycation end products（アドヴァンスト グリケーション エンド プロダクツ）

αGI α-グルコシダーゼ阻害薬 α-glucosidase inhibitor（アルファ グルコウシデイズ インヒビター）

AGML 急性胃粘膜病変 acute gastric mucosal lesion（アキュート ガストリック ミュコサル リージョン）

AGN 急性糸球体腎炎 acute glomerulonephritis（アキュート グロメルロネフライティス）

AGP アンブレートリーグルコースプロファイル ambulatory glucose profile（アンビュラトリー グルコース プロウファイル）

AGS 副腎性器症候群 adrenogenital syndrome（アドレノジェニタル シンドローム）

Ah 遠視性乱視 astigmatismus hypermetropicus（アスティグマタイズマス ハイパーメトロピカス）

AH 急性肝炎 acute hepatitis（アキュート ヘパタイティス）

AH 人工心臓 artificial heart（アーティフィシャル ハート）

AHA 自己免疫性溶血性貧血 autoimmune hemolytic anemia（オートイミューン ヒモリティック アニーミア）

AHA 米国心臓協会 American Heart Association（アメリカン ハート アソシエイション）

AHC 急性出血性結膜炎 acute hemorrhagic conjunctivitis（アキュート ヘモラジック コンジャクティヴァイティス）

AHD 抗高血圧薬 antihypertensive drug（アンティハイパーテンシヴ ドラッグ）

AHD 後天性心疾患 acquired heart disease（アクワイアード ハート ディジーズ）

AHF 急性心不全 acute heart failure（アキュート ハート フェイリュア）

AHF 抗血友病因子　antihemophilic factor

AHI 無呼吸・低呼吸指数　apnea hypopnea index（アプニア ハイ ポプニア インデックス）

AHP 急性出血性膵炎　acute hemorrhagic pancreatitis （アキュート ヘモラジック パンクリアタイティス）

aHUS 非典型溶血性尿毒症症候群　atypical hemolytic uremic syndrome（エイティピカル ヒモリティック ユレミック シンドローム）

Ai 死亡時画像病理診断　autopsy imaging（オートプシィ イメイ ジング）

AI 人工授精　artificial insemination（アーティフィシャル インセ ミネイション）

AI 大動脈弁閉鎖不全症　aortic insufficiency（エイオーティック インサフィシエンシィ）

AI 無呼吸指数　apnea index（アプニア インデックス）

AI 養子免疫療法　adoptive immunotherapy（アドプティヴ イミュ ノセラピィ）

AIA アスピリン喘息　aspirin-induced asthma（アスピリン イン デュースト アズマ）

AICA 前下小脳動脈　anterior inferior cerebellar artery（アン テリア インフェリア セレベラー アーテリー）

AICD 植込み型自動除細動器　automatic implantable cardio-verter defibrillator（オートマティク イムプランタブル カーディオ ヴァーター ディフィブリレイター）→ICD

AID 白内障吸引灌流装置　aspiration and infusion device （アスピレイション アンド インフュージョン ディヴァイス）

AID 非配偶者間人工授精　artificial insemination with donor's semen（アーティフィシャル インセミネイション ウィズ ドナーズ シー メン）

AIDP 急性炎症性脱髄性多発根神経炎　acute inflammatory demyelinating polyradiculopathy（アキュート インフラマトリィ ディミエリネイティング ポリラディキュロパシィ）

AIDS（エイズ）　後天性免疫不全症候群　acquired immunodefi-ciency syndrome（アクワイアード イミュノディフィシエンシィ シン ドローム）

AIE 急性感染性心内膜炎 acute infective endocarditis（アキュート インフェクティヴ エンドカーダイティス）

AIH 自己免疫性肝炎 autoimmune hepatitis（オートイミューン ヘパタイティス）

AIH 自己免疫性高脂血症 autoimmune hyperlipidemia（オートイミューン ハイパーリピディーミア）

AIH 配偶者間人工授精 artificial insemination with husband's semen（アーティフィシャル インセミネイション ウィズ ハズバンズ シーメン）

AIIR 空気感染隔離室 airborne infection isolation room（エアボン インフェクション アイソレイション ルーム）

AIN 急性間質性腎炎 acute interstitial nephritis（アキュート インタースティシャル ネフライティス）

AION 前部虚血性視神経症 anterior ischemic optic neuropathy（アンテリア イスキミック オプティック ニューロパシィ）

AIP 急性間質性肺炎 acute interstitial pneumonia（アキュート インタースティシャル ニューモニア）

AIPD 自己免疫性プロゲステロン皮膚炎 autoimmune progesterone dermatitis（オートイミューン プロウジェステロン ダーマタイティス）

AIPD 前下膵十二指腸動脈 anterior inferior pancreaticoduodenal artery（アンテリアー インフィアリアー パンクリアティコデュオディナル アーテリー）

AIS 簡易式外傷スケール abbreviated injury scale（アブリヴィエイティッド インジャリー スケイル）

AIS 上皮内膜がん adenocarcinoma in situ（アデノカーシノウマ イン シトゥ）

AIT 養子免疫療法 adoptive immunotherapy（アドプティヴ イミュノセラピィ）

AITD 自己免疫性甲状腺疾患 autoimmune thyroid disease（オートイミューン サイロイド ディジーズ）

AJ アキレス腱反射 ankle jerk（アンクル ジャーク）

AJ アドヘレンスジャンクション adherens junction（アドヘレンス ジャンクション）

AK 膝関節上 above knee（アバヴ ニー）

AK 乱視矯正角膜切開術 astigmatic keratotomy (アスティグマ
ティック ケラトトミィ)

AK-amp 大腿切断 above knee amputation (アバブ ニー アン
プテイション)

AKI 急性腎障害 acute kidney injury (アキュート キドニー イン
ジャリー)

AKP 膝前部痛 anterior knee pain (アンテリアー ニー ペイン)

AL 急性白血病 acute leukemia (アキュート リューケミア)

Ala アラニン alanine (アラニン)

Alb アルブミン albumin (アルビューマン)

ALC アルコール alcohol (アルコホール)

ALD アルコール性肝疾患 alcoholic liver disease (injury)
(アルコホーリック リヴァー ディジーズ (インジャリー))

ALD アルドステロン aldosterone (アルドステロン)

ALD アルドラーゼ aldolase (アルドレイズ)

ALD 副腎白質ジストロフィー adrenoleukodystrophy (アドレノ
リュウコディストロフィ)

ALEC アレクチニブ alectinib (アレクチニブ)

ALF 急性肝不全 acute liver failure (アキュート リヴァー フェイ
リァ)

ALG 抗リンパ球グロブリン anti-lymphocyte globulin (アンティ
リンフォサイト グラビュリン)

ALH 前葉ホルモン anterior lobe hormone (アンテリア ローブ
ホーモン)

ALHL 急性低音障害型難聴 acute low tone hearing loss
(アキュート ロウ トウン ヒアリング ロス)

ALI アルゴンレーザー虹彩切開（術） argon laser iridotomy
(アルゴン レーザー イリドトミィ)

ALI 急性肺障害 acute lung injury (アキュート ラング インジャリー)

ALK 未分化リンパ腫キナーゼ anaplastic lymphoma kinase
(アナプラスティック リムフォウマ カイネイス)

ALL 急性リンパ性白血病 acute lymphoblastic leukemia
(アキュート リンフォブラスティック リューケミア)

ALL 前縦靱帯 anterior longitudinal ligament（アンテリア ロンジテュディナル リガメント）

ALM 肢端黒子様黒色腫 acral lentiginous melanoma（アクラル レンティジナス メラノウマ）

ALP アルカリホスファターゼ alkaline phosphatase（アルカリン フォスファテイス）

ALPP 腹圧性尿漏出圧 abdominal leak point pressure（アブドミナル リーク ポイント プレッシャー）

ALS 筋萎縮性側索硬化（症） amyotrophic lateral sclerosis（アマイオトロフィック ラテラル スクレロシス）

ALS 人工肝補助療法 artificial liver support（アーティフィシャル リヴァー サポート）

ALS 二次救命処置 advanced life support（アドヴァンスト ライフ サポート）

ALSFRS-R ALS機能評価スケール改訂版 ALS functional rating scale-revised（エーエルエス ファンクショナル レイティング スケイル リヴァイズド）

ALT アラニンアミノトランスフェラーゼ alanine aminotransferase（アラニン アミノトランスフェライス）

ALTE（アルテ） 乳幼児特発性危急事態 apparent life threatening event（アパレント ライフ スレトニング イベント）

AL(T)K 自動角膜層状切開術 automated lamellar (therapeutic) keratoplasty（オートメイティッド ラメラー（セラピューティック）ケラトプラスティ）

Am 近視性乱視 astigmatismus myopicus（アスティグマティスマス マイオパイカス）

AM アメーバ性髄膜脳炎 amebic meningoencephalitis（アミービック メニンゴーインセファライティス）

AM 急性心筋炎 acute myocarditis（アキュート マイオウカーダイティス）

AM 副腎髄質 adrenal medulla（アドレナル メデューラ）

AM 扁桃体 amygdala（アミグダラ）

AMA 抗ミトコンドリア抗体 anti-mitochondrial antibody（アンティ マイトコンドリアル アンティボディ）

Amab アレムツズマブ alemtuzumab (アレムツズマブ)

AMB アムホテリシンB amphotericin B (アンホテリシン ビー)

AMC 上腕筋周囲長 arm muscle circumference (アーム マッセル サーカムフェレンス)

AMD アミオダロン amiodarone (アミオダロン)

AMD 加齢黄斑変性 age-related macular degeneration (エイジ リレイティッド マキュラー ディジェネレイション)

α₁MG α₁ミクログロブリン α_1 microglobulin (アルファワン マイクログラビュリン)

AMH 抗ミュラー管ホルモン anti-mullerian hormone (アンティ ミューレリアン ホーモン)

AMI 急性心筋梗塞 acute myocardial infarction (アキュート マイオカーディアル インファークション)

AMK アミカシン amikacin (アミケイスン)

AML 急性骨髄性白血病 acute myeloyd leukemia (アキュート マイエロイド リューケミア)

AML 血管筋脂肪腫 angiomyolipoma (アンジオマイオリポウマ)

AMML 急性骨髄単球性白血病 acute myelomonocytic leukemia (アキュート マイエロモノシティック リューケミア)

amp, Amp 切断 amputation (アンプテイション)

Amp. アンプル ampule (アンプル)

AMPC アモキシシリン amoxicillin (アモクシリン)

AMPH–B アムホテリシンB amphotericin B (アムホテリシン ビー)

AMPK AMP活性化プロテインキナーゼ AMP-activated protein kinase (エーエムピー アクティベイティド プロウティン カイネイス)

AMPLE AMPLEヒストリー allergy medication past history & pregnancy last meal events & environment (アレジー メディケーション パスト ヒストリー アンド プレグナンシィ ラスト ミール イベンツ アンド エンヴァイロンメント)

AMR アムルビシン amurubicin (アムルビシン)

AMSD 標準ディサースリア検査 Assessment of Motor Speech for Dysarthria (アセスメント オブ モータ スピーチ フォー ディスアースリア)

AMV 補助機械換気 assisted mechanical ventilation（アシスティッド メカニカル ヴェンチレイション）

AMY アミラーゼ〈ジアスターゼ〉 amylase（アミレイス）

An 動脈瘤 aneurysm（アニューリズム）

AN 黒色表皮腫 acanthosis nigricans（アカンソウシス ニグリカンズ）

AN 神経性無食欲症 anorexia nervosa（アノレクシア ナーヴォーサ）

AN 聴神経腫 acoustic neuroma（アコースティック ニューローマ）

ANA 抗核抗体〈抗核因子〉 antinuclear antibody（アンティ ニュークリア アンティボディ）

ANA 米国看護師協会 American Nurses Association（アメリカン ナーシズ アソシエイション）

ANCA（アンカ） 抗好中球細胞質抗体 anti-neutrophil cytoplasmic antibody（アンティ ニュートロフィル サイトプラズミック アンティボディ）

ANE 血管神経性浮腫 angioneurotic edema（アンジオニューロティック イディーマ）

ANF 心房性ナトリウム利尿因子 atrial natriuretic factor（アトリアル ネイトリュレティック ファクター）→ANP

ANF 大腿骨頭無腐性壊死 avascular necrosis of the femoral head（アヴァスキュラー ネクロシス オブ ザ フェモラル ヘッド）

ANLL 急性非リンパ性白血病 acute non-lymphocytic leukemia（アキュート ノン リンフォサイティック リューケミア）

ANM 問診 Anamnese（独）（アナムネーゼ）

ANOVA 分散分析 analysis of variance（アナリシス オブ ヴァリアンス）

ANP 心房性ナトリウム利尿ペプチド atrial natriuretic peptide（アトリアル ネイトリュレティック ペプタイド）

ANS 自律神経（系） autonomic nervous system（オートノミック ナーヴァス システム）

AO（Ao） 大動脈 aorta（エイオータ）

AOD 動脈閉塞性疾患 arterial occlusive disease（アーテリアル オクルーシヴ ディジーズ）

AOG 大動脈造影 aortography（エイオートグラフィ）

AOM　急性中耳炎　acute otitis media（アキュート オウタイティス メディア）

AOSC　急性閉塞性化膿性胆管炎　acute obstructive suppurative cholangitis（アキュート オブストラクティヴ サプラティヴ コランジャイティス）

Ap　アプガースコア　appearance pulse grimace activity respiration score（アピアランス パルス グリメイス アクティビィティ レスピレイション スコア）→APGAR

Ap　活性化タンパク質　activator protein（アクティヴェータ プロテイン）

AP　狭心症　angina pectoris（アンジャイナ ペクトリス）

AP　虫垂切除〔術〕　appendectomy（アペンデクトミィ）

AP-1　アクチベータータンパク質-1　activator protein-1（アクティヴェータ プロテイン 1）

AP像　腹背方向撮影像　anterior posterior image（アンティーリア パスティリアァ イミッジ）

APA　アルドステロン産生腺腫　aldosterone-producing adenoma（アルドステロン プロデューシング アデノーマ）

APA　抗リン脂質抗体　antiphospholipid antibody（アンティファスホリピド アンティバディ）

APA　米国精神医学会　American Psychiatric Association（アメリカン サイキャトリック アソシエイション）

APACHE score　アパッチスコア　acute physiology and chronic health evaluation score（アキュート フィジオロジー アンド コロニック ヘルス エヴァルエイション スコア）

APB　心房性期外収縮　atrial premature beat（アトリアル プリマチュア ビート）→PAC

APB　短母指外転筋　abductor pollicis brevis（アブダクター ポリシス ブレヴィス）

APBD　膵管胆道合流異常　anomalous arrangement of pancreaticobiliary ducts（アノマラス アレンジメント オブ パンクリアティコビリアリー ダクツ）

APC　アルゴンプラズマ凝固法　argon plasma coagulation（アルゴン プラズマ コアギュレイション）

APC 活性化プロテインC　activated protein C（アクティヴェイティッド プロテイン シー）

APC 抗原提示細胞　antigen presenting cell（アンティジェン プレゼンティング セル）

APC 心房期外収縮　atrial premature contraction（アトリアル プリマチュア コントラクション）→PAC

APD 自動腹膜透析　automated peritoneal dialysis（オートメイティッド ペリトニアル ダイアライシス）

APDL 日常生活関連動作　activities parallel to daily living（アクティヴィティーズ パラレル トゥ デイリー リヴィング）

APE 急性肺塞栓症　acute pulmonary embolism（アキュート パルモナリィ エンボリズム）

APGAR score アプガースコア　appearance pulse grimace activity respiration score（アピアレンス パルス グリメイス アクティヴィティ レスピレイション スコア）

APH 下垂体前葉ホルモン　anterior pituitary hormone（アンテリア ピトゥイタリィ ホーモン）

APH（aph.） 失語〔症〕　aphasia（アフェージア）

API 上下肢血圧比　ankle pressure index（アンクル プレッシャー インデックス）

API 足関節上腕血圧比　ankle brachial pressure index（アンクル ブレイキアル プレッシャー インデクス）

APL 急性前骨髄球性白血病　acute promyelocytic leukemia（アキュート プロマイエロサイティック リューケミア）

APL 長母指外転筋　abductor pollicis longus（アブダクター ポリシス ロングス）

APMPPE 急性後部多発性斑状色素上皮症　acute posterior multifocal placoid pigment epitheliopathy（アキュート ポステリア マルティフォゥカル プラコイド ピグメント エピシーリオパシ）

APN 急性腎盂腎炎　acute pyelonephritis（アキュート パイエロネフライティス）

Apo アポタンパク　apoprotein（アポプロテイン）

Apo 脳卒中〈脳出血〉　cerebral apoplexy（セレブラル アポプレキシィ）

APP アミロイド前駆体タンパク amyloid precursor protein（アミロイド プリカーサー プロティーン）

Appe（app） 虫垂炎 appendicitis（アペンディサイティズ）

APR 腹会陰式直腸切除術 abdominoperineal resection（アブドミノペリニアル リセクション）

APRV 気道圧内開放換気 airway pressure release ventilation（エアウェイ プレッシャー リリース ヴェンチレイション）

APS アルゴンプラズマ凝固焼灼 argon plasma coagulation（アルゴン プラズマ コォウアグゥレェイシャン）

APS 抗リン脂質抗体症候群 anti-phospholipid antibody syndrome（アンティ ホスフォリピド アンティボディ シンドローム）

APT アセチルフェネトライド acetylpheneturide（アセチルフェネトライド）

APTT 活性化部分トロンボプラスチン時間 activated partial thromboplastin time（アクティヴェイティッド パーシャル スロンボプラスティン タイム）

APUD cell アミン前駆体取込み・脱炭酸細胞 amine precursor uptake and decarboxylation cell（アミン プリカーサー アップテイク アンド デカーボキシレイション セル）

APUDoma アプドーマ amine precursor uptake and decarboxylation cell tumor（アミン プリカーサー アップテイク アンド ディカーボキシレイション セル テューマー）

APVC 肺静脈還流異常 anomalous pulmonary venous connection（アナマラス パルモナリィ ヴィーナス コネクション）

AR アレルギー性鼻炎 allergic rhinitis（アレジック リナイティス）

AR 常染色体劣性遺伝 autosomal recessive（オートソーマル リセッシブ）

AR 大動脈弁閉鎖不全 aortic regurgitation（エイオーティック リガージテイション）

Ara-A ビダラビン vidarabine（ヴィダラビン）

Ara-C シタラビン cytarabine（シタラビン）

ARAS 上行性網様体賦活系 ascending reticular activating system（アセンディング レティキュラー アクティヴェイティング システム）

ARB アンジオテンシンⅡ受容体拮抗薬　angiotensin Ⅱ receptor blocker（アンジオテンシン ツー レセプター ブロッカー）

ARC エイズ関連症候群　AIDS-related complex（エイズ リレイティッド コンプレックス）

ARCD 後天性腎嚢胞性疾患　acquired renal cystic disease（アクワイアード リーナル システィック ディジーズ）

ARDS 急性呼吸窮迫症候群〈急性呼吸促迫症候群〉　acute respiratory distress syndrome（アキュート レスピラトリー ディストレス シンドローム）

ARF 急性呼吸不全　acute respiratory failure（アキュート レスピラトリー フェイリュア）

ARF 急性腎不全　acute renal failure（アキュート リーナル フェイリュア）

ARF 急性リウマチ熱　acute rheumatic fever（アキュート ルーマティック フィーヴァー）

RG オートラジオグラフィー　autoradiography（オートレイディオグラフィ）

ARI アルドース還元酵素阻害薬　aldose reductase inhibitor（アルドース リダクテイズ インヒビター）

ARLI 常染色体劣性葉状魚鱗癬　autosomal recessive lamellar ichthyosis（オートソーマル リセシヴ ラメラー イクシオウシス）

ARM 人工破水（膜）　artificial rupture of membranes（アーティフィシャル ラプチャー オブ メンブレインズ）

ARMD 加齢黄斑変性〈老人性黄斑変性〉　age-related macular degeneration（エイジ リレイティッド マキュラー デジェネレイション）

ARN 急性網膜壊死　acute retinal necrosis（アキュート レティナル ネクロシス）

ARONJ 骨吸収抑制薬関連顎骨壊死　anti-resorptive agents-related ONJ（アンチ リソーブティヴ エイジェンツ リレイティッド オーエヌジェイ）

ARP 寄与危険度割合　attributable risk percent（アトリビュータブル リスク パーセント）

ARPKD 常染色体劣性多発性嚢胞腎　autosomal recessive polycystic kidney disease（オートソマル レセッシヴ ポリスティック キドニィ ディジーズ）

ARR アルドステロン—レニン比 aldosterone to renin ratio（アルドスタロウン トゥー リーニン レイシオ）

ARR 絶対リスク減少 absolute risk reduction（アブソリュート リスク リダクション）

ART 生殖補助技術 assisted reproductive technology（アシスティッド リプロダクティヴ テクノロジィ）

ARVC 不整脈源性右室心筋症 arrhythmogenic right ventricular cardiomyopathy（アリズモジェニック ライト ヴェントリキュラー カーディオマイオパシィ）

ARVD 不整脈源性右室異形成 arrhythmogenic right ventricular dysplasia（アリズモジェニック ライト ヴェントリキュラー ディスプレイジア）

AS エトキシスクレロール aethoxysklerol（エトキシスクレロール）

AS 強直性脊椎炎 ankylosing spondylitis（アンキロシング スポンディライティス）

AS 大動脈弁狭窄〔症〕 aortic stenosis（エイオーティック ステノシス）

AS 動脈硬化〔症〕 arteriosclerosis（アーテリーオスクレロシス）

AS 乱視 astigmatism（アスティグマティズム）

ASA アダムス・ストークス発作 Adams-Stokes attack（アダムス ストークス アタック）

ASC 無症候性キャリア asymptomatic carrier（エイシンプトマティック キャリア）

Asc-A 上行大動脈 ascending aorta（アッセンディング エイオータ）

ASCO 米国臨床腫瘍学会 American Society of Clinical Oncology（アメリカン ソサエティ オブ クリニカル オンコロジィ）

ASCVD 動脈硬化性心血管疾患 arteriosclerotic cardiovascular disease（アーテリオスクレロティック カーディオヴァスキュラー ディジーズ）

ASD 急性ストレス障害 acute stress disorder（アキュート ストレス ディスオーダー）

ASD 自家感作性皮膚炎 autosensitization dermatitis（オートセンサイゼーション ダーマタイティス）

ASD 自閉スペクトラム症 autism spectrum disorder（アーティズム スペクトラム ディスオーダー）

ASD 心房中隔欠損(症) atrial septal defect (アトリアル セプタル ディフェクト)

ASDH 急性硬膜下血腫 acute subdural hematoma (アキュート サブデュラル ヘマトーマ)

ASF 脊椎前方固定 anterior spinal fusion (アンテリア スパイナル フュージョン)

ASH アルコール性脂肪性肝炎 alcoholic steatohepatitis (アルコホーリック ステイトヘパタイティス)

ASH 非対称性心室中隔肥大 asymmetric septal hypertrophy (エイシメトリク セプタル ハイパートロフィ)

ASHD 動脈硬化性心疾患 arteriosclerotic heart disease (アーテリオスクレロティック ハート ディジーズ)

ASIA分類 米国脊髄障害協会尺度 American Spinal Injury Association impairment scale (アメリカン スパイナル インジャリー アソシエーション インペリメント スケイル)

ASIS 上前腸骨棘 anterior superior iliac spine (アンテリアー スピリアー イリアク スパイン)

ASK 抗ストレプトキナーゼ抗体 antistreptokinase antibody (アンティストレプトカイネイス アンティボディ)

ASO 閉塞性動脈硬化症 arteriosclerosis obliterans (アーテリオスクレロシス オブリテランス)

AS(L)O 抗ストレプトリジンO antistreptolysin O (アンティストレプトリジン オー)

ASOT ASO(アソ)測定〈抗ストレプトリジンO価測定試験〉 antistreptolysin O test (アンティストレプトリジン オー テスト)

ASP 急性化膿性耳下腺炎 acute suppurative parotitis (アキュート サピュアレイティヴ パロタイティス)

Asp(D-Asp) アスパラギン酸 aspartic acid (アスパーティック アシッド)

ASPD 前上膵十二指腸動脈 anterior superior pancreaticoduodenal artery (アンテリアー スーピアリアー パンクリーアティコウ デュオディナル アーテリー)

ASR 大動脈弁狭窄兼逆流症 aortic stenosis and regurgitation (エイオーティック ステノシス アンド リガージテイション)

AST アスパラギン酸アミノトランスフェラーゼ　aspartate amino-transferase（アスパルテート アミノトランスファレイス）

AT アトロピン〈アトロピン硫酸塩〉　atropine（アトロピン）

AT 芸術療法　art therapy（アート セラピィ）

AT 嫌気性代謝閾値　anaerobic threshold（アナロビック スレショルド）

AT 心房頻拍　atrial tachycardia（エイトゥリアル タキカーディア）

AT 聴神経腫瘍〈聴神経鞘腫〉　acoustic tumor（アコースティック テューマー）

AT 動脈血栓症　arterial thrombosis（アーテリアル スロンボウシス）

AT 毛細血管拡張性運動失調症　ataxia telangiectasis（アタクシア ティランジェクテイジア）

AT-III アンチトロンビンIII　antithrombin III（アンチトロンビン スリー）

ATC-D アクチノマイシンD　actinomycin D（アクティノマイシン ディ）

ATD アルツハイマー型認知症　Alzheimer type senile dementia（アルツハイマー タイプ シナイル ディメンシャ）

ATD 抗甲状腺薬　antithyroid drug（アンティサイロイド ドラッグ）

ATFL 前距腓靱帯　anterior talofibular ligament（アンティリアー タロフィビュラー リガメント）

ATG 抗胸腺細胞グロブリン　antithymocyte globulin（アンティサイモサイト グラビュリン）

ATH 腹式子宮全摘術　abdominal total hysterectomy（アブドミナル トータル ヒステレクトミィ）

ATLL, ATL 成人T細胞白血病リンパ腫　adult T-cell leukemia/lymphoma（アダルト ティー セル リューケミア/リンホーマ）

ATLS 外傷初期診療プログラム　Advanced Trauma Life Support（アドヴァンスド トラウマ ライフ サポート）

ATM 非定型抗酸菌症　atypical mycobacteriosis（エイティピカル マイコバクテリオウシス）

ATN 急性尿細管壊死　acute tubular necrosis（アキュート チューブラー ネクロシス）

ATP アデノシン三リン酸　adenosine triphosphate（アデノシント リホスフェイト）

ATP 異型上皮　atypical epithelium（エイティピカル エピシーリ ウム）

ATP 抗頻拍ペーシング　anti-tachypacing（アンチ タキペーシング）

ATPase ATP加水分解酵素　adenosine triphosphatase（アデ ノシン トリホスファテイズ）

ATR アキレス腱反射　Achilles tendon reflex（アキレス テンドン リフレックス）

Atr, atr 萎縮　atrophy（アトロフィー）

ATRA トレチノイン　tretinoin（トレティノイン）

ATSD アルツハイマー型老年認知症　Alzheimer type senile dementia（アルツハイマー タイプ シーナイル ディメンシャ）

Au 金　aurum（オーラム）

Au–Ag オーストラリア抗原　Australia antigen（オーストラリア ア ンティジェン）

AUC （薬物）血中濃度時間曲線下面積　area under the curve （エリア アンダー ザ カーブ）

AUR オーラノフィン　auranofin（オーラノフィン）

AUR 急性尿閉　acute urinary retention（アキュート ユリナリ リ テンション）

Aus 子宮内容除去術〈子宮内膜掻爬術〉　Ausräumung/Ausk-ratzung（独）（アウスラウムング／アウスクラザング）

AUS 腹部超音波　abdominal ultrasonography（アブドミナル ウルトラソノグラフィ）

AV 大動脈弁　aortic valve（エイオーティック ヴァルヴ）

AV shunt 動脈・静脈シャント　artery-vein shunt（アーテリー ヴェイン シャント）

AVA 動静脈吻合　arteriovenous anastomosis（アーテリオヴィー ナス アナストモウシス）→ AV shunt

aVF 左足（増高）単極肢誘導　augmented vector of left foot （オーグメンティッド ヴェクター オブ レフト フット）

AVF 動静脈瘻　arteriovenous fistula（アーテリオヴィーナス フィ ステュラ）

avg 平均 average（アヴェレイジ）

AVH 急性ウイルス性肝炎 acute viral hepatitis（アキュート ヴァイラル ヘパタイティス）

aVL 左手〔増高〕単極肢誘導 augmented vector of left arm（オーグメンティッド ヴェクター オブ レフト アーム）

AVLT 聴覚的言語学習テスト Auditory Verbal Learning Test（オーディトリー ヴァーバル ラーニング テスト）

AVM 動静脈奇形 arteriovenous malformation（アーテリオ ヴィーナス マルフォーメイション）

AVN 房室結節〈アショフ一田原結節〉 atrioventricular node（アトリオヴェントリキュラー ノード）

AVNRT 房室結節リエントリー性頻拍 atrioventricular node re-entry tachycardia（アトリオヴェントリキュラー ノード リエントリィ タキカーディア）

AVP アルギニンバソプレシン arginine vasopressin（アルギニン ヴァソプレシン）

AVP 大動脈弁形成術 aortic valvuloplasty（エイオーティック ヴァルヴュロプラスティ）

aVR 右手〔増高〕単極肢誘導 augmented vector of right arm（オーグメンティッド ヴェクター オブ ライト アーム）

AVR 大動脈弁置換術 aortic valve replacement（エイオーティック ヴァルヴ リプレイスメント）

AVRT 房室回帰性頻拍 atrioventricular reciprocating tachycardia（アトリオヴェントリキュラー レシプロケイティング タキカーディア）

AVSD 心房中隔欠損 atrioventricular septal defect（アトリオ ヴェントリキュラー セプタル ディフェクト）

AVV 房室弁 atrioventricular valve（アトリオヴェントリキュラー ヴァルヴ）

AW エアウェイ airway（エアウェイ）

AWO 気道閉塞 airway obstruction（エアウェイ オブストラクション）

AYA 思春期・若年成人 adolescent and young adult（アドレセント アンド ヤング アダルト）

AZ アザチオプリン〈イムラン〉 azathioprine（アザサイオプリン）

AZA アセタゾラミド　acetazolamide（アセタゾラマイド）

AZM アジスロマイシン水和物　azithromycin hydrate（アジスロマイシン ハイドレイト）

AZT アジドチミジン（ジドブジン）　azidothymidine（アザイドサイミューディン）

AZT アズトレオナム　aztreonam（アズトレオナム）

AZT/3TC ジドブジン・ラミブジン配合　azidothymidine/lamivudine（アザイドサイミューディン/ラミヴューディン）

AZTEC アズテック法　amplitude zone time epoch coding（アンプリチュード ゾーン タイム エポク コーディング）

Memo

B

B　血液　blood（ブラッド）

B　好塩基球　basophile（ベソフィル）

B　B細胞　bone marrow derived cell（ボーン マロー デライヴド セル）→B-cell

B–I　ビルロートI法　Billroth I（ビルロート I）

B–II　ビルロートII法　Billroth II（ビルロート II）

B1,2,3,4　ボールマン1,2,3,4型　Borrmann type 1,2,3,4（ボールマン タイプ 1,2,3,4）

B-cell　B細胞　bone marrow derived cell（ボーン マロウ ディライブド セル）→B

B-T shunt　ブラロックタウジッヒ短絡術　Blalock-Taussig shunt（ブラロック タウジグ シャント）

Ba　バリウム　barium（ベアリアム）

BA　気管支喘息　bronchial asthma（ブロンキアル アズマ）

BA　胆汁酸　bile acid（バイル アシッド）

BA　胆道閉塞症　biliary atresia（ビリアリー アトレイジア）

BA　脳底動脈　basilar artery（バシラー アーテリー）

BAC　血中アルコール濃度　blood alcohol concentration（ブラッド アルコホール コンセントレイション）

BADL　基本的日常生活動作　basic activity of daily living（ベーシック アクティビティ オブ デイリー リビング）

BADS　遂行機能障害症候群の行動評価　behavioural assessment of the dysexecutive syndrome（ベヘイヴィョラル アセスメント オブ ザ ディスエグザクティブ スィンドロウム）

BAE　気管支動脈塞栓術　bronchial artery embolization（ブロンキアル アーテリー エンボリゼイション）

BAEP　脳幹聴覚誘発電位　brainstem auditory evoked potential（ブレインステム オーディトーリ イヴォウクト ポテンシャル）

BAG　気管支動脈造影（法）　bronchial arteriography（ブロンキアル アーテリオグラフィ）

BAG 上腕動脈造影 brachial arteriography（ブラキアル アーテリオグラフィ）

BAI 気管支動脈注入術 bronchial artery infusion（ブロンキアル アーテリー インフュージョン）

BAL 気管支肺胞洗浄 bronchoalveolar lavage（ブロンコアルヴェオラ ラヴェッジ）

BALF 気管支肺胞洗浄液 bronchoalveolar lavage fluid（ブロンコアルヴェオラ ラヴェッジ フルイド）

BALT 気管支随伴リンパ組織 bronchus associated lymphoid tissue（ブロンカス アソシエイティッド リンフォイド ティシュー）

band 桿状核好中球 band neutrophil（バンド ニュートロフィル）

BAO 基礎酸分泌量 basal acid output（ベイサル アシッド アウトプット）

BAP 骨型アルカリホスファターゼ bone specific alkaline phosphatase（ボーン スペシフィック アルカライン フォスファテイス）

BAPC バカンピシリン bacampicillin（バカンピシリン）

BAR-therapy バー療法 BUdR antimetabolite continuous intra-arterial infusion radiation therapy（ビーユーディーアール アンティメタボライト コンティニュアス イントラ アーテリアル インフュージョン レイディエイション セラピー）

BARK β受容体リン酸化酵素 β-adrenergic receptor kinase（ベータ アドゥラナージク レセプター カイネイス）

BAS バルーン式心房中隔裂開法（心房中隔欠損孔作成） balloon atrial septostomy（バルーン アトリアル セプトストミー）

BAT 褐色脂肪組織 brown adipose tissue（ブラウン アディポウス ティシュー）

BAV バルーン大動脈弁形成術 balloon aortic valvuloplasty（バルーン エイオーティック バルブロプラスティー）

BB β遮断薬 β-blocker（ベータ ブロッカー）

BB 緩衝塩基 buffer base（バッファー ベイス）

BB 全身清拭〈ベッドバス〉 bed bath（ベッド バス）

BB 乳房生検 breast biopsy（ブレスト バイオプシー）

BBB 脚ブロック bundle branch block（バンドル ブランチ ブロック）

BBB 血液脳関門 blood brain barrier（ブラッド ブレイン バリア）

BBBB 両脚ブロック bilateral bundle branch block（バイラテラル バンドル ブランチ ブロック）

BBD 良性乳房疾患 benign breast disease（ベナイン ブレスト ディジーズ）

BBS バーグバランススケール Berg Balance Scale（バーグ バランス スケイル）→FBS

BBT 基礎体温 basal body temperature（ベイサル ボディ テンペラチャー）

BC 血液培養 blood culture（ブラッド カルチャー）

BC 胆石仙痛 biliary colic（ビリアリー コリック）

BC 乳がん breast cancer（ブレスト キャンサー）

BCAA 分岐鎖アミノ酸 branched chain amino acid（ブランチド チェイン アミノ アシッド）

BCC 基底細胞がん basal cell carcinoma（ベイサル セル カーシノーマ）

BCD ブレオマイシン+シクロホスファミド+アクチノマイシンディー bleomycin + cyclophosphamide + actinomycin D（ブレオマイシン サイクロフォスファマイド アクチノマイシン ディー）

BCE 基底細胞上皮腫 basal cell epithelioma（ベイサル セル エピセレオマ）

BC/FRM バシトラシン・フラジオマイシン硫酸塩配合 bacitracin/fradiomycin sulfate（バシトラシン/フラジオマイシン サルフェイト）

BCG カルメット・ゲラン桿菌 Bacille de Calmette et Guérin（仏）（バシーユ ディ カルメット エ ゲラン）

BCIE 水疱型先天性魚鱗癬様紅皮症 bullous congenital ichthyosiform erythroderma（ブラス カンジェニトル イクシオシフォーム イリスロダーマ）

BCR B細胞受容体 B cell receptor（ビー セル レセプター）

BCR 球海綿体筋反射 bulbocavernosus reflex（バルボカヴァーノサス リーフレクス）

BCR 無菌室 biological clean room（バイオロジカル クリーンルーム）

BCR-ABL 切断点クラスター領域－Abelson　breakpoint cluster region-Abelson（ブレイクポイント クラスター リージョン アベルソン）

BCRL 球海綿体筋反射潜時　bulbocavernosus reflex latency（バルボカヴァーノサス リーフレクス レイトンシー）

BCS 被虐待児症候群　battered child syndrome（バタード チャイルド シンドローム）

BD 塩基欠乏　base deficit（ベイス デフィシット）

BD 気管支拡張薬　bronchodilator（ブロンコダイレイター）

BD 脳死　brain death（ブレイン デス）

BDI ベックうつ病特性尺度　Beck's depression inventory（ベックス ディプレッション インベントリー）

bDMARDs 生物学的製剤　biological DMARDs（バイオロジカル ディーマーズ）

BE 塩基過剰　base excess（ベイス イクセス）

BE 気管支拡張症　bronchiectasis（ブランキエクタスィス）

BE 肘関節下　below elbow（ビロウ エルボウ）

BE 脳浮腫　brain edema（ブレイン イディーマ）

BE バリウム注腸造影　barium enema（ベアリアム エネマ）

BE-amp 前腕切断　below elbow amputation（ビロウ エルボウ アンピュテイション）

BEAR 聴性脳幹反応　brainstem evoked auditory response（ブレインステム イヴォークト オーディトリー レスポンス）

BEE 基礎エネルギー消費量　basal energy expenditure（ベイサル エナジー イクスペンディチュワ）

BEL 骨盤位　Beckenendlage, breech presentation, pelvic presentation（ベッケンエンドラーゲ, ブリーチ プレゼンテイション, ベルヴィック プレゼンテイション）

BEN ベンダムスチン　bendamustine（ベンダマスティン）

BEP 脳誘発電位　brain evoked potential（ブレイン イヴォークド ポテンシャル）

BET 交換輸血　blood exchange transfusion（ブラッド エキス チェンジ トランスフュージョン）

BF バイオフィードバック　biofeedback（バイオフィードバック）

BF (S)　気管支内視鏡検査　bronchofiberscopy（ブロンコファイバースコピー）

BFE　細菌濾過効率　bacterial filtration efficiency（バクティリアル フィルトレーション イフィシェンシー）

BFP　塩基性胎児タンパク　basic fetoprotein（ベイシク フィートプロウティーン）

BFP　生物学的疑陽性　biological false positive（バイオロジカル フォールス パズィティヴ）

BG　血糖値　blood glucose level（ブラッド グルコース レヴェル）

BG　ビグアナイド　biguanide（バイグワーナイド）

BGA　動脈血ガス分析　blood gas analysis（ブラッド ガス アナラシス）

BGT　ベンダーゲシュタルト検査　Bender-Gestalt test（ベンダーゲシュタルト テスト）

BH　出生身長　birth height（バース ハイト）

BH　身長　body height（ボディ ハイト）

BH–AC　エノシタビン　enocitabine（エノシタビン）

BHA　人工骨頭置換術　bipolar hip arthroplasty（バイポーラー ヒップ アースロプラスティ）

BHL　両側肺門リンパ節症　bilateral hilar lymphadenopathy（バイラテラル ハイラー リンフォデノパシィ）

BI　熱傷指数　burn index（バーン インディックス）

BI　バーセルインデックス　Barthel index（バーセル インデックス）

BI　ブリンクマン指数　Brinkman index（ブリンクマン インデックス）

big　二段脈　bigeminy（バイジェミニー）

BIL　基礎インスリンレベル　basal insulin level（ベイサル インスリン レヴェル）

BIL, Bil　ビリルビン　bilirubin（ビリルビン）

BIP　ブレオマイシン＋イホスファミド＋シスプラチン　bleomycin + ifosfamide + cisplatin（ブレオマイスン アイフォスファミド シスプラティン）

BIPAP　二相性陽圧換気　bi-levels positive airway pressure（バイ レヴェルズ ポジティヴ エアウェイ プレッシャー）

BIPM ビアペネム　biapenem（ビアペネム）

BIT 行動性無視検査　Behavioural Inattention Test
（ビヘイヴィオラル イナテンション テスト）

BJP ベンスジョーンズタンパク　Bence Jones protein（ベンス
ジョーンズ プロテイン）

BK 膝関節下　below knee（ビロウ ニー）

BK ブラジキニン　bradykinin（ブラディカイニン）

BK-amp 下腿切断　below knee amputation（ビロー ニー アン
プテイション）

BLM ブレオマイシン　bleomycin（ブレオマイスン）

BLNAR β-ラクタマーゼ陰性アンピシリン耐性　β-lactamase-neg-
ative ampicillin resistant（*Haemophilus influenzae*）（ベータ
ラクタマーゼ ネガティブ アンピシリン レジスタント（ヘモフィルス イン
フルエンザ））

BLS 一次救命処置　basic life support（ベイシック ライフ サポート）

BM 基底膜　basement membrane（ベイスメント メンブレン）

BM 骨髄　bone marrow（ボーン マロウ）

BM 排便　bowel movement（バウエル ムーブメント）

BM 母乳〈人乳〉　breast milk（ブレスト ミルク）

BMC 骨ミネラル含有量　bone mineral content（ボーン ミネラル
コンテンツ）

BMD 骨密度　bone mineral density（ボーン ミネラル デンシティ）

BMD ベッカー型筋ジストロフィー症　Becker muscular dystrophy
（ベッカー マスキュラー ディストロフィ）

BME 医用生体工学　biomedical engineering（バイオメディカル
エンジニアリング）

β_2MG β_2ミクログロブリン　β_2-microgloburin（ベータツー マイ
クログロブリン）

BMI 体格指数　body mass index（ボディ マス インデックス）

BMP 骨形成因子　bone morphogenetic protein（ボーン モー
フォジェネティック プロテイン）

BMR 基礎代謝率　basal metabolic rate（ベイサル メタボリック
レイト）

BMR 両内直筋後転術　bilateral medial rectus recession
（バイラテラル ミディアル レクタス リセション）

BMT 骨髄移植　bone marrow transplantation（ボーン マロウ
トランスプランテイション）

BMZ 基底膜帯　basement membrane zone（ベイスメント メン
ブレン ゾーン）

BN 神経性過食症　bulimia nervosa（ブリミア ネルヴォサ）

BNB 血液 - 神経関門　blood-nerve barrier（ブラッド ナァーブ
バーリア）

BNBAS ブラゼルトン新生児行動評価尺度　Brazelton neonatal
behavioral assessment scale（ブラゼルトン ネオネイタル ビヘ
イヴィオラル アセスメント スケイル）

BNC 膀胱頸部拘縮　bladder neck contracture（ブラダー ネック
コントラクチュア）

BNP 脳性ナトリウム利尿ペプチド　brain natriuretic peptide
（ブレイン ネイトリユレティク ペプタイド）

BNT 脳神経伝達物質　brain neurotransmitter（ブレイン ニュー
ロトランスミッター）

BO 腸閉塞　bowel obstruction（バウエル オブストラクション）

BO 閉塞性細気管支炎　bronchiolitis obliterans（ブロンキオライ
ティス オブリテランス）

BOA 聴性行動反応聴力検査　behavioral observation audiom-
etry（ビヘイヴィオラル オブサベイション オーディオメトリー）

BOAI バルーン閉塞動注法　balloon-occluded arterial infusion
（バルーン オクルーデッド アーテリアル インフュージョン）

BOF 吹き抜け骨折　blow out fracture（ブロウ アウト フラクチャー）

BOHA バルーン閉塞性肝動脈造影　balloon-occluded hepatic
arteriography（バルーン オクルーデッド ヘパティック アーテリオグ
ラフィ）

BOMP ブレオマイシン+ビンクリスチン+マイトマイシンC +シスプラチン
bleomycin + vincristine + mitomycin C + cisplatin（ブレオマ
イスン ヴィンクリスチン マイトマイスン シー シスプラチン）

BOO 膀胱出口部閉塞　bladder outlet obstruction（ブラダー ア
ウトレット オブストラクション）

BOOP（ブープ） 閉塞性細気管支炎性器質化肺炎 bronchiolitis obliterans with organizing pneumonia（ブロンキオライティス オブリテランス ウィズ オーガナイジング ニューモニア）

BOS ボスチニブ bosutinib（ボスチニブ）

BP 血圧 blood pressure（ブラッド プレッシャー）

BP 双極性感情障害 bipolar disorder（バイポーラー ディスオーダー）

BP ベル麻痺 Bell palsy（ベル ポールジー）

BPD 気管支肺異形成症 bronchopulmonary dysplasia（ブロンコバルモナリー ディスプレイジア）

BPD （児頭）大横径 biparietal diameter（バイパリエタル ダイアミター）

BPH 良性前立腺肥大症 benign prostatic hyperplasia（ビナイン プロスタティック ハイパープレイジア）

bpm 心拍数/分 beats per minute（ビーツ バー ミニッツ）

BPO 良性前立腺閉塞 benign prostatic obstruction（ビナイン プロスタティック オブストラクション）

BPPV 良性発作性頭位めまい benign paroxysmal positional vertigo（ビナイン パロキシズマル ポジショナル ヴァーティゴ）

BPRS 簡易精神医学的評価尺度 brief psychiatric rating scale（ブリーフ サイキアトリク レイティング スケイル）

BPS 行動疼痛スケール behavioral pain scale（ビヘイヴィオラル ペイン スケイル）

BPSD 認知症随伴心理行動異常 behavioral and psychological symptoms of dementia（ビヘイヴィオラル アンド サイコロジカル シンプトムズ オブ ディメンシャ）

Bq ベクレル becquerel（ベクレル）

Br 臭素 bromine（ブロミン）

BR 気管支拡張症 bronchiectasis（ブロンクケクターシス）

bra, brady 徐脈 bradycardia（ブラディカーディア）

BRAO 網膜動脈分枝閉塞症 branch retinal artery occlusion（ブランチ レティナル アーテリー オクルージョン）

BRM 生体応答調節物質 biological response modifiers（バイオロジカル リスパンス マディファイアーズ）

BRO 気管支鏡検査 bronchoscopy（ブロンコスコピー）

BRTO バルーン閉塞下逆行性経静脈的閉塞術 balloon occluded retrograde transvenous obliteration（バルーン オクルーディッド レトログレイド トランスヴィーナス オブリテレイション）

BRVO 網膜静脈分枝閉塞症 branch retinal vein occlusion（ブランチ レティナル ヴィエン オクルージョン）

BRVT ベントン視覚記銘検査 Benton visual retention test（ベントン ヴィジュアル リテンション テスト）

B's バビンスキー反射 Babinski's reflex（バビンスキーズ リフレックス）

BS 血糖 blood sugar（ブラッド シュガー）

BS 呼吸音 breath sound（ブレス サウンド）

BS（T） 腸雑音 bowel sound（バウエル サウンド）

BSA 体表面積 body surface area（ボディー サーフィス エアリア）

BSE ウシ海綿状脳症 bovine spongiform encephalopathy（ボバイン スポンジフォーム エンセファロパシィ）

BSE 乳房自己検査法 breast self examination（ブレスト セルフ イグザミネイション）

BSEP 脳幹誘発電位 brainstem evoked potential（ブレインステム イヴォウクト ポテンシャル）→BAEP

BSF ブスルファン busulfan（ブスルファン）→BUS

BSG 赤血球沈降速度〈赤沈〉 Blutkörperchen-Senkungs Geschwindigkeit（独）（ブルトコルペルチェン ゼンクング ゲシュヴィンディヒケイト）

BSI 血流感染 blood stream infection（ブラッド ストリーム インフェクション）

BSI 生体物質隔離 body substance isolation（ボディ サブスタンス アイソレイション）

BSI 脳幹部損傷 brainstem injury（ブレインステム インジャリー）

BSN 看護学士 bachelor of science in nursing（バチェラー オブ サイエンス イン ナーシング）

BSO 両側卵管卵巣摘除術　bilateral salpingo-oophorectomy（バイラテラル サルピンゴ オーフォレクトミー）

BSP test ブロムサルファレイン排泄試験　bromsulphalein excretion test（ブロムサルファレイン エクスクリーション テスト）

BSR 赤血球沈降速度　blood sedimentation rate（ブラッド セディメンテイション レイト）

BSS 平衡塩類溶液　balanced salt solution（バランスド サルト ソリューション）

BST ウベニメクス　ubenimex（ウベニメクス）

BT 血液型　blood type（ブラッド タイプ）

BT 出血時間　bleeding time（ブリーディング タイム）

BT 体温　body temperature（ボディ テンペラチャー）

BT 脳腫瘍　brain tumor（ブレイン テューマー）

BT バクテリアルトランスロケーション　bacterial translocation（バクテリアル トランスロケーション）

BT 膀胱腫瘍　bladder tumor（ブラダー テューマー）

BTB ブロモチモールブルー　bromothymol blue（ブロモティモール ブルー）

BTF 輸血　blood transfusion（ブラッド トランスフュージョン）

BTK ブルトン型チロシンキナーゼ　Bruton's tyrosine kinase（ブルトンズ タイラスィーン カイネイス）

BTPS 体温大気圧水蒸気飽和状態　body temperature and ambient pressure saturated with water vapor（ボディ テンペラチャー アンド アンビエント プレッシャー サチュレイティド ウィズ ウォーター ヴェイパー）

BTR 上腕二頭筋反射　biceps tendon reflex（バイセプス テンドン リフレックス）

BTS 徐脈頻脈症候群　bradycardia-tachycardia syndrome（ブラディカーディア タキカーディア シンドローム）

BUC ブシラミン　bucillamine（ブシラミン）

BUN 血中尿素窒素　blood urea nitrogen（ブラッド ユリア ナイトロジェン）

BURP法　バープ法　Backward, Upward, Rightward, Pressure（バックワード，アップワード，ライトワード，プレッシャー）

BUS　ブスルファン　busulfan（ブスルファン）

BUT　涙液層破壊時間　break-up time of tear film（ブレイク アップ タイム オブ ティア フィルム）

BV　血液量　blood volume（ブラッド ヴォリューム）

BV　細菌性腟症　bacterial vaginosis（バクティリアル ヴァジノウシス）

BV　ブレンツキシマブベドチン　brentuximab vedotin（ブレンツキシマブ ベドチン）

BV　ベバシズマブ　bevacizumab（ベバシズマブ）

BV　両心室　biventricular（バイヴェントリキューラー）

BVAS　両心室補助人工心臓　biventricular assist system（バイヴェントリキューラー アシスト システム）

BVH　両心室肥大　biventricular hypertrophy（バイヴェントリキューラー ハイパートロフィ）

BVM　バッグバルブマスク　bag valve mask（バッグ ヴァルブ マスク）

BW　出生時体重　birth weight（バース ウエイト）

BW　体重　body weight（ボディ ウエイト）

BWG　ブランド-ホワイト-ガーランド症候群　Bland-White-Garland syndrome（ブランド ホワイト ガーランド シンドローム）

BWS　ベックウィズ-ヴィーデマン症候群　Beckwith-Wiedemann syndrome（ベックウィズ ビーデマン シンドローム）

Bx　生体組織検査〈生検〉　biopsy（バイオプシィ）

BZD　ベンゾジアゼピン　benzodiazepine（ベンゾウダイエイザピン）

BZS　ホウ酸亜鉛華軟膏　Bor Zink Salbe（独）（ボウル チンク ザルベ）

C

c	サイクル	cycle（サイクル）
c	毛細管	capillary（キャピレリー）
C	カリエス	Caries（キャリーズ）
C	クリアランス	clearance（クリアランス）
C	頸神経	cervical nerve（サーヴィカル ナーヴ）
C	コンプライアンス	compliance（コンプライアンス）
C	シトシン	cytosine（サイトスィン）
C	皮質	cortex（コーテクス）
C	補体	complement（コンプルメント）
C	むし歯〈う歯〉	caries dentium（ケリズ デンティアム）
C	盲腸	cecum（シーカム）

C–ANCA 細胞質型抗好中球細胞質抗体　cytoplasmic-antineu-trophil cytoplasmic antibody（サイトプラスミック アンティニュートロフィル サイトプラスミック アンティボディ）

C-J stomy 総胆管空腸吻合術　choledocho-jejunostomy（コウレドコ ジジュノストーミー）

C section 帝王切開　cesarean section（セサレアン セクション）

C/T ratio 心胸郭比（CTRと同義）　cardiothoracic ratio（カーディオソラシック レティオ）

C-VAMP シクロホスファミド＋ビンクリスチン＋ドキソルビシン＋メチルプレドニゾロン　cyclophosphamide + vincristine + doxoru-bicin + methylpredonisolone（サイクロフォスファマイド ヴィンクリスチン ドキソルビシン メチルプレドニゾロン）

Ca	カルシウム	calcium（キャルシアム）
Ca	がん（癌）	cancer, carcinoma（キャンサー，カーシノーマ）
CA	カテコールアミン	catecholamine（カタコラミン）
CA	カルシウム拮抗薬	calcium antagonist（キャルシアム アンタゴニスト）
CA	冠動脈	coronary artery（コロナリィ アーテリー）
CA	頸動脈	carotid artery（カロティド アーテリー）

CA 心停止 cardiac arrest（カーディアック アレスト）

CA 腹腔動脈 celiac artery（セリアク アーテリー）

CA 腹腔動脈造影 celiac angiography（セリアク アンジオグラフィ）

CA 不整脈 cardiac arrhythmia（カーディアック アリズミア）

CA19-9 糖鎖抗原19-9 carbohydrate antigen 19-9（カルボウハイドレイト アンティジェン 19-9）

CA125 糖鎖抗原125 carbohydrate antigen 125（カルボウハイドレイト アンティジェン 125）

CAA 脳アミロイドアンギオパチー cerebral amyloid angiopathy（セレブラル アミロイド アンジオパシィ）

CAB カバジタキセル cabazitaxel（カバジタキセル）

CAB 混合（完全）男性ホルモン遮断療法 combined (complete) androgen blockade（コムバインド（コンプリート）アンドロジェン ブラケイド）

CABG 冠動脈バイパス術 coronary artery bypass grafting（コロナリィ アーテリー バイパス グラフティング）

CaBP カルシウム結合タンパク calcium-binding protein（キャルシアム バインディング プロテイン）

CABSI カテーテル関連血流感染 catheter-associated bloodstream infections（カテーテル アソシエイティッド ブラッドストリーム インフェクションズ）

CACG 慢性閉塞性隅角緑内障 chronic angle-closure glaucoma（クロニック アングル クロージャー グラウコウマ）

CaCO₂ 動脈血二酸化炭素含量 arterial carbon dioxide content（アーテリアル カーボン ダイオキサイド コンテント）

CAD 冠動脈疾患 coronary artery disease（コロナリィ アーテリー ディジーズ）

CAG 冠（状）動脈撮影法 coronary angiography（コロナリィ アンジオグラフィ）

CAG 頸動脈造影 carotid angiography（カロティド アンジオグラフィ）

CAG 心血管造影法 cardioangiography（カーディオアンジオグラフィ）

CAG 脳血管造影（法） cerebral angiography（セレブラル アンジオグラフィ）

CAG 慢性萎縮性胃炎 chronic atrophic gastritis（コロニック アトロフィック ガストライティス）

CAH 慢性活動性肝炎 chronic active hepatitis（コロニック アクティヴ ヘパタイティス）

CAI 炭酸脱水素酵素阻害薬 carbonic anhydrase inhibitor（カーボニック アンハイドレイズ インヒビター）

Cal カロリー〈熱量〉 calorie（カロリー）

CAL 冠動脈病変 coronary arterial lesion（コロナリー アーテリアル リージョン）

CaM カルモジュリン calmodulin（カルモデュリン）

CAM クラリスロマイシン clarithromycin（クラリスロマイシン）

CAM 絨毛膜羊膜炎 chorioamnionitis（コリオアムニオニティス）

CAM せん妄評価法 confusion assessment method（コンフュージョン アセスメント メソッド）

CAM 補完代替医療 complementary and alternative medicine（コンプリメンタリ アンド オルタナティヴ メディシン）

CAM-ICU ICUにおけるせん妄評価法 confusion assessment method-intensive care unit（コンフュージョン アセスメント メソッド インテンシブ ケア ユニット）

cAMP サイクリックAMP〈環状アデノシン一リン酸〉 cyclic adenosine monophosphate（サイクリック アデノシン モノホスフェート）

CaO₂ 動脈血酸素含量 arterial oxygen concentration（アーテリアル オキシジェン コンセントレイション）

Cap カプセル剤 capsule（カプスル）

CAP 頸動脈波形 carotid artery pulse（カロティド アーテリー パルス）

CAP シクロホスファミド＋アドリアマイシン＋シスプラチン cyclophosphamide + adriamycin + cisplatin（サイクロフォスファマイド アドリアマイスン シスプラチン）

CAP 市中肺炎 community-acquired pneumonia（コミュニティア アクワイアード ニューモウニア）

CAP RAST 抗原特異的IgE測定法 capsulated hydrophilic carrier polymer radioallergosorbent test（カプセレイティッド ハイドロフィリック キャリア ポリマー ラジオアレルゴソーベント テスト）

CAPD （連続）携帯式腹膜透析 continuous ambulatory peritoneal dialysis（コンティニュアス アンビュラトリー ペリトニアル ダイアライシス）

Cape カペシタビン capecitabine（カペシタビン）

CAR シトシン アラビノシド cytosine arabinoside（サイトシン アラビノサイド）

CARS 代償性抗炎症反応症候群 compensatory anti-inflammatory response syndrome（コンペンサトーリ アンティ インフラマトーリ リスパンス シンドロウム）

CART 腹水ろ過濃縮再静注法 cell-free and concentrated ascites reinfusion therapy（セル フリー アンド コンスントゥレイティド アサイティーズ リーインフュージョン セラピィ）

CAS 頸動脈ステント留置術 carotid artery stenting（カラティド アーテリー ステンティング）

CAT カタラーゼ catalase（キャタレイス）

CAT コンピュータ断層撮影法 computerized axial tomography（コンピュータライズド アクシアル トモグラフィ）→CT

CAT, Cat 白内障 cataract（カタラクト）

CAT 標準注意検査法 Clinical Assessment for Attention（クリニカル アセスメント フォー アテンション）

CAU 足頭 caudal（コドゥル）

CAUTI カテーテル関連尿路感染症 catheter-associated urinary tract infection（キャシィタ アソシエイティッド ウリナリィ トラクト インフェクション）

CAV シクロホスファミド＋アドリアマイシン＋ビンクリスチン cyclophosphamide + adriamycin + vincristine（サイクロフォスファマイド アドリアマイシン ビンクリスティン）

CAVB 完全房室ブロック（第3度房室ブロック） complete atrioventricular block（コンプリート アトリオヴェントリキュラー ブロック）

CAVC 共通房室弁孔 common atrioventricular canal（コモン アトリオヴェントリキュラー カナル）

CAVH 持続的動静脈血液ろ過 continuous arteriovenous hemo-filtration (コンティニュアス アーテリオヴィーナス ヘモフィルトレイション) →CHF

CAVHD 持続的動静脈血液透析 continuous arteriovenous hemodialysis (コンティニュアス アーテリオヴィーナス ヘモダイアライシス)

CAVHDF 持続的動静脈血液ろ過透析 continuous arteriovenous hemodiafiltration (コンティニュアス アーテリオヴィーナス ヘモダイアフィルトレイション)

CAVI 心臓足首血管指数 cardio ankle vascular index (カァディオウ アンクル ヴァスキュラ インデクス)

CAZ セフタジジム ceftazidime (セフタジディム)

CB 慢性気管支炎 chronic bronchitis (クロニック ブロンカイティス)

CBA 先天性胆道閉鎖症 congenital biliary atresia (コンジェニタル ビリアリィ アトレジア)

CBC 全血球算定 (値) complete blood count (コンプリート ブラッド カウント)

CBD 先天性胆道拡張症 congenital biliary dilatation (コンジェニタル ビリアリィ ディラテイション)

CBD 総胆管 common bile duct (コモン バイル ダクト)

CBD 大脳皮質基底核変性症 corticobasal degeneration (コーティコベイサル ディジェネレイション)

CBDCA カルボプラチン carboplatin (カルボプラティン)

CBF 冠血流量 coronary blood flow (コロナリィ ブラッド フロウ)

CBF 脳血流量 cerebral blood flow (セレブラル ブラッド フロウ)

CBG 副腎皮質ホルモン結合グロブリン corticosteroid-binding globulin (コーティコスティロイド バインディング グラビュリン)

CBR 絶対床上安静 complete bed rest (コンプリート ベッド レスト)

CBSCT 臍帯血幹細胞移植 cord blood stem cell transplantation (コード ブラッド ステム セル トランスプランテイション)

CBT 認知行動療法 cognitive behavioral therapy (コグニティブ ビヘイヴィオラル セラピィ)

CBV 循環血液量 circulating blood volume (サーキュレイティング ブラッド ヴォリューム)

CBZ カルバマゼピン　carbamazepine（カーバマゼピン）

CC 絨毛がん　choriocarcinoma（コリオカーシノーマ）

CC 主訴　chief complaint（チーフ コンプレイント）

CC 頭尾方向撮影　cranio-caudal view（クラニオ コウダル ヴュー）

CCA 総頸動脈　common carotid artery（コモン カロティッド アーテリー）

CCAB 心停止下冠状動脈バイパス術　conventional coronary artery bypass（コンヴェンショナル コーネリィ アーテリー バイパス）

CCB カルシウムチャネル遮断薬　calcium channel blocker（キャルシアム チャネル ブロッカー）

CCC 胆管細胞がん　cholangiocellular carcinoma（コウランジオ セリュラー カーシノーマ）

CCC 連続円形破囊術　continuous curvilinear capsulorhexis（コンティニュアス カーヴィリニアー キャプスロレクシス）

CCF 頸動脈海綿静脈洞瘻　carotid-cavernous fistula（カロティド カヴァーナス フィステュラ）

CCH 慢性胆汁性肝炎　chronic cholestatic hepatitis（コロニック コレスタティック ヘパタイティス）

CCHD チアノーゼ性先天性心疾患　cyanotic congenital heart disease（サイアノティック コンジェニタル ハート ディジーズ）

CCHF クリミア・コンゴ出血熱　Crimean-Congo hemorrhagic fever（クリミアン コンゴ ヘモラジック フェーヴァー）

CCI 外傷性脳障害　craniocerebral injuries（クレイニオセリブラル インジャリーズ）

CCK コレシストキニン　cholecystokinin（コウリシストカイニン）

CCK-PZ コレシストキニン パンクレオザイミン　cholecystokinin-pancreozymin（コウリシストカイニン パンクレオザイミン）

CCL セファクロル　cefaclor（セファクロル）

CCLE 慢性皮膚エリテマトーデス　chronic cutaneous lupus erythematosus（コロニック キュティニアス ループス エリテマトーサス）

CCM うっ血型心筋症　congestive cardiomyopathy（コンジェスティブ カーディオマイオパシィ）

CCM 救命医療 critical care medicine (クリティカル ケア メディシン)

CCM 非開胸心マッサージ closed chest cardiac massage (クローズド チェスト カーディアック マサージェ)

CCP 慢性複雑性腎盂腎炎 chronic complicated pyelonephritis (クロニック コンプリケイティド パイエロネフライティス)

CCr クレアチニンクリアランス creatinine clearance (クレアチニン クリアランス)

CCRT 同時化学療法 concurrent chemoradiotherapy (コンカーレント ケモラディオセラピー)

CCS 小児がん経験者 childhood cancer survivors (チャイルドフッド キャンサー サバイバーズ)

CCS 大腿骨頸部固定術 cannulated cancellous screw (カニュレイティッド キャンスィラス スクルゥー)

CCS分類 カナダ心臓血管学会分類 Canadian cardiovascular society classification (カネイディアン カーディオウヴァスキュラァ ソサイティ クラシフィケイション)

CCU 冠疾患集中治療室 coronary care unit (コロナリィ ケア ユニット)

CCZ クロコナゾール croconazole (クロコナゾール)

cd カンデラ candela (キャンディーラ)

CD クローン病 Crohn's disease (クローン ディジーズ)

CD 接触〔性〕皮膚炎 contact dermatitis (コンタクト ダーマタイティス)

CD 治療線量 curative dose (キュアラティブ ドゥズ)

CD 脈絡膜剥離 choroidal detachment (コロイダル ディタッチメント)

CD4 ヘルパーT細胞の表面に発現するタンパク質 cluster of differentiation 4 (クラスター オブ ディファレンシエイション 4)

CD8 細胞傷害性T細胞の表面に発現するタンパク質 cluster of differentiation 8 (クラスター オブ ディファレンシエイション 8)

CD toxin クロストリジウム・ディフィシル毒素 clostridium difficile toxin (クラストリディアム ディフィシル タクシン)

CDAI クローン病活動性指数　Crohn's disease activity index（クローンズ ディズィーズ アクティビィティ インデックス）

CDC 米国疾病管理予防センター　Centers for Disease Control and Prevention（センターズ フォー ディジーズ コントロール アンド プリヴェンション）

CDCA ケノデオキシコール酸　chenodeoxycholic acid（ケノデオキシコーリック アシッド）

CDDP（DDP） シスプラチン　cisplatin（シスプラティン）

CDE 糖尿病療養指導士　certified diabetes educator（サーティファイド ダイアビーティーズ エジュケイター）

CDEJ 日本糖尿病療養指導士　certified diabetes educator of Japan（サーティファイド ダイアビーティーズ エデュケイター オブ ジャパン）

CDEL 地域糖尿病療養指導士　certified diabetes educator in local area（サーティファイド ダイアビーティーズ エデュケーター イン ローカル エアリア）

CDEUS カラードプラ超音波内視鏡検査　color doppler endoscopic ultrasonography（カラー ダプラー エンドスコーピック ウルトラソノグラフィ）

CDH 先天性股関節脱臼〈先天股脱〉　congenital dislocation of the hip joint（コンジェニタル ディスロケイション オブ ザ ヒップ ジョイント）

CDI クロストリジオイデス・ディフィシル感染症　*Clostridioides difficile* infection（クラストリディアム ディフィスィル インフェクション）

CDK サイクリン依存性キナーゼ　cyclin-dependent kinase（サイクリン ディペンデント カイネイス）

CDLE 慢性円板状エリテマトーデス　chronic discoid lupus erythematosus（コロニック ディスコイド ルーパス エリテマトーサス）

CDR 臨床認知症評価スケール　clinical dementia rating（クリニカル ディメンシャ レイティング）

CDS （がん患者）呼吸困難スケール　cancer dyspnea scale（キャンサー ディスプニア スケイル）

CDT カテーテル血栓溶解療法　catheter directed thrombolysis（キャスィタ ディレクティド スロンボリシィス）

CDTR–PI セフジトレン ピボキシル cefditoren-pivoxil（セフジトレン ビヴォキシル）

Cdyn（シーダイン） 動肺コンプライアンス dynamic compliance of lung（ダイナミック コンプライアンス オブ ラング）

CDZM セフォジジム cefodizime（セフォジジム）

Ce 頸部食道 cervical esophagus（サーヴィカル エソファガス）→Ae，Te

CE カーペンター・エドワーズ弁 Carpentier-Edwards valve（カーペンター エドワーズ ヴァルブ）

CE 臨床工学技士 clinical engineer（クリニカル エンジニア）

CEA がん胎児性抗原 carcinoembryonic antigen（カーシノエンブリオニック アンティジェン）

CEA 頸動脈内膜切除術 carotid endarterectomy（カロティド エンダーテレクトミー）

CECT 濃淡強調CT contrast enhanced computed tomography（コントラスト エンハンスト コンピューティッド トモグラフィ）

CEN 認定看護師 certified expert nurse（サーティファイド エクスパート ナース）

CEP 先天性骨髄性ポルフィリ症 congenital erythropoietic porphyria（コンジェニタル エリスロポイエティック ポルフィリア）

CEP 慢性好酸球性肺炎 chronic eosinophilic pneumonia（コロニック イオシノフィリック ニューモニア）

CEPs セファロスポリン系抗菌薬 cephalosporins（セファロスポリンズ）

CER セリチニブ ceritinib（セリニチブ）

CET セファロチン cefalotin（セファロチン）

CETB セフチブテン ceftibuten（セフチブテン）

CETP コレステロールエステル転送タンパク cholesterol ester transfer protein（コレステロール アスター トランスファー プロウティイン）

CEX セファレキシン cefalexin（セファレキシン）

CEZ セファゾリン cefazolin（セファゾリン）

CF 下部消化管内視鏡 colon fiberscope（コロウン ファイバスコープ）

CF 心不全 cardiac failure（カーディアック フェイリアー）

CF 大腸内視鏡検査〈大腸ファイバースコープ〉 colonfiberscopy（コロンファイバースコピィ）

CF 嚢胞性線維症 cystic fibrosis（システィック ファイブロシス）

CF, C.F. 指数弁 counting fingers（カウンティング フィンガーズ）

CFAM カルガリー家族アセスメントモデル Calgary family assessment model（カルガリー ファミリィ アセスメント モデル）

CFDN セフジニル cefdinir（セフジニル）

CFF 限界フリッカー値 critical flicker frequency（クリティカル フリッカー フリークエンシィ）

CFIX セフィキシム cefixime（セフィキシム）

CFPM セフェピム cefepime（セフェピム）

CFPN–PI セフカペン ピボキシル cefcapene pivoxil（セフカペン ピボキシル）

CFR 冠血流予備能 coronary flow reserve（コロナリー フロウ リザーヴ）

CFR 補体結合反応 complement fixation reaction（コンプルメント フィクセイション リアクション）

CFS がん患者の倦怠感評価尺度 Cancer Fatigue Scale（キャンサ ファティーグ スケイル）

CFS 大腸内視鏡検査 colonofiberscope（コロノファイバースコウプ） →CF

CFS 慢性疲労症候群 chronic fatigue syndrome（クロニック ファティーグ シンドローム）

CFTM–PI セフテラム ピボキシル cefteram pivoxil（セフテラム ピボキシル）

CFU コロニー形成単位 colony forming unit（コロニィ フォーミング ユニット）

CG 膀胱造影 cystography（シストグラフィ）

CG, CGT 絨毛性性腺刺激ホルモン chorionic gonadotropin（コーリアニク ゴウナドトロウピン）

CGA 高齢者総合的機能評価 comprehensive geriatric assessment（コンプリヘンシブ ジェリアトリク アセスメント）

CGD 慢性肉芽腫症 chronic granulomatous disease（クロニック グラニュロマタス ディジーズ）

CGM 持続血糖モニタリング continuous glucose monitoring（コンティニュアス グルコース モニタリング）

CGN 慢性糸球体腎炎 chronic glomerulonephritis（クロニック グロメルロネフリティス）

CGP 循環顆粒球プール circulating granulocyte pool（サーキュレイティング グラニュロサイト プール）

CGS, CS 心原性ショック cardiogenic shock（カーディオジェニック ショック）

CGTT コルチゾーンブドウ糖負荷試験 cortisone-glucose tolerance test（コーティゾン グルコース トレランス テスト）

Ch コレステロール〈コレステリン〉 cholesterol（コレストロール）

CH 先天性甲状腺機能低下症 congenital hypothyroidism（コンジェニタル ハイポサイロイディスム）

CH 脳出血 cerebral hemorrhage（セレブラル ヘモリッジ）

CH 病歴 clinical history（クリニカル ヒストリー）

CH 慢性肝炎 chronic hepatitis（クロニック ヘパタイティス）

CH50 補体50%溶血単位 50% hemolytic unit of complement（50パーセント ヒモリティック ユニット オブ コンプリメント）

CHA 寒冷凝集素（価） cold hemagglutinin（コウルド ヒーマグルーティニン）

CHA 総肝動脈 common hepatic artery（コモン ヘパティック アーテリー）

CHAI 肝動脈持続動注療法 continuous hepatic arterial infusion（コンティニュアス ヘパティック アーテリアル インフュージョン）

ChAT コリンアセチルトランスフェラーゼ choline acetyltransferase（コウリーン アシートルトランスファレイス）

CHB 完全心ブロック complete heart block（コンプリート ハート ブロック）

CHB B型慢性肝炎 chronic hepatitis B（クロニック ヘパタイティス ビー）

CHC C型慢性肝炎 chronic hepatitis C (コロニック ヘパタイティス シー)

CHD 冠動脈性心疾患 coronary heart disease (コロナリー ハート ディジーズ)

CHD 持続的血液透析 continuous hemodialysis (コンティニュアス ヘモダイアライシス)

CHD 先天性心疾患 congenital heart disease (コンジェニタル ハート ディジーズ)

CHD チアノーゼ性心疾患 cyanotic heart disease (サイアノウティック ハート ディジーズ)

CHDF 持続的血液ろ過透析 continuous hemodiafiltration (コンティニュアス ヘモダイアフィルトレイション)

ChE コリンエステラーゼ cholinesterase (コウリネスタレイス)

CHE 慢性肝性脳症 chronic hepatitis encephalopathy (コロニック ヘパタイティス エンセファロパシィ)

CHF うっ血性心不全 congestive heart failure (コンジェスティヴ ハート フェイリュア)

CHF 持続的血液ろ過 continuous hemofiltration (コンティニュアス ヘモフィルトレイション)

CHF 慢性心不全 chronic heart failure (コロニック ハート フェイリュア)

CHG クロルヘキシジングルコン酸塩 chlorhexidine gluconate (クロルヘキシディン グルコネイト)

chol コレステロール cholesterol (コレステロール)

chole 胆石症〈胆管結石症〉 cholelithiasis (コレリサイアシス)

CHPP 持続温熱腹膜灌流 continuous hyperthermic peritoneal perfusion (コンティニュアス ハイパーサーミック ペリトニアル パーフュージョン)

chpx 水痘 chickenpox (チキンポックス)

CHS 大腿骨頸部固定術 compression hip screw (コンプレシャン ヒプ スクリュー)

Ci キュリー curie (キュリー)

CI 冠不全 coronary insufficiency (コロナリィ インサフィシエンシィ)

CI 持続注入法 continuous infusion（コンティニュアス インフュージョン）

CI 心係数 cardiac index（カーディアック インデックス）

CI 心不全 cardiac insufficiency（カーディアック インサフィシエンシー）

CI 信頼区間 confidence interval（カンフィデンス インターヴァル）

CI 脳梗塞 cerebral infarction（セレブラル インファークション）

CI 臨床指標 clinical indicator（クリニカル インディケイター）

CI療法 拘束運動療法 constraint-induced movement therapy（コンストゥレイント インデュースト ムーヴメント セラピィ）

CIA 総腸骨動脈 common iliac artery（コモン イリアック アーテリー）

CIC 間欠的自己導尿法 clean intermittent catheterization（クリーン インターミッテント カテーテリゼイション）

CIDP 慢性炎症性脱髄性多発神経炎 chronic inflammatory demyelinating polyneuropathy（クロニック インフラマトリー ディミエリネイテイング ポリニューロパシィ）

CIDS 先天性免疫不全症候群 congenital immunodeficiency syndrome（コンジェニタル イミュノデフィシエンシィ シンドローム）

CIE 先天性魚鱗癬様紅皮症 congenital ichthyosiform erythroderma（コンジェニタル イクシオシフォーム イリスロダーマ）

CIED 心臓植込み型電気的デバイス cardiac implantable electronic device（カーディアック インプラーンタブル イレクトゥロニク デヴァイス）

CIH 慢性非活動性肝炎 chronic inactive hepatitis（コロニック インアクティヴ ヘパタイティス）

CIII 持続静脈内インスリン注入療法 continuous intravenous insulin infusion（コンティニュアス イントラヴィーナス インスリン インフュージョン）

CIIP 慢性特発性偽性腸閉塞症 chronic idiopathic intestinal pseudo-obstruction（コロニック イディオバシック インテスティナル スード オプストラクション）

CIJ コレステロール指数 cholesterol index of Japan（コレステロール インデックス オブ ジャパン）

CIN 子宮頸部上皮内腫瘍 cervical intraepithelial neoplasia （サーヴィカル イントラエピテリアル ネオプラシア）

CINAHL シナール Cumulative Index to Nursing & Allied Health Literature （キュミラティブ インデックス トゥ ナーシング アンド アライド ヘルス リタラチャー）

CIPN 化学療法誘発性末梢神経障害 chemotherapy-induced peripheral neuropathy （キーモウセラピ インデューストゥ ペリフェラル ニューロパシィ）

CIR 糖質／インスリン比 carbohydorate insulin ratio （カーボゥハイドレイト インスリン レイシオ）

CIS 上皮内がん carcinoma in situ （カーシノーマ イン サイチュー）

CISC 無菌的間欠自己導尿 clean intermittent self catheterization （クリーン インターミッテント セルフ キャセタライゼイション）

CISCA シスプラチン＋シクロホスファミド＋アドリアマイシン cisplatin + cyclophosphamide + adriamycin （シスプラティン サイクロフォスファマイド アドリアマイシン）

CIWA-Ar アルコール離脱症候群の重症度評価 Clinical Institute Withdrawal Assessment for Alcohol, revised （クリニカル インスティテュート ウィズドゥローアル アセスメント フォー アルコホール リヴァイズド）

CIWI 融合性内分水界梗塞 confluent internal watershed infarction （カンフルーエント インターナル ウォーターシェド インファークション）

CJ シクロホスファミド＋カルボプラチン cyclophosphamide + carboplatin （サイクロフォスファマイド カルボプラティン）

CJD クロイツフェルトーヤコブ病 Creutzfeldt-Jakob disease （クロイツフェルト ヤコブ ディジーズ）

CK クレアチンキナーゼ creatine kinase （クレアチン カイネイス）

CKD 慢性腎臓病〈慢性腎不全〉 chronic kidney disease （コロニック キドニー ディジーズ）

CK-MB クレアチンキナーゼMB分画タンパク量 creatine kinase MB （クレアチン カイネイス マスル ブレイン）

Cl 塩素 chloride （クローライド）

CL コリスチン・フラジオマイシン配合 colistin sulfate, fradiomycin sulfate （コリスティン サルフェイト フラディオマイシン サルフェイト）

CL コンタクトレンズ contact lens（コンタクト レンズ）

CL, hare lip 口唇裂〈兎唇，みつくち〉 cleft lip（クレフト リップ）

CLA 共役リノール酸 conjugated linoleic acid（コンジュゲーティッド リノーレイック アシッド）

CLB クロバザム clobazam（クロバザム）

CLBBB 完全左脚ブロック complete left bundle branch block（コンプリート レフト バンドル ブランチ ブロック）

CLD 慢性肝疾患 chronic liver disease（クロニック リヴァー ディジーズ）

CLD 慢性肺疾患 chronic lung disease（クロニック ラング ディジーズ）

CLDM クリンダマイシン clindamycin（クリンダマイシン）

CLL 慢性リンパ性白血病 chronic lymphocytic leukemia（クロニック リンフォサイティック リューケミア）

CLP 口唇口蓋裂 cleft lip and palate（クレフト リップ アンド パレイト）

CLSH 黄体刺激ホルモン corpus luteum-stimulating hormone（コーパス ルテウム スティミュレイティング ホーモン）

CM カイロミクロン〈キロミクロン〉 chylomicron（カイロミクロン）

CM 細胞膜 cell membrane（セル メンブレン）

CM 心筋症 cardiomyopathy（カーディオマイオパシィ）

CM 先天奇形 congenital malformation（コンジェニタル マルフォーメイション）

CM 造影剤 contrast medium（コントラスト ミーディアム）

CM 膀胱内圧測定 cystometry（シストメトリィ）

CM joint 手根中手関節 carpometacarpal joint（カーポメタカーパル ジョイント）

Cmab セツキシマブ cetuximab（セツキシマブ）

Cmax 最高血中濃度 maximum concentration（マクシマム カンセントレイション）

CMC 手根中手関節 carpometacarpal（カーポメタカーバル）
→CM joint

CMD 先天性筋ジストロフィー congenital muscular dystrophy
（コンジェニタル マスキュラー ディストロフィ）

CME 黄斑浮腫 cystoid macular edema（シストイド マキュラー
イディーマ）

CMG 膀胱内圧測定(曲線) cystometrogram（シストメトログラム）

CMI コーネル・メディカル・インデックス Cornell medical index
（コーネル メディカル インデックス）

CMJ 手根中手骨関節 carpometacarpal joint（カーポメタカー
パル ジョイント）→CM joint

CMK 先天性多嚢胞性腎 congenital multicystic kidney（コン
ジェニタル マルティシスティック キドニィ）

CML 慢性骨髄性白血病 chronic myelogenous leukemia
（コロニック マイエロジナス リューケミア）

CMNX セフミノクス cefminox（セフミノクス）

CMP 膝蓋軟骨軟化症 chondromalacia patellae（コンドロマレ
イシア パテリー）

CMPD 慢性骨髄増殖性疾患 chronic myeloproliferative dis-
ease（コロニック マイエロプロリフェラティヴ ディジーズ）

CMR 脳代謝率 cerebral metabolic rate（セレブラル メタボリック
レイト）

CMRO₂ 脳酸素消費量〈脳酸素代謝率〉 cerebral metabolic rate
for oxygen（セレブラル メタボリック レイト フォー オキシジェン）

CMT 頸管粘液検査 cervical mucus test（サーヴィカル ミューカス
テスト）

CMT シャルコー・マリー・トゥース病 Charcot-Marie-Tooth disease
（シャルコー マリー トゥース ディジーズ）

CMV 持続強制換気 continuous mandatory ventilation（コン
ティニュアス マンダトリー ヴェンチレイション）

CMV サイトメガロウイルス cytomegalovirus（サイトメガロヴァイ
ラス）

CMX セフメノキシム cefmenoxime（セフメノキシム）

CMZ セフメタゾール cefmetazole（セフメタゾール）

CN 心臓神経症 cardiac neurosis（カーディアック ニューロシス）

CN 認定看護師 certified nurse（サーティファイド ナース）

CN 脳神経 cranial nerve（クラニアル ナーヴ）

CNB 針生検 core needle biopsy（コア ニードル バイオプシィ）

CND 保存的頸部郭清術 conservative neck dissection（コンサーヴァティヴ ネック ディセクション）

CNL 慢性好中球性白血病 chronic neutrophilic leukemia（クロニック ニュートロフィリック リューケミア）→CMPD

CNPA 慢性壊死性肺アスペルギローマ chronic necrotizing pulmonary aspergillosis（クロニック ネクロータイジング パルモナリィ アスペルギローシス）

CNS クリニカルナーススペシャリスト clinical nurse specialist（クリニカル ナース スペシャリスト）

CNS コアグラーゼ陰性ブドウ球菌 coagulase negative *Staphylococcus*（コアギュレイス ネガティヴ スタフィロコックス）

CNS 専門看護師 certified nurse specialist（サーティファイド ナース スペシャリスト）

CNS 中枢神経系 central nerve system（セントラル ナーヴ システム）

CNSDC 慢性非化膿性破壊性胆管炎 chronic non-suppurative destructive cholangitis（クロニック ノン サピュラティヴ ディストラクティヴ コランジアイティス）

CNV 脈絡膜新生血管 choroidal neovascularization（コロイダル ネオヴァスキュラライゼイション）

CO 一酸化炭素 carbon monoxide（カーボン モノキサイド）

CO 心拍出量 cardiac output（カーディアック アウトプット）

CO₂ 二酸化炭素 carbon dioxide（カーボン ダイオキサイド）

CoA 補酵素A coenzyme A（コエンザイム エー）

COA 大動脈縮窄症 coarctation of aorta（コアークテイション オブ エイオータ）

CODE シスプラチン＋ビンクリスチン＋ドキソルビシン＋エトポシド cisplatin + vincristine + doxorubicin + etoposide（シスプラティン ヴィンクリスチン ドキソルビシン エトポウサイド）

COLD 慢性閉塞性肺疾患 chronic obstructive lung disease（クロニック オブストラクティヴ ラング ディジーズ）→COPD

COM 慢性中耳炎 chronic otitis media（コロニック オウタイティス メディア）

COML ささえあい医療人権センター consumer organization for medicine & law（コンシュマー オーガニゼイション フォー メディシン アンド ロー）

COP 膠質浸透圧 colloid osmotic pressure（コロイド オスモティック プレッシャー）

COP 特発性器質化肺炎 cryptogenic organizing pneumonia（クリプトジェニック オーガナイジング ニューモニア）

COPA カフ付き口咽頭エアウェイ cuffed oropharyngeal airway（カフト オロファリンジアル エアウェイ）

COPD 慢性閉塞性肺疾患 chronic obstructive pulmonary disease（コロニック オブストラクティヴ パルモナリィ ディジーズ）

COR 条件詮索反応聴力検査 conditioned orientation response audiometry（コンディションド オリエンテイション レスポンス オウディオメトリー）

Cosm 浸透圧クリアランス osmolar clearance（オスモラル クリアランス）

cost resp 胸式呼吸 thoracic respiration（ソラーシック レスピレイション）

COVID-19 新型コロナウイルス感染症 coronavirus disease 2019（コロウナヴァイラス ディジーズ 2019）

COX シクロオキシゲナーゼ cyclooxygenase（サイクロオクシジネイス）

cP センチポワズ centipoise（センティポワズ）

CP 共同問題 collaborative problem（コラボレイティヴ プロブレム）

CP クリティカルパス〈クリニカルパス，ケアガイド，ケアガイドライン，ケアパス，ケアマップ〉 critical path（クリティカル パス）

CP クロラムフェニコール chloramphenicol（クロラムフェニコール）

CP 偶発性タンパク尿 chance proteinuria（チャンス プロウティヌリア）

CP 口蓋裂〈口蓋破裂〉 cleft palate（クレフト パレイト）

CP 脳性麻痺 cerebral palsy（セレブラル ポールジィ）

CP 肺性心 cor pulmonale（コー プルモナール）

CP 臨床心理士 clinical psychologist（クリニカル サイカロジスト）

CPA（CPM） シクロホスファミド cyclophosphamide（サイクロフォスファマイド）

CPA 心肺停止状態 cardiopulmonary arrest（カーディオプルモナリィ アレスト）

CPAAA 来院直後心肺停止 cardiopulmonary arrest immediately after arrival（カーディオプルモナリィ アレスト イミーディアトリー アフター アライバル）

CPangle 肋骨横隔膜角 costophrenic angle（コストウフレニク アングル）

CPAOA 来院時心肺機能停止 cardiopulmonary arrest on arrival（カーディオプルモナリィ アレスト オン アライヴァル）

CPAP（シーパップ） 持続式気道内陽圧呼吸 constant positive airway pressure（コンスタント ポジティヴ エアウェイ プレッシャー）

CPB 人工心肺 cardiopulmonary bypass（カーディオプルモナリ バイパス）

CPC 臨床病理カンファレンス〈臨床病理検討会〉 clinicopathological conference（クリニコパソロジカル カンファレンス）

CPCR 心肺脳蘇生法 cardiopulmonary cerebral resuscitation（カーディオプルモナリー セレブラル リサスシテイション）

CPD クエン酸・リン酸・ブドウ糖液 citrate phosphate dextrose solution（シトレイト ホスフェイト デキストロース ソリューション）

CPD 児頭骨盤不均衡〈児頭骨盤不適合〉 cephalopelvic disproportion（セファロペルヴィック ディスプロポーション）

CPD 伝染性膿疱性皮膚炎 contagious pustular dermatitis（コンテイジャス パステュラー ダーマタイティス）

CPD 慢性腹膜透析 chronic peritoneal dialysis（コロニック ペリトニアル ダイアライシス）

CPDX-PR セフポドキシムプロキセチル cefpodoxime proxetil（セフポドキシム プロキセティル）

CPE 持続的血漿交換 continuous plasma exchange（コンティニュアス プラズマ イクスチェインジ）

CPE 慢性肺気腫 chronic pulmonary emphysema（コロニック パルモナリィ エンフィシーマ）

CPFG カスポファンギン caspofungin (キャスポファンギン)

CPFX シプロフロキサシン ciprofloxacin (シプロフロキサシン)

CPH 慢性遷延性肝炎 chronic persistent hepatitis (クロニック パーシステント ヘパタイティス)

CPI Cペプチド指数 C peptide index (シー ペプタイド インデックス)

CPIP 低出生体重児慢性肺機能不全 chronic pulmonary insufficiency of prematurity (クロニック パルモナリィ インサフィシャンシ オブ プリマチュアリティ)

CPK クレアチンホスホキナーゼ〈クレアチンリン酸分解酵素〉 creatine phosphokinase (クリーアティン フォスフォカイネイス)

CPL 頭蓋形成術 cranioplasty (クレイニオプラスティ)

CPLS syndrome 口蓋裂側方癒着症候群 cleft palate lateral synechia syndrome (クレフト パラト ラテラル シネキア シンドロウム)

CPM 橋中心髄鞘崩壊症 central pontine myelinolysis (セントラル パンティーン マイエリノリシィス)

CPM 持続的他動運動装置 continuous passive motion apparatus (コンティニュアス パッシブ モーション アパラタス)

CPOT クリティカル・ケアにおける疼痛の客観的評価ツール critical-care pain observation tool (クリニカル ケア ペイン オブザヴェイシャント トゥール)

CPP 冠灌流圧〈冠動脈灌流圧〉 coronary perfusion pressure (コロナリィ パーフュージョン プレッシャー)

CPP 脳灌流圧 cerebral perfusion pressure (セレブラル パーフュージョン プレッシャー)

CPPD 偽性痛風および軟骨石灰化症 calcium pyrophosphate dihydrate deposition disease (キャルシアム パイロフォスフェート ディハイドレイト ディポジション ディジーズ)

CPPD ピロリン酸カルシウム二水和物結晶沈着症 calcium pyrophosphate dihydrate deposition disease (キャルシアム パイロフォスフェイト ディハイドレート ディポジション ディジィーズ)

CPPV 持続的陽圧換気法 continuous positive pressure ventilation (コンティニュアス ポジティヴ プレッシャー ヴェンチレイション)

CPR 心肺蘇生 cardiopulmonary resuscitation (カーディオプルモナリー リサシテイション)

CPT 寒冷昇圧試験　cold pressor test（コールド プレソール テスト）

CPT-11 イリノテカン　irinotecan（イリノテカン）

CPTE 慢性肺血栓塞栓症　chronic pulmonary thromboembolism（クロニック パルモナリィ スロンボエムボリズム）

CPVT カテコラミン誘発性多形性心室頻拍　catecholaminergic polymorphic ventricular tachycardia（カテコラミネルジック ポリモルフィック ヴェントリキュラー タキカーディア）

CPX 心肺運動負荷試験　cardiopulmonary exercise test（カーディオプルモナリィ エクササイズ テスト）

CPZ クロルプロマジン〈クロルプロマジン塩酸塩〉　chlorpromazine（クロルプロマジン）

CPZ セフォペラゾン　cefoperazone（セフォペラゾン）

Cr クレアチニン　creatinine（クレアティニン）

CR 咳嗽反射　cough reflex（コーフ リフレックス）

CR 完全寛解　complete remission（コンプリート リミッション）

CR 完全奏効　complete response（コンプリート レスポンス）

CR コンピュータX線撮影　computed radiography（コンピューティッド レイディオグラフィ）

CR 条件反射　conditioned reflex（コンディションド リフレックス）

CRA 頭足　cranial（クレイニアル）

CRAI 膵局所動注療法　continuous regional arterial infusion（コンティニュアス リージョナル アーテリアル インフュージョン）

CRAO 網膜中心動脈閉塞症　central retinal artery occlusion（セントラル レティナル アーテリー オクルージョン）

CRBBB 完全右脚ブロック　complete right bundle branch block（コンプリート ライト バンドル ブランチ ブロック）

CRBSI カテーテル関連血流感染　catheter-related blood stream infection（キャシィタ リレイティッド ブラッド ストリーム インフェクション）→ BSI（血流感染）

CRC 治験コーディネーター　clinical research coordinator（クリニカル リサーチ コーディネイター）

CRD 慢性呼吸器疾患　chronic respiratory disease（クロニック レスピラトリー ディジーズ）

CREST syndrome クレスト症候群 calcinosis, Raynaud phenomenon, esophageal involvement, sclerodactyly, and telangiectasia syndrome (カルシノシス レイノー フェノメノン エソファジャル インヴォルヴメント スクレロダクティリー アンド テランジエクテイジア シンドローム)

CRF がん関連倦怠感 cancer-related fatigue (キャンサー リレイティッド ファティーグ)

CRF 副腎皮質刺激ホルモン放出因子 corticotropin releasing factor (コーティコトロピン リリーシング ファクター)

CRF 慢性呼吸不全 chronic respiratory failure (クロニック レスピラトリー フェイリュア)

CRF 慢性腎不全 chronic renal failure (クロニック リーナル フェイリュア)

CRH 副腎皮質刺激ホルモン放出ホルモン corticotropin-releasing hormone (コーティコトロピン リリーシング ホーモン) →CRF (副腎皮質刺激ホルモン放出因子)

CRL 胎児頭殿長 crown-rump length (クラウン ランプ レングス)

CRP C反応性タンパク C-reactive protein (シー リアクティヴ プロテイン)

CRPS 複合性局所疼痛症候群 complex regional pain syndrome (コンプレックス リージョナル ペイン シンドローム)

CRRT 持続的腎機能代替療法 continuous renal replacement therapy (コンティニュアス リーナル リプレースメント セラピー)

CRS カテーテル由来敗血症 catheter-related sepsis (キャスィタ リレイティッド セプシス)

CRS 先天性風疹症候群 congenital rubella syndrome (コンジェニタル ルベラ シンドローム)

CRT 化学放射線療法 chemoradiotherapy (ケモレイディオセラピィ)

CRT 心臓再同期療法 cardiac resynchronization therapy (カーディアック リシンクロナイゼイション セラピィ)

CRT 毛細血管再充満時間 capillary refilling time (キャピラリィ レフィリング タイム)

CRVO 網膜中心静脈閉塞症 central retinal vein occlusion (セントラル レティナル ヴェイン オクルージョン)

CRZ クリゾチニブ crizotinib (クリゾチニブ)

CS 冠静脈洞 coronary sinus (コロナリー サイナス)

CS クラッシュ症候群〈圧挫症候群〉 crush syndrome (クラッシュ シンドローム)

CS 頸動脈洞 carotid sinus (カロティド サイナス)

CS 頸部脊椎症 cervical spondylosis (サーヴィカル スポンディロシス)

CS サイクロセリン cycloserine (サイクロセリン)

CS 挫滅症候群 crush syndrome (クラシュ シンドローム)

CS 帝王切開術 cesarean section (シゼアリアン セクション)

CS 膀胱鏡 cystoscope (シストスコープ)

CSAS 中枢型睡眠時無呼吸症候群 central sleep apnea syndrome (セントラル スリープ アプニア シンドローム)

CSC 中心性漿液性網脈絡膜症 central serous chorioretinopathy (セントラル セルウス コレオレティノパシィ)

CSCATTT 指揮・統制, 安全, 情報伝達, 評価, トリアージ, 治療, 搬送 Command & Control, Safety, Communication, Assessment, Triage, Treatment, Transport (コマンド アンド コントロール セーフティー コミュニケーション アセスメント トリアージ トリートメント トランスポート)

CSD 心臓突然死 cardiac sudden death (カーディアック サドゥンデス)

CSD 猫ひっかき病 cat scratch disease (キャット スクラッチ ディジーズ)

CSDH 慢性硬膜下血腫 chronic subdural hematoma (コロニック サブデュアラル ヘマトーマ)

csDMARDs 免疫調整薬〈免疫抑制薬〉 conventional synthetic DMARDs (コンヴェンショナル スィンセティク ディーマーズ)

CSEA 脊髄くも膜下硬膜外併用麻酔 combined spinal-epidural anesthesia (コンバインド スパイナル エピデュラル アニスィージア)

CSF コロニー刺激因子 colony stimulating factor (コロニィ スティムレイティング ファクター)

CSF 脳脊髄液〈髄液〉 cerebrospinal fluid (セレブロスパイナル フルイド)

CSH 慢性硬膜下血腫 chronic subdural hematoma（クロニック サブデュラル ヘマトーマ）

CSI 持続皮下注入療法 continuous subcutaneous infusion（コンティニュアス サブキュテイニアス インフュージョン）→CSII

CSII 持続皮下インスリン注入療法 continuous subcutaneous insulin infusion（コンティニュアス サブキュテイニアス インスリン インフュージョン）

CSM 瓦礫の下の医療 confined space medicine（コンファインド スペース メディシン）

CSM 頸椎症性脊髄症 cervical spondylotic myelopathy（サーヴィカル スポンディロティック マイエロパシィ）

CSM 頸動脈洞マッサージ carotid sinus massage（カロティド サイナス マッサージ）

CSM 脳脊髄膜炎 cerebrospinal meningitis（セレブロスパイナル メニンジティス）

CSR 頸椎症性神経根症 cervical spondylotic radiculopathy（サーヴィカル スポンディロティック レディキュロパシィ）

CSR 頸動脈洞反射 carotid sinus reflex（カロティド サイナス リフレックス）

CSR チェーン-ストークス呼吸 Cheyne-Stokes respiration（チェーン ストークス レスピレイション）

CSR 中央材料室 central supply room（セントラル サプライ ルーム）

CSS 頸動脈洞症候群 carotid sinus syndrome（カロティド サイナス シンドローム）

CSS チャーグ・ストラウス症候群 Churg-Strauss syndrome（チャーグ ストラウス シンドローム）

Cst 静肺コンプライアンス static lung compliance（スタティック ラング コンプライアンス）

CST コミュニケーション技術研修会 Communication Skill Training（コミュニケーション スキル トレーニング）

CST コントラクションストレステスト contraction stress test（コントラクション ストレス テスト）

CSTD 閉鎖式薬物移送システム closed system drug transfer device（クローズド システム ドラッグ トランスファー デヴァイス）

63

CSWS 中枢性塩類喪失症候群　cerebral salt wasting syndrome（セリブラル ソールト ウェイスティン シンドロウム）

CT 化学療法　chemotherapy（ケモセラピィ）

~~**CT** クームス試験　Coombs test（クームステスト）~~

CT 結合（組）織　connective tissue（コネクティヴ ティッシュー）

CT コンピュータ断層撮影　computed tomography（コンピューテッド トモグラフィー）

CT 手根管　carpal tunnel（カーパル タヌル）

CT 循環時間　circulation time（サーキュレイション タイム）

CT 心タンポナーデ　cardiac tamponade（カーディアック タンポネイド）

CT, C/T 心胸郭比　cardiothoracic (ratio)（カーディオソラシック（レティォ）） →CTR

CT-AEC CT用自動露出機構　CT-auto exposure control（スィーティー オート イクスポウジャ コントロール）

CTA CTアンギオグラフィー　CT angiography（シーティー アンジオグラフィ）

CTAP 経動脈性門脈造影下コンピュータ断層　CT during arterial portography（シーティー デュアリング アーテリアル ポートグラフィ）

CTCAE 有害事象共通用語規準　common terminology criteria for adverse events（コモン ターミノロジー クライテリア フォー アドヴァース イヴェンツ）

CTCL 皮膚T細胞リンパ腫　cutaneous T cell lymphoma（キュテイニアス ティー セル リムフォウマ）

CTD 結合織病　connective tissue disease（コネクティブ ティッシュー ディジーズ）

CTDI CT線量指標　computed tomography dose index（コンピューデド トゥモグラフィ ドゥス インデクス）

CTEPH 慢性血栓塞栓性肺高血圧症　chronic thromboembolic pulmonary hypertension（クロニク スロンボゥエンボリク パルモナリィ ハイパテンシャン）

CTG 胎児心拍陣痛図　cardiotocogram（カーディオトコグラム）

CTGA 完全大血管転位〔症〕 complete transposition of the great arteries（コンプリート トランスポジション オブ ザ グレイト アーテリーズ）

CTL 細胞傷害性T細胞 cytotoxic T lymphocyte（サイトトキシック ティー リンフォサイト）

CTLA-4 細胞傷害性Tリンパ球抗原4 cytotoxic T-lymphocyte-associated protein 4（サイトウトクスィック ティー リンフォゥサイト アソウシィエイテド プロウティーン フォー）

CTM セフォチアム cefotiam（セフォティアム）

CTM–HE セフォチアム ヘキセチル cefotiam hexetil（セフォティアム ヘキセティル）

CTO 慢性完全閉塞病変 chronic total occlusion（コロニック トータル オクルージョン）

CTR 心胸郭比 cardiothoracic ratio（カーディオソラシック レティオ）

CTRX セフトリアキソン ceftriaxone（セフトリアキソン）

CTS 手根管症候群 carpal tunnel syndrome（カーパル タネル シンドローム）

CTV 臨床的標的体積 clinical target volume（クリニカル ターゲット ヴォリューム）

CTX セフォタキシム cefotaxime（セフォタキシム）

CTX 脳腱黄色腫 cerebrotendinous xanthomatosis（セレブロ テンディナス ザンソマトシス）

CTZ 化学受容器引き金帯 chemoreceptor trigger zone（ケモ レセプター トリガー ゾーン）

CUG 膀胱尿道造影 cystourethrography（シストウレスログラフィ）

CuTS 肘部管症候群 cubital tunnel syndrome（キュービタル タネル シンドローム）

CV 中心静脈 central vein（セントラル ヴェイン）

CV 変動係数 coefficient of variation（コウイフィシェント オブ ヴァリエイション）

CVポート 中心静脈ポート central venous port（セントラル ヴィーナス ポート）

CVA クラブラン酸 clavulanic acid（クラヴラニック アシッド）

CVA 脳血管障害 cerebrovascular accident（セレブロヴァスキュラー アクシデント）

CVA 肋骨脊柱角 costovertebral angle（コストヴァーテブラル アングル）

CVC 中心静脈カテーテル central venous port（セントラル ヴィーナス ポート）

$CvCO_2$ 混合静脈血二酸化炭素含量 mixed venous carbon dioxide content（ミクスド ヴィーナス カーボン ダイオキサイド コンテント）

CVD 色覚異常 color vision deficiency（カラー ヴィジョン ディフィシエンシィ）

CVD 持続脳室ドレナージ continuous ventricular drainage（コンティニュアス ヴェントリキュラー ドレイニジ）

CVD 脳血管疾患 cerebrovascular disease（セレブロヴァスキュラー ディジーズ）

CVH 中心静脈栄養 central venous hyperalimentation（セントラル ヴィーナス ハイパーアリメンテイション）

CVI 慢性静脈機能不全症 chronic venous insufficiency（クロニク ヴィーナス インサフィシャンスィ）

CVO_2 混合静脈血酸素含量 mixed venous O_2 content（ミクスト ヴィーナス オーツー コンテント）

CVP 中心静脈圧 central venous pressure（セントラル ヴィーナス プレッシャー）

CVPPP 包括的暴力防止プログラム comprehensive violence prevention and protection programme（カムプリヘンシヴ ヴァイオレンス プリヴェンション アンド プロテクション プログラム）

CVR 脳血管抵抗 cerebral vascular resistance（セレブラル ヴァスキュラー レジスタンス）

CVRR 心電図R－R間隔変動係数 coefficient of variation of R-R interval（コーエフィシェント オブ ヴァリエーション オブ アール アール インターヴァル）

CVVH 持続的血液限外ろ過法 continuous veno-venous hemofiltration（コンティニュアス ヴェノ ヴィーナス ヘモフィルトレイション）
→CHF（持続的血液ろ過）

CVVHD 持続的静脈－静脈血液ろ過 continuous veno-venous hemodiafiltration（コンティニュアス ヴェノ ヴィーナス ヘモダイアフィルトレイション）

Cw 白色静脈瘤 color white（カラー ホワイト）

CWAP 災害弱者 children, women, aged people, patients（チルドレン, ウィメン, エイジド ピープル, ペイシェンツ）

CX 回旋枝 circumflex branch（サーカムフレックス ブランチ）

CXD セフロキサジン cefroxadine（セフロキサジン）

CXM–AX セフロキシム アキセチル cefuroxime axetil（セフロキシム アキセティル）

CyA シクロスポリン ciclosporin（サイクロスポリン）

CYFRA サイトケラチン19フラグメント cytokeratin 19 fragment（サイトケラチン 19 フラグメント）

CYP チトクロムP450 cytochrome P450（サイトクロム ピー450）

Cys, C システイン cysteine（システイン）

Cyt, C シトシン cytosine（サイトシン）

CZ 前立腺中心領域 central zone（セントラル ゾーン）

CZL フェノール・亜鉛華リニメント carbolic acid zinc liniment, phenol and zinc oxide liniment（カーボリック アシッド ジンク リニメント, フェノール アンド ジンク オキサイド リニメント）

CZOP セフォゾプラン cefozopran（セフォゾプラン）

CZP クロナゼパム clonazepam（クロナゼパム）

CZX セフチゾキシム ceftizoxime（セフティゾキシム）

Memo

d 下行結腸 descending colon (ディセンディング コロン)

d 用量 dose (ドーズ)

D うつ病 depression (ディプレッション)

D ジオプトリー diopter (ダイアプター)

D-Bil 直接ビリルビン direct bilirubin (ダイレクト ビリルビン)

3D-CT 三次元CT 3-dimensional CT (スリー ディメンショナル シーティー)

d4A アンドロステンジオン androstenedione (アンドロステンディオン)

d4T サニルブジン sanilvudine (サニルブジン)

DA ドパミン dopamine (ドパミン)

DA 変形性関節炎 degenerative arthritis (ディジェネラティヴ アースライティス)

DAA 解離性大動脈瘤 dissecting aortic aneurysm (ディセクティング エイオーティック アニュリズム)

DAAs 直接作用型抗ウイルス剤 direct acting antiviral agents (ディレクト アクティング アンティヴァイラル エイジェンツ)

DAB ダブラフェニブ dabrafenib (ダブラフェニブ)

DAD びまん性肺胞障害 diffuse alveolar damage (ディフューズ アルヴィオラー ダメイジ)

DAG ジアシルグリセロール diacylglycerol (ジアシルグリセロール)

DAH びまん性肺胞出血 diffuse alveolar hemorrhage (ディフューズ アルヴィオラー ヘモリッジ)

DAI びまん性軸索損傷 diffuse axonal injury (ディフューズ アクソナル インジャリー)

DAM 人物画テスト〈グッドイナフ人物画法〉 Goodenough draw-a-man test (グッドイナフ ドロー ア マン テスト)

DAMPs ダメージ関連分子パターン damage-associated molecular pattern molecules (ダメイジ アソシエイティッド マレキュラー パターン マレキュラス)

DAP 人物描写テスト draw a person test (ドロー ア パーソン テスト)

DAP ダプトマイシン daptomycin (ダプトマイシン)

DAPT 2剤併用抗血小板療法 dual anti platlet therapy (デュアル アンティ プレイトレイト セラピイ)

DAR 蘇生後死亡 death after resuscitation (デス アフター リサシテイション)

DAR ダラツムマブ daratumumab (ダラツムマブ)

DAS ダサチニブ dasatinib (ダサチニブ)

DASH 上肢障害評価表 Disabilities of the Arm, Shoulder and Hand (ディスアビリティス オブ ジ アーム ショルダー アンド ハンド)

DAT アルツハイマー型認知症 dementia of Alzheimer type (ディメンシャ オブ アルツハイマー タイプ)

dB デシベル decibel (デシベル)

DB III度熱傷 deep burn (ディープ バーン)

DB 直接〔型〕ビリルビン〈抱合型ビリルビン〉 direct bilirubin (ダイレクト ビリルビン)

DBA ダイアモンドブラックファン貧血 Diamond-Blackfan anemia (ダイアモンド ブラックファン アニーミア)

DBE ダブルバルーン小腸内視鏡 double ballon endoscope (ダブル バルーン エンドスコープ)

DBECPCG ベンジルペニシリン ベンザチン benzylpenicillin benzathine hydrate (ベンジルペニシリン ベンザチン ハイドレイト)

DBI びまん性脳損傷 diffuse brain injury (ディフューズ ブレイン インジャリー)

DBP 拡張期血圧 diastolic blood pressure (ダイアストリック ブラッド プレッシャー)

DBS 深脳部刺激 deep brain stimulation (ディープ ブレイン スティミュレイション)

DBT 深部体温 deep body temperature (ディープ ボディ テンペラチャー)

DBT 二重盲検法 double blind test (ダブル ブラインド テスト)

DC 下行結腸 descending colon (ディセンディング コロン)

DC 子宮頸管拡張および掻爬術　dilatation and curettage（ディ
ラテイション アンド キュレタージ）

DC 樹状細胞　dendritic cell（デンドリティック セル）

DC 直流除細動　direct current shock（ダイレクト カレント ショック）

DC 包帯交換　dressing change（ドレッシング チェンジ）

DC, D/C 退院、退院した　discharge, discharged（ディスチャージ,
ディスチャージド）

DCCT 糖尿病合併症対照試験　The Diabetes Control and Com-
plications Trial（ザ ダイアビーティス コントロール アンド コンプリ
ケーションズ トライアル）

DCF ペントスタチン　pentostatin（ペントスタチン）

DCA 方向性冠動脈粥腫切除術　directional coronary atherec-
tomy（ディレクショナル コロナリー アセレクトミィ）

DCH 遅延型皮膚過敏症　delayed cutaneous hypersensitivity
（ディレイド キュテイニアス ハイパーセンシティヴィティ）

DCI 脱炭酸酵素抑制薬　decarboxylase inhibitor（デカーボキシ
レイス インヒビター）

DCIS 乳管上皮内がん　ductal carcinoma *in situ*（ダクタル カーシ
ノウマ イン シトゥ）

DCM 拡張型心筋症　dilated cardiomyopathy（ダイレイティッド
カーディオマイオパシィ）

DCR 涙嚢鼻腔吻合術　dacryocystorhinostomy（ダクリオサイス
トリノストミィ）

DCS ダメージコントロールサージェリー　damage control surgery
（ダメイジ コントロール サージェリー）

DCT 直接クームス試験　direct Coombs test（ダイレクト クームス
テスト）

DCV 徐放性製剤技術　diffusion controlled vesicle（デフュージョ
ン コントロールド ヴェシクル）

DDAVP デスモプレシン　desmopressin（デスモプレッシン）

DDB 深達性II度熱傷　deep dermal burn（ディープ ダーマル
バーン）

DDD ユニバーサルペーシング　double double double（ダブル ダ
ブル ダブル）

DDEB 優性栄養障害性表皮水疱症　dominant dystrophic epidermolysis bullosa（ドミナント ディストロフィック エピダーモライシス バローサ）

DDH 発育性股関節形成不全　developmental dysplasia of the hip（ディヴェロプメンタル ディスプレイジア オブ ザ ヒップ）→CDH

ddl ジダノシン　didanosine（ジダノシン）

DDS ジアフェニルスルホン　diaphenylsulfone（ディアフェニルスルフォン）

DDS 薬物送達システム　drug delivery system（ドラッグ デリヴァリー システム）

DDST デンバー式発達スクリーニング検査　Denver Developmental screening Test（デンヴァー ディヴェロップメンタル スクリーニング テスト）

DDx 鑑別診断　differential diagnosis（ディファレンシャル ダイアグノシス）

DE 指診　digital examination（デジタル イグザミネイション）→DRE

Deg Pig 網膜色素変性症　pigmentary degeneration of the retina（ピグメンタリー ディジェネレイション オブ ザ レティナ）

DEHP フタル酸ジ-2-エチルヘキシル　di-2-ethylhexyl phthalate（ジ ツー エチルヘキシル フタラート）

Derm 皮膚炎　dermatitis（ダーマタイティス）

Derma 皮膚科　Dermatology（ダーマトロジイ）

DESIGN-R DESIGN-R褥瘡状態評価法　depth, exudate, size, inflammation/infection, granulation tissue, necrotic tissue, pocket-rating（デプス, イクスデイト, サイズ, インフラメイション/インフェクション, グラニュレイション ティシュー, ネクロティック ティシュー, ポケット レイティング）

Dex デキサメタゾン　dexamethasone（デキサメタゾン）

DEX デクスメデトミジン塩酸塩　dexmedetomidine hydrochloride（デクスメデトミジン ハイドロクロライド）

DEXA 二重エネルギーＸ線吸収法　dual-energy X-ray absorptiometry（デュアル エナジィ エクス レイ アブソープショメトリ）

DF 陥没骨折〈陥凹骨折〉　depressed fracture（ディプレスト フラクチャー）

DF 食物繊維 dietary fiber (ダイエタリー ファイバー)

DF 除細動器 defibrillator (ディフィブリレーター) →AED

DF デジタル透視法 digital fluorography (ディジタル フルオログラフィ)

DF 糖尿病性足病変 diabetic foot (ダイアビーティック フット)

DF, df 除細動 defibrillation (ディフィブリレイション)

DFD 限定栄養食 defined formula diet (ディファインド フォーミュラ ダイエット)

DFNa ジクロフェナクナトリウム diclofenac sodium (ジクロフェナク ソディアム)

DFPE 二重ろ過血漿交換 double filtration plasma exchange (ダブル フィルトレイション プラズマ イクスチェンジ)

DFPP 二重ろ過血漿分離 double filtration plasma pheresis (ダブル フィルトレイション プラズマ フェリシス)

DFS 無病生存期間 disease-free survival (ディジーズ フリー サヴァイヴァル)

DFSP 隆起性皮膚線維肉腫 dermatofibrosarcoma protuberance (ダーマトファイブロサルコーマ プロテュベランス)

5'-DFUR ドキシフルリジン doxifluridine (ドキシフルリジン)

DG 椎間板造影 discography (ディスコグラフィー)

DGN びまん性糸球体腎炎 diffuse glomerulonephritis (ディフューズ グロメルロネフリティス)

DGS 糖尿病性糸球体硬化症 diabetic glomerulosclerosis (ダイアビーティック グロウメリュロスクレローシス)

DH 歯科衛生士 dental hygienist (デンタル ハイジーニスト)

DH 疱疹状皮膚炎 dermatitis herpetiformis (ダーマタイティス ハープティフォーミス)

DHA ドコサヘキサエン酸 docosahexaenoic acid (ドコサヘキサエノイック アシッド)

DHEA デヒドロエピアンドロステロン dehydroepiandrosterone (ディハイドロエピアンドロステロン)

DHF デング出血熱 dengue hemorrhagic fever (デング ヘモラジック フィーヴァー)

DHTR 遅発性溶血性輸血副作用　delayed hemolytic transfusion reaction（ディレイド ヒモリテック トランスフュージョン リアクション）

DI 医薬品情報　drug information（ドラッグ インフォメーション）

DI 点滴　drip infusion（ドリップ インフュージョン）

DI ドワイヤー法　Dwyer instrumentation（ドワイヤ インストラメンテイション）

DI 尿崩症　diabetes insipidus（ダイアビーティーズ インシピダス）

DI 不快指数　discomfort index（ディスコンフォート インデックス）

diast. 拡張期　diastolic（ダイアストリック）

DIC 点滴静注胆道造影法　drip infusion cholangiography（ドリップ インフュージョン コランジオグラフィ）

DIC 播種性血管内凝固症候群　disseminated intravascular coagulation（ディセミネイティッド イントラヴァスキュラー コアギュレイション）

DIC 薬剤性大腸炎　drug-induced colitis（ドラッグ インデューストコライティス）

DIC-CT 点滴静注胆嚢造影CT　drip infusion cholangiographic-computed tomography（ドリップ インフュージャン コランジオグラフィク コンピューデド トゥモグラフィ）

DICOM ダイコム　Digital Imaging and Communication in Medicine（ディジタル イメイジング アンド コミュニケーション イン メディシン）

DIHS 薬剤性過敏症候群　drug-induced hypersensitivity syndrome（ドラッグ インデュースト ハイパーセンシティヴィティー シンドローム）

DIL 薬剤誘発ルーブス　drug-induced lupus（ドラッグ インデューストルーブス）

DIND 遅発性虚血性神経脱落　delayed ischemic neurological deficit（ディレイド イスキミック ニューロロジカル デフィシット）

DIP 遠位指節間関節　distal interphalangeal joint（ディスタル インターファランジーアル ジョイント）

DIP 点滴静注腎盂造影法　drip infusion pyelography（ドリップ インフュージョン パイエログラフィ）

DIP 剥離型間質性肺炎 desquamative interstitial pneumonia（ディスクワマーティブ インタースティシャル ニューモニア）

DIS 診断学的面接基準 diagnostic interview schedule（ダイアグノスティック インタビュー スケジュール）

Disc (dis) 退院 discharge（ディスチャージ）

DISH びまん性特発性骨肥厚症 diffuse idiopathic skeletal hyperostosis（ディフューズ イディオパシック スケレタル ハイパーオストシス）

disl, dislo 脱臼 dislocation（ディスロケーション）

DIV 点滴静脈注射 drip intravenous injection（ドリップ イントラヴィーナス インジェクション）

DIVP 点滴静注腎盂造影法 drip intravenous pyelography（ドリップ イントラヴィーナス バイエログラフィ）→DIP

DJD 変形性関節症 degenerative joint disease（ディジェネレティヴ ジョイント ディジーズ）→OA

DJS デュビン-ジョンソン症候群 Dubin-Johnson syndrome（デュビン ジョンソン シンドローム）

DKA 糖尿病性ケトアシドーシス diabetic ketoacidosis（ダイアビーティック ケトアシドーシス）

DKB ジベカシン dibekacin（ジベカシン）

DKD 糖尿病腎症 diabetic kidney disease（ダイアビーティック キドニ ディジーズ）

DL 肺拡散能力 diffusing capacity of lung（デフュージング キャパシティ オブ ラング）

DLB レビー小体型認知症 dementia with Lewy bodies（ディメンシャ ウィズ レービー ボディーズ）

DLBCL びまん性大細胞型B細胞性リンパ腫 diffuse large B-cell lymphoma（ディフューズ ラージ ビー セル リンフォーマ）

DLBD レビー小体型認知症 diffuse Lewy body disease（デフューズ ルヴィ バディー ディジーズ）→DLB

DLC ダブルルーメンカテーテル double lumen catheter（ダブル ルーメン キャシィタ）

DLco 一酸化炭素に対する肺拡散能力 diffusing capacity of the lung for carbon monoxide (ディフュージング キャパシティ オブ ザ ラング フォー カーボン モノキサイド)

DLE 円板状エリテマトーデス discoid lupus erythematosus (ディスコイド ループス エリテマトーサス)

DLI ドナーリンパ球輸注療法 donor lymphocyte infusion (ドナー リンフォサイト インフュージョン)

DLKP 深部表層角膜移植 deep lamellar keratoplasty (ディープ ラメラー ケラトプラスティ)

DLST リンパ球刺激試験 drug lymphocyte stimulation test (ドラッグ リンフォサイト スティムレイション テスト)

DLT ドナーリンパ球輸注 donor lymphocyte transfusion (ドナー リンフォサイト トランスフュージョン)

DLT 用量制限毒性 dose limiting toxicity (ドウス リミティング トクスィスィティ)

DLV 分離肺換気 differential lung ventilation (ディファレンシャル ラング ヴェンチレイション)

DM 拡張期雑音 diastolic murmur (ダイアストリック マーマー)

DM 筋強直性ジストロフィー dystrophia myotonica (ディストロウフィア マイオタニカ)

DM 糖尿病 diabetes mellitus (ダイアビーティーズ メリタス)

DM 皮膚筋炎 dermatomyositis (ダーマトマイオサイティス)

DMARDs 疾患修飾性抗リウマチ薬 disease modifying anti-rheumatic drugs (ディジーズ モディファイイング アンティ リューマティック ドラッグス)

DMAT 災害派遣医療チーム disaster medical assistance team (ディザスター メディカル アシスタンス チーム)

DMCTC デメチルクロルテトラサイクリン demethylchlortetracycline hydrochloride (デメチルクロルテトラサイクリン ハイドロコロライド)

DMD デュシェンヌ型筋ジストロフィー Duchenne muscular dystrophy (デュシェンヌ マスキュラー ディストロフィ)

DMP 進行性筋ジストロフィー dystrophia musculorum progressiva (ディストロフィア マスキュロラム プログレッシヴァ)

DN 糖尿病神経障害 diabetic neuropathy (ダイアビーティック ニューロパシィ)

DNA デオキシリボ核酸 deoxyribonucleic acid (デオキシリボ ニュークレイック アシッド)

DNAR 心肺停止の蘇生を行わない「蘇生不要の事前指示」 do not attempt resuscitation (ドゥ ノット アテンプト リサスシテイション)

DNR 心肺停止の蘇生の不要指示 do not resuscitate order (ドゥ ノット リサスシテイト オーダー)

DNR (DM) ダウノルビシン daunorubicin (ダウノルビシン)

DNS 異形成母斑症候群 dysplastic nevus syndrome (ディス プラスティク ニーヴァス シンドロウム)

DoA ドパミン dopamine (ドパミン)

DOA 到着時死亡 dead on arrival (デッド オン アライヴァル)

DOAC 直接経口抗凝固薬 direct oral anticoagulants (ディレク ト オーラル アンティコゥアギュランツ)

DOB ドブタミン〈ドブタミン塩酸塩〉 dobutamine hydrochloride (ドブタミン ハイドロクロライド)

DOC デオキシコルチコステロン deoxycorticosterone (デオキシ コルチコステロン)

DOC/TXT ドセタキセル docetaxel (ドセタキセル)

DOE 運動時呼吸困難 dyspnea on exertion (ディスプニア オン イグゼイション)

DOLV 両大血管左室起始症 double outlet left ventricle (ダブ ル アウトレット レフト ヴェントリクル)

DOMP 医原病 disease of medical practice (ディジーズ オブ メディカル プラクティス)

DORV 両大血管右室起始症 double outlet right ventricle (ダブル アウトレット ライト ヴェントリクル)

DOS 手術日 day of surgery (デイ オブ サージェリー)

dos. 用量 dose, dosage (ドーズ, ドーシジ)

DOT 直接監視化治療 directly observed treatment (ダイレク トリー オブザーブド トリートメント)

DOTS 直接監視化短期化学療法 directly observed treatment short course（ダイレクトリィ オブザーヴド トリートメント ショート コース）

DOXY ドキシサイクリン doxycycline（ドキシサイクリン）

DP flap 胸三角筋部皮弁 deltopectoral flap（デルトペクトラル フラップ）

DPA ドパミン部分アゴニスト dopamine partial agonist（ドパミン パーシャル アゴニスト）

DPB びまん性汎細気管支炎 diffuse panbronchiolitis（ディフューズ パンブロンキオリティス）

DPC 診断群分類 diagnosis-procedure combination（ダイアグノシス プロシージャー コンビネイション）

DPG 幽門側部分胃切除術 distal partial gastrectomy（ディスタル パーシャル ガストレクトミィ）

DPH ジフェニルヒダントイン diphenylhydantoin（ジフェニルヒダントイン）

DPI 食事性タンパク質摂取 dietary protein intake（ダイエタリ プロテイン インテイク）

DPLN びまん性増殖性ループス腎炎 diffuse proliferative lupus nephritis（ディフューズ プロリフェラティブ ルーパス ネフライティス）

DPN 糖尿病性多発神経障害 diabetic polyneuropathy（ダイアビーティック パリニューロパシィ）

DPP-4阻害薬 ジペプチジルペプチダーゼ4 dipeptidyl peptidase-4（ジペプチジル ペプティデイス 4）

DPPHR 十二指腸温存膵頭切除術 duodenum preserving pancreas head resection（デュオディナム プリザーヴィング パンクリアス ヘッド リセクション）

DPT ジフテリア，百日咳，破傷風 diphtheria, pertussis, tetanus（ジフテリア パータシス テタナス）→DTP

DQ 発達指数 developmental quotient（ディヴェロプメンタル クオシェント）

DR 糖尿病網膜症 diabetic retinopathy（ダイアビーティック レティノパシィ）

Dr. 医師 doctor（ドクター）

DRA 透析アミロイドーシス　dialysis-related amyloidosis（ダイアリシス リレイティド アミロイドウシス）

DRE 直腸(指)診　digital rectal examination（ディジタル レクタル イグザミネイション）

DRG 診断群分類　diagnosis related groups（ダイアグノシス リレイティッド グループス）

DRG 脊髄後根神経節　dorsal root ganglion（ドーサル ルート ギャングリオン）

DRG–PPS 診断群別定額支払方式　diagnosis related groups-prospective payment system（ダイアグノシス リレイティッド グループス プロスペクティヴ ペイメント システム）

DRL 診断参考レベル　diagnostic reference level（ダイアグノステイク レファレンス レヴェル）

DRPLA 歯状核赤核淡蒼球ルイ体萎縮症　dentatorubral-pallidoluysian atrophy（デンタトルブラル パリドルイシアン アトロフィ）

DRPM ドリペネム　doripenem（ドリペネム）

DS 死腔　dead space（デッド スペイス）

DS ダウン症候群〈21-トリソミー症候群〉　Down's syndrome（ダウンズ シンドローム）

DS ダンピング症候群　dumping syndrome（ダンピング シンドローム）

DS ドライシロップ　dry syrup（ドライ シラップ）

DS, D/S ブドウ糖食塩液　dextrose in saline（デキストロース イン セイリン）

ds-DNA 二本鎖DNA　double-stranded DNA（ダブル ストランディド ディーエヌエー）

DSA デジタルサブトラクション血管造影　digital subtraction angiography（デジタル サブトラクション アンジオグラフィ）

DSA 破壊性脊椎関節症　destructive spondyloarthropathy（ディストラクティヴ スポンディロアルスロパシィ）

DSC せん妄スクリーニング・チェックリスト　delirium screening checklist（ディリリアム スクリーニング チェックリスト）

DSCG クロモグリク酸ナトリウム　disodium cromoglycate（ディソディウム クロモグリケイト）

DSD 災害神経症　disaster stress disorder（ディザスター ストレス ディスオーダー）

DSD 排尿筋括約筋協調不全　detrusor sphincter dyssynergia（ディトルーサー スフィンクター ディサージア）

DSM 精神疾患の診断・統計マニュアル　Diagnostic and Statistical Manual of Mental Disorders（ダイアグノスティック アンド スタティスティカル マニュアル オブ メンタル ディスオーダーズ）

DSN 鼻中隔彎曲症　deviatio septi nasi（ディヴィアティオ セプティ ナシ）

DSPN 遠位対称性多発神経炎　distal symmetric polyneuropathy（ディスタル シンメトリック ポリニューロパシィ）

DSS ジオクチルソジウムスルホサクシネート　dioctyl sodium sulfosuccinate（ジオクチル ソジウム スルホサクシネート）

DST せん妄スクリーニング・ツール　delirium screening tool（ディリリアム スクリーニング トゥール）

DST デキサメタゾン抑制試験　dexamethazone suppression test（デキサメタゾン サプレッション テスト）

DT 振戦せん妄　delirium tremens（デリリアム トリメンズ）

DTAA 解離性胸部大動脈瘤　dissecting thoracic aortic aneurysm（ディセクティング ソラシック エイオーティック アニュリズム）

DTH 遅延型過敏症　delayed type hypersensitivity（ディレイド タイプ ハイパーセンシティヴィティ）

DTI 深部組織損傷　deep tissue injury（ディープ ティシュー インジャリー）

DTIC ダカルバジン　dacarbazine（ダカルバジン）

DTICH 遅発性外傷性脳内血腫　delayed traumatic intracerebral hematoma（ディレイド トラウマティック イントラセレブラル ヘマトーマ）

DTP ジフテリア，破傷風，百日咳　diphtheria, tetanus, pertussis（ディフテリア テタナス パータシス）→DPT

DTR 深部腱反射　deep tendon reflex（ディープ テンドン リフレックス）

DTT ジフテリア，破傷風　diphtheria-tetanus toxoid（ディフテリア テタナス トクソイド）

DTX ドセタキセル docetaxel（ドセタキセル）

DU 十二指腸潰瘍 duodenal ulcer（デュオーディナル アルサー）

DUB 機能性子宮出血 dysfunctional uterine bleeding（ディスファンクショナル ユーテリン ブリーディング）

DUD 排尿筋・尿道協調不全 detrusor urethral dyssynergia（ディトルーサー ユレスラル ディシーナジア）

DV ドメスティックバイオレンス domestic violence（ドメスティック ヴァイオレンス）

DV 複視 double vision（ダブル ヴィジョン）

DVH 線量体積ヒストグラム dose-volume histogram（ドウス ヴォリューム ヒストグラム）

DVI 心室抑制型房室順次ペーシング double ventricle inhibit（ダブル ヴェントリクル インヒビット）

DVP ダウノマイシン＋ビンクリスチン＋プレドニゾロン daunomycin + vincristine + prednisolone（ダウノマイシン ヴィンクリスティン プレドニゾロン）

DVR 二弁置換術 double valve replacement（ダブル ヴァルブ リプレイスメント）

DVT 深部静脈血栓症〈血栓性静脈炎〉 deep venous thrombosis（ディープ ヴィーナス スロンボシス）

DW 至適体重〈ドライウェイト, 乾燥体重〉 dry weight（ドライ ウェイト）

D/W ブドウ糖液 dextrose in water（デキストロース イン ウォーター）

DWI 拡散強調画像 diffusion-weighted image（ディフュージョン ウェイティッド イメイジ）

Dx 診断 diagnosis（ダイアグノシス）

DX デキストラン dextran（デキストラン）

DXA 二重エネルギーX線吸収法 dual energy X-ray absorptiometry（デュアル エナジィ エックス レイ アブソープティオメトリィ）

DXR（ADM） ドキソルビシン（アドリアマイシン） doxorubicin（ドキソルビシン）

dz ダース dozen（ダズン）

DZP ジアゼパム diazepam（ディアゼパム）

E

E エストロゲン estrogen（エストロジン）

E 酵素 enzyme（エンザイム）

E 内視鏡 endoscope（エンドスコープ）

E1 エストロン estrone（エストロン）

E2 エストラジオール estradiol（エストラディオール）

E3 エストリオール estriol（エストリオール）

EA 労作性狭心症 effort angina（エフォート アンジャイナ）

EAA 必須アミノ酸〈不可欠アミノ酸〉 essential amino acid（エッセンシャル アミノ アシッド）

EAC 外耳道 external auditory canal（エクスターナル オーディトリィ カナル）

EAD 硬膜外アミロイド沈着 extradural amyloid deposit（エクストラドゥアラル アミロイド デポジット）

EAEC 腸管付着性大腸菌 enteroadherent *Escherichia coli*（エンテロアドヒアレント エシェリッキア コリ）

EAM 内視鏡的吸引粘膜切除法 endoscopic aspiration mucosectomy（エンドスコーピック アスピレイション ミュコセクトミィ）

EAP 労作性狭心症 effort angina pectoris（エフォート アンジャイナ ペクトリス）→EA

EB I度熱傷 epidermal burn（エピダーマル バーン）

EB イー・ビー・ウイルス Epstein-Barr virus（エプスタイン バール ヴァイラス）

EB エタンブトール ethambutol（エタンブトール）

EB 表皮水疱症 epidermolysis bullosa（エピダーモリシス ブロウサ）

EBA 肝外胆道閉鎖症 extrahepatic biliary atresia（イクストラヘパティック ビリアリー アトレイジア）

EBA 後天性表皮水疱症 epidermolysis bullosa acquisita（エピダーモリシス ブロウサ アクィズィータ）

EBD 内視鏡的胆道ドレナージ endoscopic biliary drainage（エンドスコーピック ビリアリー ドレイニジ）

EBI 早期脳障害　early brain injury（アーリー ブレイン インジャリー）

EBM 根拠に基づく医療（臨床実践, 看護）　evidence-based medicine（エヴィデンス ベイスト メディシン）

EBN 根拠にもとづく看護　evidence-based nursing（エヴィデンス ベイスド ナーシング）

EBNA EBウイルス関連核抗原　Epstein-Barr virus associated nuclear antigen（エプスタイン バール ヴァイラス アソシエイティッド ニュークリアー アンティジェン）

EBRT 体外照射放射線治療　external beam radiation therapy（エクスターナル ビーム レイディエイション セラピー）

EBS 胆管内内視鏡的胆道ステント留置術　endoscopic biliary stenting（エンドスコピック ビリアリー ステンティング）

EBV EBウイルス　Epstein-Barr virus（エプスタイン バー ヴァイラス）

EC 心内膜炎　endocarditis（エンドカーダイティス）

EC（a） 食道がん　esophageal carcinoma（エソファージアル カーシノーマ）

EC法 EC法　EC method（イーシー メソッド）

ECA 外頸動脈　external carotid artery（エクスターナル カロティド アーテリー）

ECC 興奮－収縮連関　excitation-contraction coupling（エクサイテイション コントラクション コウプリング）

ECC 体外循環　extracorporeal circulation（エクストラコーポリアル サーキュレイション）

ECCE 水晶体嚢外摘出術　extracapsular cataract extraction（エクストラカプスラー カタラクト エクストラクション）

ECCO₂R 体外式二酸化炭素除去　extracorporeal CO_2 removal（エクストラコーポリアル シーオーツー リムーヴァル）

ECD 心内膜床欠損（症）　endocardial cushion defect（エンドカーディアル クッション ディフェクト）

ECF 細胞外液　extracellular fluid（エクストラセルラー フルイド）

ECG 心電図　electrocardiogram（エレクトロカーディオグラム）

ECG 心電図検査　electrocardiography（イレクトロカーディオグラフィ）

Echo　超音波検査　echography（エコーグラフィ）

ECLA　体外式肺補助　extracorporeal lung assist（エクストラコーポリアル ラング アシスト）

ECLHA　体外式心肺補助　extracorporeal lung and heart assist（エクストラコーポリアル ラング アンド ハート アシスト）

ECMO（エクモ）　体外膜型人工肺（膜型人工肺）　extracorporeal membrane oxygenation（エクストラコーポリアル メンブレン オキシジェネイション）

***E.coli*　大腸菌　*Escherichia coli*（エシェリケア コリ）**

ECOG　米国腫瘍学団体　Eastern Cooperative Oncology Group（イースタン カウオパラティヴ オンコロジ グループ）

ECOG PS　ECOGによるパフォーマンス・ステータススケール　Eastern Cooperative Oncology Group Performance Status Scale（イースタン カウオパラティヴ オンコロジ グループ パフォーマンス ステイタス スケイル）

ECPR　体外循環式心肺蘇生　extracorporeal cardiopulmonary resuscitation（エクストラコーポリアル カーディオゥパルモナリ リサスィテイシャン）

ECS　エマージェンシー・コーマ・スケール　emergency coma scale（イマージェンスィ コウマ スケイル）

ECSWL　体外衝撃波（結石）破砕術　extracorporeal shock wave lithotripsy（エクストラコーポリアル ショック ウェィヴ リソトリプシー）

ECT, EST　電撃療法　electroconvulsive therapy, electroshock therapy（エレクトロコンヴァルシヴ セラピィ, エレクトロショック セラピィ）

ECTR　内視鏡手根管開放術　endoscopic carpal tunnel release（エンドスコーピック カーバル タネル リリース）

ECU　尺側手根伸筋　extensor carpi ulnaris muscle（エクステンサー カーピ ウルナリス マッスル）

ECUM　体外式限外ろ過法　extracorporeal ultrafiltration method（エクストラコーポリアル ウルトラフィルトレイション メソッド）

ECV　骨盤位外回転術　external cephalic version（エクスターナル セファリク ヴァージョン）

ED　点眼　eye drop（アイ ドロップ）

ED　成分栄養剤　elemental diet（エレメンタル ダイエット）

ED 勃起障害 erectile dysfunction（エレクタイル ディスファンクション）

ED 有効量 effective dose（エフェクティヴ ドーズ）

ED50 50%有効量 50% effective dose（50パーセント エフェクティヴ ドーズ）

ED tube 成分栄養チューブ elemental diet tube（エレメンタル ダイエット テューブ）

EDAS 脳硬膜血管吻合術 encephalo-duro arterio synangiosis（エンセファロ デュロ アーテリオ シナンジオシス）

EDCS 内分泌攪乱化学物質 endocrine disrupting chemicals（エンドクライン ディスラプティング ケミカルズ）

EDD 分娩予定日 expected date of delivery（イクスペクティド デイト オブ ディリヴァリー）

EDH 硬膜外（上）血腫 epidural hematoma（エピデュラル ヘマトーマ）

EDP 拡張終期圧 end-diastolic pressure（エンド ダイアスタリク プレッシャー）

EDRF 内皮由来血管弛緩因子 endothelium-derived relaxing factor（エンドウシリアム ディライヴド リラクシング ファクター）

EDS エーラース・ダンロス症候群 Ehlers-Danlos syndrome（エーラース ダンロス シンドローム）

EDSP 内視鏡的二重係蹄ポリープ切除術 endoscopic double snare polypectomy（エンドスコーピック ダブル スネアー ポリペクトミィ）

EDTA エチレンジアミン四酢酸 ethylenediamine tetra acetic acid（エチレンダイアミン テトラ アセティック アシッド）

EDV 拡張末期容量 end-diastolic volume（エンド ダイアストリック ヴォリューム）

EDX エンドキサン endoxan（エンドキサン）

EEA 自動吻合器 end to end anastomosis（エンド トゥー エンド アナストマーシス）

EEG 脳波 brain wave（ブレイン ウエイヴ）

EELV 呼気終末肺容量 end expiratory lung volume（エンド エクスピラトリィ ラング ヴォリューム）

EEM 多形滲出性紅斑 erythema exsudativum multiforme（エリシーマ エクスダティウム マルティフォーム）

EEMG 誘発筋電図 evoked electromyogram（イヴォクト イレクトロマイオグラム）

EER 実験群イベント発生率 experimental event rate（エクスペリメンタル イヴェント レイト）

EF 駆出率 ejection fraction（イジェクション フラクション）

EFBW 胎児推定体重 estimated fetal body weight（エスティメイティッド フィータル ボディ ウェイト）

EFM 胎児心拍モニタリング electronic fetal heart rate monitoring（エレクトロニック フィータル ハート レイト モニタリング）

EFV エファビレンツ efavirenz（エファヴィレンツ）

EFW 推定胎児体重 estimated fetal weight（エスティメイティド フィータル ウェイト）→EFBW

EG 腸管グルカゴン enteroglucagon（エンテログルカゴン）

EGC 早期胃がん early gastric cancer（アーリー ガストリック キャンサー）

EGD 上部消化管内視鏡検査 esophagogastroduodenoscopy（エソファーゴガストロデュオデノスコピィ）

EGF 上皮成長因子 epidermal growth factor（エピダーマル グロース ファクター）

eGFR 推定糸球体ろ過量 estimated glomerular filtration rate（エスティメイティド グロウメリュラ フィルトレイシャン レイト）

EGFR 上皮成長因子受容体 epidermal growth factor receptor（エピダーマル グロウス ファクター レセプター）

EGG 胃電図 electrogastrogram（エレクトロガストログラム）

EGJ 食道胃接合部 esophagogastric junction（エソファゴガストリック ジャンクション）

EH（T） 本態性高血圧症 essential hypertension（エッセンシャル ハイパーテンション）

EHBD 肝外胆管 extrahepatic bile duct（エクストラヘパティック バイル ダクト）

EHC 流行性出血性結膜炎 epidemic hemorrhagic conjunctivitis（エピデミック ヘモラジク コンジャンクティヴァイティス）

EHEC 腸管出血性大腸菌 enterohemorrhagic *Escherichia coli*（エンテロヘモラジク エシェリケア コリ）

EHF エボラ出血熱 Ebola hemorrhagic fever（エボラ ホモラジック フィーヴァー）

EHG 子宮筋電図検査 electrohysterography（イレクトロヒステログラフィー）

EHL 電気水圧衝撃波砕石術 electrohydraulic lithotripsy（エレクトロハイドローリック リソトリプシィ）

EHO 肝外門脈閉塞症 extrahepatic portal obstruction（エクストラヘパティック ポータル オブストラクション）

EI 伝染性紅斑〈リンゴ病，第五病，スティッカー病〉 erythema infectiosum（エリシーマ インフェクショサム）

EIA エンザイムイムノアッセイ〈酵素免疫測定法〉 enzyme immunoassay（エンザイム イムノアッセイ）

EIP 吸気終末プラトー end-inspiratory pause（エンド インスピラトリー ポーズ）

EIS 内視鏡的硬化療法 endoscopic injection sclerotherapy（エンドスコピック インジェクション スクレロセラピィ）

EIT, EITR 赤血球鉄交代率 erythrocyte iron turnover rate（エリスロサイト アイアン ターンオーヴァー レイト）→RIT

EKC 流行性角結膜炎 epidemic keratoconjunctivitis（エピデミック ケラトコンジャンクティヴァイティス）

EKG 心電図 Elektrokardiogramm（エレクトロカルディオグラム）→ECG

ELBW 超低出生体重児 extremely low birth weight infant（エクストリームリー ロー バース ウエイト インファント）

ELCA エキシマレーザー冠動脈形成術 excimer laser coronary angioplasty（イキシマー レイザー コロナリー アンジオプラスティー）

ELISA 酵素免疫測定法 enzyme-linked immunosorbent assay（エンザイム リンクト イミュノソルベント アッセイ）

Elix エリキシル elixir（イリクサー）

ELO エロツズマブ elotuzumab（エロツズマブ）

ELST 救急救命士 emergency life saving technician（エマージェンシー ライフ セイヴィング テクニシャン）

Em 正視 emmetropia (エメトロウピア)

EM エリスロマイシン erythromycin (エリスロマイシン)

EM 駆出性雑音 ejection murmur (イジェクション マーマー)

EMB 子宮内膜組織診 endometrial biopsy (エンドメトリアル バイオプシー)

EMB 心内膜心筋生検 endomyocardial biopsy (エンドマイオカーディアル バイオプシー)

EMC 日常生活チェックリスト Everyday Memory Checklist (エヴリデイ メモリ チェクリスト)

EMF 心内膜心筋線維症 endomyocardial fibrosis (エンドマイオカーディアル フィブロシス)

EMG エマジコール emergency call (エマージェンシー コール)

EMG 筋電図 electromyography (エレクトロマイオグラフィ)

EMI 電磁波干渉 electromagnetic wave interference (イレクトロウマグネティク ウェイヴ インタフィアランス)

EMIS 広域災害・救急医療情報システム Emergency Medical Information System (イマージェンスィ メディカル インフォメイシャン システム)

EMM 黄斑上膜 epimacular membrane (エピマキュラー メンブレン)

EMMV 拡大分時強制換気 extended mandatory minute ventilation (イクステンディド マンダトリー ミニット ヴェンチレイション)

Empy 副鼻腔炎(蓄膿症) empyema paranasalis (エンピーマ パラナサリス)

EMR 内視鏡的粘膜切除術 endoscopic mucosal resection (エンドスコーピック ミュコサル リセクション)

EMR(−)C 透明キャップを用いた内視鏡的粘膜切除術 endoscopic mucosal resection using a cap-fitted endoscope (エンドスコーピック ミュコサル リセクション ユージング ア キャップ フィティッド エンドスコープ)

EMS 救急医療 emergency medical service (エマージェンシー メディカル サーヴィス)

EMS 金属ステント留置術 expandable metallic stent (イクスパンダブル メタリック ステント)

EMS 電気的筋肉刺激 electric muscle stimulation (イレクトリク マスル スティミュレイシャン)

EMT 救急隊 emergency medical team (エマージェンシー メディカル ティーム)

EMU 早朝尿 early morning urine (アーリー モーニング ユーリン)

EN 経腸栄養法 enteral nutrition (エンテラル ニュートリション)

EN 結節性紅斑 erythema nodosum (エリシーマ ノドスム)

ENBD 内視鏡的経鼻胆管ドレナージ endoscopic naso-biliary drainage (エンドスコーピック ナソ ビリアリー ドレイニジ)

ENCD 内視鏡的経鼻外瘻ドレナージ endoscopic naso-cystic drainage (エンドスコーピック ナソ システィック ドレイニジ)

Endo 心内膜 endocardium (エンドカーディアム)

enem 浣腸 enema (エネマ)

ENG 電気眼振図 electronystagmography (エレクトロニスタグモグラフィ)

ENGBD 内視鏡的経鼻胆嚢ドレナージ endoscopic naso-gall-bladder drainage (エンドスコーピック ネイゾ ゴールブラダー ドレイニジ)

Enk エンケファリン enkephalin (エンケファリン)

ENPD 内視鏡的経鼻膵管ドレナージ endoscopic naso-pancreatic drainage (エンドスコーピック ナソ パンクリアティック ドレイニジ)

ENRD 内視鏡所見を伴わない胃食道逆流症状 endoscopy negative gastro-esophageal reflux disease (エンドスコピー ネガティヴ ガストロ エソファジール リーフラックス ディジーズ)

ENT 耳鼻咽喉科 ear nose throat (イヤー ノーズ スロート)

ENT 退院 Entlassen (エントラスン)

ENT 内分泌腫瘍 endocrine tumor (エンドクリン テューマー)

Eo 好酸球 eosinophil (エオシノフィル)

EO オレイン酸モノエタノールアミン ethanolamine oleate (エサノラミーン オウリエイト)

EOA 食道閉鎖式エアウェイ esophageal obturator airway (イソファージール オブテュレイター エアウェイ)

EOD （前立腺がん骨転移）病変の広がり extent of disease（イクステント オブ ディジーズ）

EOG 眼電位図 electrooculogram（エレクトロオキュログラム）

EOG 酸化エチレンガス滅菌 ethylene oxide gas sterilization（エチレン オキサイド ガス ステラレイゼイション）

EOLC エンド・オブ・ライフケア end of life care（エンド オブ ライフ ケア）

EOM 外眼筋 external ocular muscles（エクスターナル オキュラー マサルズ）

EOM 外眼筋運動 external ocular movement（エクスターナル オキュラー ムーヴメント）

Ep 硬膜外麻酔〈脊髄硬膜外麻酔〉 epidural anesthesia（エピデュラル アネステージア）

EP エトポシド＋シスプラチン etoposide + cisplatin（エトポウサイド シスプラティン）

EP 好酸球性肺炎 eosinophilic pneumonia（イーオスィノゥフィリク ニューモウニア）

EP 内斜位 esophoria（エソフォリア）

EP, Epo エリスロポ（イ）エチン〈赤血球生成促進因子〉 erythropoietin（エリスロポイエティン）

EPA エイコサペンタエン酸〈イコサペンタエン酸〉 eicosapentaenoic acid（エイコサペンタエノイック アシッド）

EPAP（イーパップ） 呼気気道陽圧 expiratory positive airway pressure（エクスピラトリー ポジティブ エアウェイ プレッシャー）

EPBD 内視鏡的乳頭バルーン拡張術 endoscopic papillary balloon dilatation（エンドスコーピック パピラリー バルーン ディラテイション）

EPCG 内視鏡的膵管胆管造影法 endoscopic pancreatocholangiography（エンドスコーピック パンクリアトコランジオグラフィ）

EPG 電気瞳孔計 electronic pupillography（エレクトロニック ピュピログラフィ）

EPH 浮腫・タンパク尿・高血圧 edema-proteinuria-hypertension（エディーマ プロウティーニュリア ハイパーテンション）

Epi てんかん epilepsy（エピレプシィ）

EPI　エコープラナーイメージング　echo planar imaging（エコー　プレイナー　イミジング）

EPI　エピルビシン　epirubicin（エピルビシン）

EPI, Epi　心外膜　epicardium（エピカーディアム）

Epid　硬膜外麻酔　epidural anesthesia（エピデュラル　アネスィージア）

EPINet™　エピネット　exposure prevention information network（エクスポージャー　プリヴェンション　インフォメイション　ネットワーク）

EPL　内視鏡的膵石破砕術　endoscopic pancreatolithotripsy（エンドスコーピック　パンクリアトリソトリプシー）

EPMR　内視鏡的分割的粘膜切除術　endoscopic piecemeal mucosal resection（エンドスコーピック　ピースミール　ミュコサル　リセクション）→EMR

EPO　エリスロポエチン　erythropoietin（エリスロポイエチン）

EPP　骨髄性プロトポルフィリン症　erythropoietic protoporphyria（エリスロポエティック　プロトポルフィリア）

EPS　心窩部痛症候群　epigastric pain syndrome（エピガストリック　ペイン　シンドローム）

EPS　錐体外路〔系〕　extrapyramidal system（エクストラピラミダル　システム）

EPS　錐体外路徴候〈錐体外路症候群〉　extrapyramidal syndrome（エクストラピラミダル　シンドローム）

EPS　前立腺分泌液　expressed prostatic secretion（エクスプレスト　プロスタティック　シクリーション）

EPS　電気生理学的検査　electrophysiological study（エレクトロフィジオロジカル　スタディ）

EPS　被嚢性腹膜硬化症　encapsulating peritoneal sclerosis（エンカプスレイティング　ペリトニアル　スクレロシス）

EPT　内視鏡的乳頭切開術　endoscopic papillotomy（エンドスコーピック　パピロトミー）

Eq　当量　equivalent（エクイヴァレント）

EQ　教育指数　educational quotient（エデュケイショナル　クオシェント）

EQ-5D-5L 欧州生活品質尺度 EuroQol-5 dimensions-5 level （ユーロキューオーエル 5 ディメンションズ 5 レヴェル）

Er びらん（糜爛） erosion （イロージョン）

ER エストロゲン受容体 estrogen receptor （エストロジェン リセプター）

ER 外旋 external rotation （エクスターナル ローテイション）

ER 救急外来室 emergency room （エマージェンシー ルーム）

ERA 誘発反応聴力検査 evoked response audiometry （イヴォークト レスポンス オーディオメトリー）

ERAD 小胞体関連分解 endoplasmic reticulum associated degradation （エンドゥプラズミック レティキュラム アソシエイティッド デグラデイション）

ERAS 術後回復力強化プログラム Enhanced Recovery After Surgery （インハンスト リカヴァリ アフター サージャリ）

ERB 特発性腎出血〈特発性血尿〉 essential renal bleeding （エセンシャル リーナル ブリーディング）

ERBD 内視鏡的逆行性胆管ドレナージ endoscopic retrograde biliary drainage （エンドスコーピック レトログレイド ビリアリー ドレイニジ）→EBD

ERC 内視鏡的逆行性胆管造影 endoscopic retrograde cholangiography （エンドスコーピック レトログレイド コランジオグラフィ）

ERCC 内視鏡的逆行性胆嚢造影 endoscopic retrograde cholecystography （エンドスコーピック レトログレイド コレシストグラフィ）→ERC

ERCP 内視鏡的逆行性膵胆管造影〈内視鏡的逆行性胆管（道）膵管造影〉 endoscopic retrograde cholangiopancreatography （エンドスコーピック レトログレイド コランジオパンクリアトグラフィ）

ERES 小胞体出口部位 endoplasmic reticulum exit site （エスティメイティッド レティキュラム エクスィット サイト）

ERG 網膜電図 electroretinogram （エレクトロレティノグラム）

ERGBD 内視鏡的逆行性胆嚢胆管ドレナージ endoscopic retrograde gallbladder and biliary drainage （エンドスコーピック レトログレイド ガウルブラダー アンド ビリアリー ドレイニジ）→ERBD

E

ERHSE 高張エピネフリン局注法 endoscopic resection with local injection of hypersaline-epinephrine (エンドスコーピック レセクション ウィズ ローカル インジェクション オブ ハイパーセーライン エピネフリン)

ERL エルロチニブ ertotinib (エルロチニブ)

ERM 黄斑上膜 epiretinal membrane (エピレティナル メンブレン)

EROM 早期破水 early rupture of membranes (アーリー ラプチャー オブ メンブレンズ)

ERP 内視鏡的逆行性膵管造影 endoscopic retrograde pancreatography (エンドスコーピック レトログレイド パンクリアトグラフィ)

ERPF 有効腎血漿流量 effective renal plasma flow (イフェクティヴ リーナル プラズマ フロウ)

ERS 内視鏡的逆行性乳頭括約筋切開〔術〕 endoscopic retrograde sphincterotomy (エンドスコーピック レトログレイド スフィンクテロトミー)

ERT エストロゲン補充療法 estrogen replacement therapy (エストロジェン リプレイスメント セラピー)

ERT 緊急開胸 emergency room thoracotomy (イマージェンシー ルーム ソラコトミー)

ERV 予備呼気量 expiratory reserve volume (エクスピラトリー リザーヴ ヴォリューム)

Es 期外収縮 extrasystole (イクストラシストリィ)

ES 弾性ストッキング elastic stockings (エラスティック ストッキングズ)

ES 内視鏡的乳頭括約筋切開術 endoscopic sphincterotomy (エンドスコピク スフィンクテロトミィ)

ES cell ES細胞〈胚性幹細胞〉 embryonic stem cell (エンブリオニック ステム セル)

ESB 単純型表皮水疱症 epidermolysis bullosa simplex (エピダーモライシス ブロサ シンプレックス)

ESBL 基質特異性拡張型βラクタマーゼ extended-spectrum β lactamase (エクステンデッド スペクトラム ベータ ラクタマーゼ)

esCCO 非侵襲連続推定心拍出量 estimated Continuous Cardiac Output (エスティメイティッド コンティニュアス カーディアック アウトプット)

ESCRT エンドソーム選別輸送複合体 endosomal sorting complex required for transport（エンドソーム ソーティング コンプレックス リクワイアド フォー トランスポート）

ESD 内視鏡的粘膜下層剥離術 endoscopic submucosal dissection（エンドスコーピック サブミューコザル ディセクション）→EMR

ESKD 末期腎臓病 end-stage kidney disease（エンド ステージ キドニー ディジーズ）

ESM エトスクシミド ethosuximide（エトスクシミド）

ESPEN 欧州臨床栄養代謝学会 European Society for Clinical Nutrition and Metabolism（ユーロピーアン ソサイアティ フォー クリニカル ニュートリシャン アンド メタボリズム）

ESR 赤血球沈降速度〈血沈，赤沈〉 erythrocyte sedimentation rate（エリスロサイト セディメンテイション レイト）

ESR 皮膚電気抵抗 electric skin resistance（エレクトリック スキン レジスタンス）

ESRD 終末期腎不全 end-stage renal disease（エンド ステイジ リーナル ディジーズ）

ESRF 終末期腎不全 end-stage renal failure（エンド ステイジ リーナル フェイラー）→ESRD

ESS エプワース睡眠スケール Epworth sleepiness scale（エプワース スリーピネス スケイル）

ESS 内視鏡下副鼻腔手術 endoscopic sinus surgery（エンドスコーピック サイナス サージェリィ）

EST 電気ショック療法 electric shock therapy（エレクトリック ショック セラピィ）

EST 内視鏡的乳頭括約筋切開術 endoscopic sphincterotomy（エンドスコーピック スフィンクテロトミー）

ESV 収縮終末期容量 end-systolic volume（エンド システトリック ヴォリューム）

ESWL 体外衝撃波結石破砕術 extracorporeal shock wave lithotripsy（エクストラコーポリアル ショック ウェイヴ リソトリプシィ）

ET 駆出時間 ejection time（イジェクション タイム）

ET ストーマ療法士 enterostomal therapist（エンテロストマル セラピスト）

ET 内斜視 esotropia (エソトロピア)

ET 内毒素〈菌体内毒素〉 endotoxin (エンドトキシン)

ET 本態性血小板血症 essential thrombocythemia (エッセンシャル スロンボシセミア)

ET 本態性振戦 essential tremor (エッセンシャル トレマー)

et al. (エトール) およびその他の者 et alii (エト アリ)

EtCO₂ 呼気終末二酸化炭素濃度 end-tidal carbon dioxide (エンド タイダル カーボン ダイオキサイド)

ETEC 毒素原性大腸菌 enterotoxigenic *Escherichia coli* (エンテロタクシジェニック エシュリキア コウリ)

ETGBD 内視鏡的経乳頭胆嚢ドレナージ endoscopic transpapillary gallbladder drainage (エンドスコピック トランスパピラリィ ゴールブラダー ドレイニジ)

ETH エチオナミド ethionamide (エチオナミド)

E₂O エチレンオキサイドガス ethylene oxide gas (エシリーン オクサイド ギャス) →EOG

ETO エトポシド etoposide (エトポシド)

ETP エトポシド etoposide (エトポシド)

ETS 環境タバコ煙 environmental tobacco smoke (エンヴァイロンメンタル タバコ スモーク)

ETT 運動負荷試験 exercise tolerance test (エクササイズ トレランス テスト)

ETT 気管内チューブ〈気管チューブ，気管カニューレ〉 endotracheal tube (エンドトラキアル チューブ)

ETV 神経内視鏡下第3脳室底開窓術 endoscopic third ventriculostomy (エンドスコピック サード ヴェントリクロストミィ)

EUA 尿中尿酸排泄量 uric acid excretion (ウリック アシッド エクスクレション)

EULAR 欧州リウマチ学会 European League against Rheumatic Diseases (ユーロピーアン リーグ アゲンスト ルーマティク ディジーズ)

EUP 子宮外妊娠 extrauterine pregnancy (エクストラユテリン プレグナンシィ)

EUS 超音波内視鏡 endoscopic ultrasonography (エンドスコーピック ウルトラソノグラフィ)

EUS–FNA 超音波内視鏡ガイド下穿刺吸引術 EUS-guided fine needle aspiration (イーユーエス ガイディッド ファイン ニードル アスピレイション)

EV 食道静脈瘤 esophageal varices (イソファジーアル ヴァリシーズ)

EV 疣贅状表皮発育異常症 epidermodysplasia verruciformis (エピダーモディスプレイジア ヴェルシフォーミス)

EVAR 腹部ステントグラフト内挿術 endovascular aneurysm repair (エンドヴァスキュラ アニュリズム リペア)

EVC 呼気肺活量 expiratory vital capacity (イクスピラトリー ヴァイタル キャパシティ)

EVD 脳室ドレナージ external ventricular drainage (エクスターナル ヴェントリキュラー ドレイニジ)

EVE エベロリムス everolimus (エベロリムス)

EVE 内視鏡的静脈瘤電気凝固術 endoscopic variceal electro-coagulation (エンドスコーピック ヴェリシーァル イレクトロコウアギュレイション)

EVL 内視鏡的静脈瘤結紮術 endoscopic variceal ligation (エンドスコーピック ヴァリシアル ライゲイション)

EVM エンビオマイシン enviomycin (エンヴィオマイスン)

ex 運動〈訓練〉 exercise (エクササイズ)

Ex エキス剤 extract (エクストラクト)

ex-lap 試験的開腹術 exploratory laparotomy (イクスプローラトリー ラパロトミー)

ext 伸展 extension (エクステンション)

Ext エキス剤 extract (エクストラクト) →Ex

EXT 抜歯〈摘出〉 extraction (エクストラクション)

Ez 湿疹 eczema (イグジーマ)

F

F 因子 factor（ファクター）

F 応急手当 first aid（ファースト エイド）

F フレンチ French size（フレンチ サイズ）→FR

f-MRI 機能的磁気共鳴撮影 functional magnetic resonance imaging（ファンクショナル マグネティック レゾナンス イメイジング）

F-ara-A フルダラビン fludarabine（フルダラビン）

^{18}F-FDG ^{18}Fフルオロデオキシグルコース fluorodeoxyglucose（フルオロディーアクシグルーコウス）

F-FLCZ ホスフルコナゾール fosfluconazole（ホスフルコナゾール）

F-P bypass 大腿-膝窩動脈バイパス femoro-popliteal bypass（フェモロ ポプリティアル バイパス）

F/U 経過観察 follow up（フォロー アップ）

FA 蛍光眼底造影 fluorescent angiography（フルオレスント アンジオグラフィ）→FAG

FA 脂肪酸 fatty acid（ファッティ アシッド）

FA 大腿動脈 femoral artery（フェモラル アーテリー）

FA フルオレセイン蛍光眼底造影 fluorescein angiography（フルオレセイン アンジオグラフィ）

FA 葉酸 folic acid（フォウリック アシッド）

Fab 抗原結合部位 antigen binding fragment（アンティジェン バインディング フラグメント）

FAB 前頭葉機能検査 frontal assessment battery（フランタル アセスメント バタリィ）

FAB分類 FAB分類 French-American-British classification（フレンチ アメリカン ブリティッシュ クラシフィケイション）

FABERE ファーベルテスト flexion, abduction, external rotation and extension test（フレクション, アブダクション, エクスターナル ローテイション アンド イクステンション テスト）

FAC フルオロウラシル+アドリアマイシン+シクロフォスファミド fluorouracil + adriamycin + cyclophosphamide（フルオロウラシル アドリアマイシン サイクロフォスファマイド）

FACO₂ 肺胞気二酸化炭素濃度　fraction of alveolar CO_2 concentration（フラクション オブ アルヴィオラー シーオーツー コンセントレイション）

FACS 蛍光活性化細胞解析分離装置　fluorescence activated cell sorter（フルオレセンス アクティヴェイティド セル ソーター）

FACT 外傷時迅速CT評価法　focused assessment with CT for trauma（フォウカスト アセスメント ウィズ シーティー フォー トラウマ）

FAD 家族性アルツハイマー病　familial Alzheimer disease（ファミリアル アルツハイマー ディジーズ）

FAD フラビン・アデニン・ジヌクレオチド　flavin adenine dinucleotide（フラビン アデニン ディヌクレオチド）

FAG 蛍光眼底造影　fluorescent fundus angiography（フルオレセント ファンダス アンジオグラフィ）

FALS 家族性筋萎縮性側索硬化症　familial amyotrophic lateral sclerosis（ファミリアル アマイオトロフィック ラテラル スクレロシス）

FAM フルオロウラシル＋アドリアマイシン＋マイトマイシンC　fluorouracil + adriamycin + mitomycin C（フルオロウラシル アドリアマイスン マイトマイスン シー）

FAMTX フルオロウラシル＋アドリアマイシン＋メトトレキサート　fluorouracil + adriamycin + methotrexate（フルオロウラシル アドリアマイスン メソウトレクセイト）

FAO 国連食料農業機関　Food and Agriculture Organization of the United Nations（フード アンド アグリカルチャー オーガニゼイション オブ ジ ユナイテッド ネーション）

FAO₂ 肺胞気酸素濃度　fraction of alveolar O_2 concentration（フラクション オブ アルヴィオラー オーツー コンセントレイション）

FAP 家族性アミロイド多発ニューロパチー　familial amyloid polyneuropathy（ファミリアル アミロイド パリニューロパシ）

FAP 家族性大腸腺腫症　familial adenomatous polyposis（ファミリアル アデノマタス ポリポーシス）

FAP フルオロウラシル＋アドリアマイシン＋シスプラチン　fluorouracil + adriamycin + cisplatin（フルオロウラシル アドリアマイスン シスプラティン）

FAS 胎児性アルコール症候群　fetal alcohol syndrome（フィータル アルコホール シンドローム）

F

FAST FASテスト fetal acoustic stimulation test (フィータル アコウスティック スティミュレイション テスト)

FAST 緊急超音波検査 focused assessment with sonography for trauma (フォーカスド アセスメント ウィズ ソノグラフィ フォー トラウマ)

FAT 蛍光抗体法〈免疫蛍光法〉 fluorescent antibody technique (フルオレセント アンティボディ テクニーク)

Fb フィブリン〈線維素〉 fibrin (フィブリン)

FB フットバス〈足浴〉 foot bath (フット バス)

Fbg フィブリノゲン〈線維素原, 第I因子〉 fibrinogen (ファイブリノジン)

FBM 胎児呼吸様運動 fetal breathing movement (フィータル ブリージング ムーヴメント)

FBS 空腹時血糖 fasting blood sugar (ファスティング ブラッド シュガー)

FBS ファイバー気管支鏡検査 fiberoptic bronchoscopy (ファイバロプティック ブロンコスコピィ)

FBS ファンクショナルバランススケール Functional Balance Scale (ファンクショナル バランス スケイル) →BBS

Fc 定常領域 constant region (コンスタント リージョン)

FC 顔貌所見 facial condition (フェイシャル コンディション)

FC 熱性痙攣 febrile convulsion (フェブライル コンヴァルジョン)

5-FC フルシトシン flucytosine (フルシトシン)

FCH 家族性複合型高脂血症(脂質異常症) familial combined hyperlipidemia (ファミリアル コンバインド ハイパーリピディーミア)

FCHL 家族性複合型高脂血症(脂質異常症) familial combined hyperlipidemia (ファミリアル コンバインド ハイパーリピディーミア) →FCH

FCM フローサイトメトリ flow cytometry (フロー サイトメトリ)

FCR 橈側手根屈筋 flexor carpi radialis muscle (フレクソー カーピ ラディアリス マッスル)

FCT 下肢CT foot computed tomography (フト コンピューデド トゥモグラフィ)

FCU 尺側手根屈筋　flexor carpi ulnaris muscle（フレクソー カーピ ウルナリス マッスル）

FCV ファムシクロビル　famciclovir（ファムシクロビル）

FD 陰影欠損　filling defect（ファイリング ディフェクト）

FD 顔面ジスキネジア　facial dyskinesia（フェイシャル ディスキ ニージア）

FD 機能性胃腸症〈機能性ディスペプシア〉　functional dyspepsia （ファンクショナル ディスペプシア）

FD 総義歯〈全部床義歯〉　full denture（complete denture） （フル デンチャー（コンプリート デンチャー））

FD 胎児仮死　fetal distress（フィータル ディストレス）

FD 致死量　fatal dose（フェイタル ドウズ）

FDE 固定薬疹　fixed drug eruption（フィックスド ドラッグ エルプ ション）

FDEIA 食物依存性運動誘発アナフィラキシー　food-dependent exercise-induced anaphylaxis（フード ディペンデント エクササ イズ インドゥースド アナフィラクシス）

FDG-PET フルオロデオキシグルコース-陽電子放射断層撮影　flu-orodeoxyglucose-positron emission tomography（フルオロ デオキシグルコース ポジトロン エミッション）

FDG PET-CT フルオロデオキシグルコース・ポジトロン断層撮影　fluorodeoxyglucose positron emission tomography-CT （フルオロデオキシグルコース ポジトロン エミッション トモグラフィ シーティー）

FDH 巣状皮膚形成不全症　focal dermal hypoplasia（フォウカ ル ダーマル ハイポプレイジア）

FDL 軟性ダブルルーメンカテーテル　flexible double-lumen catheter（フレキシブル ダブル ルーメン キャスィタ）

FDP フィブリノゲン分解産物　fibrinogen degradation products （ファイブリノジン デグラデイション プロダクツ）

FDS 十二指腸ファイバースコープ　fiberduodenoscope（ファイ バーデュオデノスコープ）

FDS 浅指屈筋　flexor digitorum sublimis muscle（フレクサー ディジィトラム サブライミス マッスル）

FDV 初発尿意 first desire to void (ファースト ディザイア トゥ ヴォイド)

Fe 鉄 ferrum (フェラム)

FE 胎児エコー fetal echo (フィータル エコー)

FECG 胎児心電図 fetal electrocardiogram (フィータル エレクトロカーディオグラム)

FEF 前頭眼野 frontal eye field (フロンタル アイ フィールド)

FEF25-75% 最大呼気中間流量 forced expiratory flow between 25 and 75 maximum midexpiratory flow (フォースト イクスパイラトーリ フロウ ビトウィーン 25 アンド 75パーセンツ マキシマム ミデックスピレトリー フロー)

FEK 尿中カリウム部分排泄率 fractional excretion rate of K (フラクショナル イクスクリーション レイト オブ ケー)

FEM フルオロウラシル＋エピルビシン＋マイトマイシンC fluorouracil + epirubicin + mitomycin C (フルオロウラシル エピルビスン マイトマイスン シー)

FENa 尿中ナトリウム部分排泄率 fractional excretion rate of sodium (フラクショナル イクスクリーション レイト オブ ソディウム)

FeNO 呼気中一酸化窒素濃度 fractional exhaled nitric oxide (フラクシャナル エクスヘイルド ナイトリク オキサイド)

FES 機能的電気刺激 functional electrical stimulation (ファンクショナル エレクトリカル スティミュレイション)

FESS 機能的内視鏡下副鼻腔手術 functional endoscopic sinus surgery (ファンクショナル エンドスコーピック サイナス サージェリー)

FEV 努力性呼気肺活量 forced expiratory volume (フォースト エクスピラトリー ヴォリューム)

FEV1.0 1秒量 forced expiratory volume in one second (フォースト エクスピラトリー ヴォリューム イン ワン セカンド)

FEV1.0% 1秒率 percentage of forced expiratory volume in one second (パーセンテイジ オブ フォースト エクスピラトリー ヴォリューム イン ワン セカンド)

FEVR 家族性滲出性硝子体網膜症 familial exudative vitreoretinopathy (ファミリアル エクジュデイティヴ ヴィトレオレティノパシィ)

FFA 遊離脂肪酸 free fatty acid (フリー ファッティ アシッド)

FFB 大腿－大腿動脈バイパス femoro-femoral bypass（フェモロ フェモラル バイパス）

FFI 致死性家族性不眠症 fetal familial insomnia（フィータル ファミリアル インソムニア）

FFM 除脂肪体重 fat-free mass（ファット フリー マス）

FFP 新鮮凍結血漿 fresh frozen plasma（フレッシュ フローズン プラズマ）

FFR 部分血流予備量比〈冠血流予備能〉 fractional flow reserve（フラクショナル フロウ リザーヴ）

FGF 線維芽細胞増殖因子 fibroblast growth factor（フィブロ ブラスト グロース ファクター）

FGI フォーカス・グループ・インタビュー focus group interview（フォーカス グループ インタビュー）

FGID 機能性消化管障害 functional gastro intestinal disorder（ファンクショナル ガストロ インテスティナル ディスオーダー）

FGN 巣状糸球体腎炎 focal glomerulonephritis（フォーカル グロメルロネフライティス）

FGS 胃ファイバースコープ fiber gastroscope（ファイバー ガスト ロスコープ）

FGS 巣状糸球体硬化症 focal glomerular sclerosis（フォーカル グロメルラー スクレロシス）

FH 家族性高コレステロール familial hypercholesterolemia（ファミリアル ハイパーコレステロリーミア）

FH 家族歴 family history（ファミリー ヒストリー）

FH 劇症肝炎 fulminant hepatitis（フルミナント ヘパタイティス）

F-Hb 血漿遊離ヘモグロビン free hemoglobin（フリー ヘモグロ ビン）

FHB 胎児心拍 fetal heart beat（フィータル ハート ビート）

FHF 劇症肝炎 fulminant hepatic failure（フルミナント ヘパ ティック フェイリャー）

FHM 胎児心拍 fetal heart movement（フィータル ハート ムーヴメント）→FHB

FHR 家族性低リン血症性くる病 familial hypophosphatemic rickets（ファミリアル ハイポフォスフェイトミク リキツ）

FHR 胎児心拍数 fetal heart rate (フィタル ハート レイト)

FHS 胎児心音 fetal heart sound (フィタル ハート サウンド)

FIGO 国際産科婦人科連合 International Federation of Gynecology and Obstetrics (インターナショナル フェデレイション オブ ギネコロジー アンド オブステトリクス)

FIM 機能的自立度評価法 functional independence measure (ファンクショナル インディペンデンス メジャー)

FiO₂ 吸入気酸素濃度 fractional concentration of oxygen in inspired gas (フラクショナル コンセントレイション オブ オキシジェン イン インスパイアード ガス)

FIRI 空腹時血中インスリン値 fasting immunoreactive insulin (ファスティング イムノリアクティヴ インスリン)

FIS 小腸ファイバースコープ fiberintestinoscope (ファイバーインテスティノスコープ)

FISH 蛍光 *in situ* ハイブリダイゼーション fluorescent *in situ* hybridization (フルオレセント イン シトゥ ハイブリダイゼイション)

FIV 努力吸気肺活量 forced inspiratory volume (フォースト インスパイラトリー ヴォリューム)

FK506 タクロリムス tacrolimus (タクロリムス)

FL 脂肪肝 fatty liver (ファッティ リヴァー)

FL 前頭葉 frontal lobe (フロンタル ローブ)

FL 大腿骨長 femur length (フェムューア レングス)

FL 濾胞性リンパ腫 follicular lymphoma (フォリキュラー リンフォーマ)

Flair 反転回復撮影法 fluid attenuated inversion recovery (フルイド アテニュエーティッド インヴァージョン リカヴァリー)

FLCZ フルコナゾール fluconazole (フルコナゾール)

FLD 線維化性肺疾患 fibrosing lung disease (ファイブロシング ラング ディジーズ)

FLM 内側縦束 fasciculus longitudinalis medialis, medial longitudinal fasciculus (ファシキュラス ロンジトゥディナリス メディアリス, ミディアル ロンギテュディナル ファシキュラス)

flu インフルエンザ〈流行性感冒〉 influenza (インフルエンザ)

FM 胎動 fetal movement (フィタル ムーヴメント)

FMD 線維筋異形成 fibromuscular dysplasia（ファイブロマスキューラー ディスプレイジア）

FMEA 故障モード影響解析 failure mode effect analysis（フェイラー モード エフェクト アナリシス）

FMG フラッシュグルコースモニタリング flash glucose monitoring（フラシュ グルコース モニタリング）

FMN フラビンモノヌクレオチド flavin mononucleotide（フラビン モノニュクレオチド）

FMOX フロモキセフ flomoxef（フロモキセフ）

FMS 線維筋痛症 fibromyalgia syndrome（フィブロマイアルジア シンドローム）

FMT 糞便微生物移植 fecal microbiota transplantation（フィーカル マイクロバイオウタ トランスプランテイション）

FN 発熱性好中球減少症 febrile neutropenia（フェブリル ニュートロゥピーニア）

FN フィブロネクチン fibronectin（フィブロネクチン）

FNAB 穿刺吸引生検 fine-needle aspiration biopsy（ファイン ニードル アスピレイション バイオプシー）

FNAC 穿刺吸引細胞診 fine-needle aspiration cytology（ファイン ニードル アスピレイション サイトロジー）

FND 機能的頸部郭清術 functional neck dissection（ファンクショナル ネック ディセクション）

FNF 大腿骨頸部骨折 femoral neck fracture（フェモラル ネック フラクチャー）

FNH 限局性結節性過形成 focal nodular hyperplasia（フォウカル ナジュラー ハイパープレイジア）

FNHTR 発熱性非溶血性輸血副作用 febrile nonhemolytic transfusion reaction（フェブライル ノンヘモライティック トランスフュージョン リアクション）

FNS 大腿神経伸展テスト femoral nerve stretch test（フェモラル ナーヴ ストレッチ テスト）

FO 眼底 fundus oculi（ファンダス アキュリ）

FOB 気管支ファイバースコープ〈気管支鏡，気管支電子スコープ〉 fiberoptic bronchoscope（ファイバーロプティック ブロンコスコープ）

FOBT 便潜血検査　fecal occult blood test（フィーカル オカルト ブラッド テスト）

FOM ホスホマイシン　fosfomycin（ホスホマイスン）

FOP 進行性骨化性線維異形成症　fibrodysplasia ossificans progressiva（ファイブロディスプレイジア オシフィカンス プログレッシヴァ）

FOV 有効視野　field of view（フィールド オブ ヴュー）

FP 顔面神経麻痺〈ベル麻痺〉　facial palsy（フェーシャル ポールジー）

FP 食中毒　food poisoning（フード ポイゾニング）

FP 新鮮液状血漿　fresh plasma（フレッシュ プラズマ）

FPC 家族性大腸ポリポーシス　familial polyposis of colon（ファミリアル ポリポーシス オブ コロン）

FPD 胎児骨盤不均衡　fetal pelvic disproportion（フィータル ペルヴィック ディスプロポーション）→CPD

FPS フェイス・ペイン・スケール〈表情評価スケール〉　face pain scale（フェイス ペイン スケイル）

FPV ホスアンプレナビル　fosamprenavir（ホスアンプレナビル）

Fr-R フリードマン反応　Friedman's reaction（フリードマンズ リアクション）

FR（Fr） フレンチ　French（フレンチ）

Frac. 骨折　fracture（フラクチャー）

FRC 機能的残気量　functional residual capacity（ファンクショナル レジデュアル キャパシティ）

FRDA フリードライヒ失調症　Friedreich ataxia（フリードリヒ アタキシア）

frem 音声振盪　fremitus vocalis（フレミトゥス ヴォカリス）

FRH 卵胞刺激ホルモン放出ホルモン　follicle stimulating hormone-releasing hormone（フォリクル スティミュレイティング ホーモン リリーシング ホーモン）

FRM フラジオマイシン　fradiomycin（フラディオマイシン）

FRP 機能的不応期　functional refractory period（ファンクショナル リフラクトリー ピリオド）

FRPM ファロペネム　faropenem（ファロペネム）

FRT 固視反射テスト fixation reflex test（フィクセイション リーフレックス テスト）

FRT ファンクショナルリーチテスト functional reach test（ファンクショナル リーチ テスト）

Fru 果糖 fructose（フルクトース）

FS フェイス・スケール face scale（フェイス スケイル）

FSE 高速スピンエコー fast spin echo（ファスト スピン エコウ）

FSGS 巣状分節性糸球体硬化症 focal segmental glomerulosclerosis（フォウカル セグメントル グロメルロスクリロウシス） →NS

FSH 卵胞刺激ホルモン follicle-stimulating hormone（フォリクル スティムレイティング ホーモン）

FSHD 顔面肩甲上腕筋ジストロフィー facioscapulohumeral muscular dystrophy（フェーシオスカプロフューメラル マスキュラー ディストロフィー）

FSS 家族性低身長 familial short stature（ファミリアル ショート スタチャー）

FT テガフール tegafur（テガフール）→TGF

FT フードテスト food test（フード テスト）

FT 卵管鏡下卵管形成術 falloposcopic tuboplasty（ファロポスコーピック チュボプラスティ）

FT₃ 遊離トリヨードサイロニン free triiodothyronine（フリー トリヨードサイロニン）

FT₄ 遊離サイロキシン free thyroxine（フリー サイロキシン）

FTA 胎児躯幹横断面積 fetal trunk area（フィータル トランク エリア）

FTA 大腿頸骨外側角 femoro-tibial angle（フェモロ ティビアル アングル）

FTA トレポネーマ蛍光抗体法 fluorescent treponemal antibody test（フルオレセント トレポネマル アンティボディ テスト）

FTA フォルトツリー解析 fault tree analysis（フォルト トゥリー アナリシス）

FTA–ABS 梅毒トレポネーマ蛍光抗体吸収試験 fluorescent treponemal antibody absorption test（フルオレセント トレポネマル アンティボディ アブソープション テスト）

F

FTD 前頭側頭型認知症 frontotemporal dementia（フロント テンポラル ディメンシャ）

FTDP-17 家族性前頭側頭葉型認知症 frontotemporal dementia and parkinsonism linked to chromosome 17（フラントテ ムポラル ディメンシャ アンド パーキンソニズム リンクト トゥー クロウ モソウム 17）

FTLD 前頭側頭葉変性症 frontotemporal lobar degeneration （フロントテンポラル ロバー デジェネレイション）

FTND ニコチン依存度質問票 Fagerstrome test for nicotine dependence（ファーガストローム テスト フォー ニコティン ディペン デンス）

FTND 満期正常分娩 full term normal delivery（フル ターム ノーマル デリヴァリィ）

FTNSD 満期正常分娩 full term, normal, spontaneous delivery （フル ターム, ノーマル, スパンティニアス デリヴァリ）→FTND

FTNVD 満期正常経腟分娩 full term normal vaginal delivery （フル ターム ノーマル ヴァジャイナル デリヴァリー）

FTRC 解凍赤血球濃厚液 frozen thawed red cells（フローズン ソード レッド セルズ）

FTSG 全層植皮術 full thickness skin graft（フル シックネス ス キン グラフト）

FTT 脂肪負荷テスト fat tolerance test（ファット トレランス テスト）

FTU フィンガーチップユニット finger-tip unit（フィンガ ティプ ユ ニト）

5-FU フルオロウラシル 5-fluorouracil（5 フルオロウラシル）

FUO 不明熱 fever of unknown origin（フィーヴァー オブ アンノ ウン オリジン）

FUS 集束超音波治療 focused ultrasound surgery（フォーカ スト ウルトラサウンド サージェリー）

FV curve フローボリューム曲線 flow-volume curve（フロー ヴォリューム カーヴ）

FVC 努力肺活量〈努力呼気肺活量, 肺活量〉 forced vital capacity （フォースト ヴァイタル キャパシティ）

FWB 全荷重 full-weight-bearing（フル ウェイト ベアリング）

Fx 骨折 fraction（フラクション）

G

G ガウス　gauss（ガウス）

G グアニン　guanine（グアニン）→Gua

G グルコース〈ブドウ糖〉　glucose（グルコース）

G ゲージ　gauge（ゲイジ）

G-_ 妊娠歴__回　Gravida_（グラヴィダ）

G-CSF 顆粒球コロニー刺激因子　granulocyte colony-stimulating factor（グラニュロサイト コロニー スティミュレイティング ファクター）

γ-GTP ガンマグルタミルトランスペプチダーゼ　γ-glutamyl transpeptidase（ガンマ グルタミル トランスペプティダイス）

Ga ガリウム　gallium（ガリウム）

GA グリコアルブミン〈糖化アルブミン〉　glycated albumin（グリケイティッド アルビューマン）

GA 妊娠週数　gestational age（ジェステイショナル エイジ）

GA1 グルタル酸血症I型　glutaric acidemia type I（グルタリック アシディーミア タイプ ワン）

GA2 グルタル酸血症II型　glutaric acidemia type II（グルタリック アシディーミア タイプ ツー）

GABA γ-アミノ酪酸〈ガバ，ギャバ〉　γ-aminobutyric acid（ガンマ アミノブティリック アシッド）

GAD グルタミン脱炭酸酵素　glutamic acid decarboxylase（グルタミック アシッド デカーボキシレイス）

GAD 全般性不安障害　generalized anxiety disorder（ジェネラライズド アングザィアティ ディソーダー）

GAG グリコサミノグリカン〈ムコ多糖類〉　glycosaminoglycan（グリコサミノグリカン）

GalNAc N-アセチルガラクトサミン　N-acetylgalactosamine（エヌ アセチルガラクトサミン）

GALT 腸管関連リンパ組織　gut-associated lymphoid tissue（ガット アソシエイティッド リンフォイド ティッシュー）

GAPDH グリセルアルデヒドリン酸デヒドロゲナーゼ glyceralde-hyde phosphate dehydrogenase (グリセルアルデヒド フォスフェイト ディハイドロジェネイズ)

GARG (garg.) 含嗽〈うがい〉 gargling (ガーグリング)

GAS A群溶血性レンサ球菌 group A *Streptococcus* (グループ エー ストレプトコッカス)

GAS 汎適応症候群 general adaptation syndrome (ジェネラル アダプテーション シンドローム)

Gaw 気道コンダクタンス airway conductance (エアウェイ コンダクタンス)

GB 胆嚢 gallbladder (ゴールブラダー)

GBD 胆嚢疾患 gallbladder disease (ゴールブラダー ディジーズ)

GBM 糸球体基底膜 glomerular basement membrane (グロメルラー ベースメント メンブレイン)

GBMF 多形〔性〕〔神経〕膠芽腫 glioblastoma multiforme (グリオブラストーマ マルティフォーム)

GBS ギラン–バレー症候群 Guillain-Barré syndrome (ギラン バレー シンドローム)

GC ガスクロマトグラフィ gas chromatography (ガス クロマトグラフィ)

GC 胚中心 germinal center (ジェミナル センター)

GCA 巨細胞性動脈炎 giant cell arteritis (ジャイアント セル アータライティス)

GBS B群溶血性レンサ球菌 group B *Streptococcus* (グループ ビー ストレプトコッカス)

GCAP 顆粒球吸着療法 granulocytapheresis (グラニュロサイタフェレイシス)

GCLS リンパ球浸潤胃がん gastric carcinoma with lymphoid stroma (ガストリック カーシノーマ ウィズ リンフォイド ストローマ)

GCP 医薬品臨床試験実施基準 good clinical practice (グッド クリニカル プラクティス)

GCS グラスゴー・コーマ・スケール Glasgow coma scale (グラスゴー コーマ スケイル)

GCT ゲートコントロール理論　gate control theory (ゲイト コントロール セオリィ)

GCT 骨巨細胞腫　giant cell tumor of bone (ジャイアント セル テューマー オブ ボーン)

GCT ブドウ糖チャレンジ試験　glucose challenge test (グルコース チャレンジ テスト)

GCU 新生児回復期治療室　growing care unit (グロウイング ケア ユニット)

GCV ガンシクロビル　ganciclovir (ガンシクロヴィル)

Gd–DTPA ガドリニウムDTPA　gadolinium-DTPA (ガドリニウム ディーティーピーエー)

GDA 胃十二指腸動脈　gastroduodenal artery (ガストロデュオーディナル アーテリー)

GDH法 グルコース脱水素酵素法　glucose dehydrogenase (グルーコウス デーハイドロジネイス)

GDM 妊娠糖尿病　gestational diabetes mellitus (ジェステイショナル ダイアビーティーズ メリタス)

GDP グアノシンニリン酸　guanosine diphosphate (グアノシン ダイホスフェイト)

GDS 高齢者用うつ尺度短縮版　geriatric depression scale (ジェリアトリック ディプレッション スケイル)

GE 胃腸炎　gastroenteritis (ガストロエンテライティス)

GE 胃腸吻合(術)　gastroenterostomy (ガストロエンテロストミィ)

GE グリセリン浣腸　glycerin enema (グリセリン エネマ)

GEA 胃大網動脈　gastroepiploic artery (ガストロエピプロイック アーテリー)

GEF ゲフィチニブ　gefitinib (ゲフィチニブ)

GEM ゲムシタビン　gemcitabine (ゲムシタビン)

GERD(ガード) 胃食道逆流症　gastroesophageal reflux disease (ガストロエソファジール リフラックス ディジーズ)

GFAP 膠線維性酸性タンパク　glial fibrillary acidic protein (グリアル ファイブリアリー アシディック プロテイン)

G

GFAT 酵母グルコサミン–6–リン酸合成酵素 glucosamine fructose-6-phosphate dehydrogenase (グルコサミン フルクトース 6 フォスフェイト ディハイドロジェネイズ)

GFLX ガチフロキサシン gatifloxacin (ガティフロキサシン)

GFR 糸球体ろ過値 glomerular filtration rate (グロメルラー フィルトレイション レイト)

GFS 胃ファイバースコープ gastrofiberscope (ガストロファイ ヴァースコープ)

GFX ブドウ糖，フルクトース，キシリトール液 glucose, fructose, xilitol (グルコース，フラクトース，キシリトール)

GGO すりガラス陰影 ground glass opacity (グラウンド グラス オパァシティ)

GH 成長ホルモン〈ソマトトロピン，ソマトトロピックホルモン〉 growth hormone (グロース ホーモン)

GHD 成長ホルモン分泌不全症 growth hormone deficiency (グロース ホーモン ディフィシエンシィ)

GHIH 成長ホルモン抑制ホルモン growth hormone inhibiting hormone (グロース ホーモン インヒビティング ホーモン)

GHRH 成長ホルモン放出ホルモン growth hormone releasing hormone (グロース ホーモン リリーシング ホーモン)

GI 胃腸の gastrointestinal (ガストロインテスティナル)

GI グルコース・インスリン療法 glucose-insulin therapy (グルコース インスリン セラピィ)

GIA 胃腸吻合術 gastrointestinal anastomosis (ガストロイン テスティナル アナストモシス)

GIF 上部消化管ファイバースコープ gastrointestinal fiberscope (ガストロインテスティナル ファイバースコープ)

GIFT 配偶子卵管内移植 gamete intrafallopian transfer (ガミート イントラファロピアン トランスファー)

GIH 消化管出血 gastrointestinal hemorrhage (ガストロイン テスティナル ヘモリッジ)

GIK ブドウ糖・インスリン・カリウム療法 glucose-insulin-kalium therapy (グルコース インスリン カリウム セラピィ)

GIMT 消化管葉系腫瘍　gastrointestinal mesenchymal tumor（ガストロインテスティナル メセンキマル テューマー）

GIO 一般目標　general instructional objective（ジェネラル インストラクショナル オブジェクティヴ）

GIP 胃酸分泌抑制ポリペプチド　gastric inhibitory polypeptide（ガストリック インヒビトリー ポリペプタイド）

GIP 巨細胞性間質性肺炎　giant cell interstitial pneumonia（ジャイアント セル インタースティシャル ニューモニア）

GIST 胃腸管間質腫瘍　gastrointestinal stromal tumor（ガストロインテスティナル ストロモル テューマー）

GIT 消化管　gastrointestinal tract（ガストロインテスティナル トラクト）

GITT ブドウ糖・インスリン負荷試験　glucose insulin tolerance test（グルコース インスリン トレランス テスト）

GL 緑内障　glaucoma（グラウコーマ）

Glc ブドウ糖　glucose（グルコース）

GLC ガス液体クロマトグラフィー　gas-liquid chromatography（ガス リキッド クロマトグラフィー）

GlcNA N-アセチルグルコサミン　N-acetylglucosamine（エヌ アセチルグルコサミン）

Gln グルタミン　glutamine（グルタミン）

Glob グロブリン　globulin（グロブリン）

GLP-1 グルカゴン様ペプチド-1　glucagon like peptide-1（グルカゴン ライク ペプタイド 1）

Glu グルタミン酸　glutamic acid（グルタミック アシッド）

Glu, dextrose ブドウ糖　glucose（グルコース）

GLUT ブドウ糖輸送担体　glucose transporter（グルコース トランスポーター）

Gly, G グリシン〈アミノ酢酸，グリココール〉　glycine（グリシン）

GlyR グリシン受容体　glycine receptor（グリシン レセプター）

GM ゲンタマイシン　gentamicin（ゲンタマイスン）

GM 大発作　grand mal(generalized seizure:全身痙攣)（グランマール（ジェネラライズド シーザー））

GM-CSF 顆粒球・マクロファージコロニー刺激因子 granulocyte/macrophage colony-stimulating factor (グラニュロサイト/マクロフェイジ コロニィ スティミュレイティング ファクター)

GMP グアノシン一リン酸 guanosine monophosphate (グアノシン モノホスフェイト)

GMT ゴールマネジメント練習 Goal management training (ゴール マネジメント トレイニング)

Gn ゴナドトロピン〈性腺刺激ホルモン〉 gonadotropin (ゴナドトロピン)

GN 糸球体腎炎 glomerulonephritis (グロメルロネフライティス)

GNB, GNR グラム陰性桿菌 gram negative bacillus, gram negative rod (グラム ネガティヴ バシラス, グラム ネガティヴ ロッド)

GNC グラム陰性球菌 gram negative coccus (グラム ネガティヴ コッカス)

GNF-GNR ブドウ糖非発酵グラム陰性桿菌 glucose non-fermenting gram-negative rod(s) (グルコース ノン ファーメンティング グラム ネガティヴ ロッド)

GnRH ゴナドトロピン放出ホルモン〈LH-RH, LRF, ゴナドリベリン〉 gonadotropin releasing hormone (ゴナドトロピン リリーシング ホーモン)

GNRI 高齢者の栄養リスク指数 geriatric nutritional risk index (ジェリアトリク ニュートリシャナル リスク インデックス)

GNT 巨大陰性T(波) giant negative T(wave) (ジャイアント ネガティヴ ティー(ウェイブ))

GO ゲムツズマブオゾガマイシン gemtuzmab ozogamicin (ゲムツズマブオゾガマイシン)

GOA 全身性〔変形性〕関節症 generalized osteoarthritis (ジェネラライズド オステオゥサライティス)

GOD ブドウ糖酸化酵素 glucose oxidase (グルコース オクシデイス)

GOF 笑気ハロセン麻酔 gas oxygen fluothane (ガス オキシジェン フローセン)

GOI 笑気イソフルラン麻酔 gas oxygen isoflurane (ガス オキシジェン イソフルラン)

GOLD 慢性閉塞性肺疾患に対するグローバルイニシアチブ Global Initiative for Chronic Obstructive Lung Disease (グローバル イニシアティヴ フォー コロニック オブストラクティヴ ラング ディジーズ)

GOS 笑気セボフルラン麻酔　gas oxygen sevoflurane（ガス オキシジェン セヴォフルラン）

GOT グルタミン酸オキサロ酢酸トランスアミナーゼ　glutamic oxaloacetic transaminase（グルタミック オクサロアセティック トランスアマネイス）

GOTS 大後頭三叉神経症候群　great occipital trigeminal syndrome（グレイト オシピタル トライジェミナル シンドローム）

gp 糖タンパク〔質〕　glycoprotein（グリコプロテイン）

GP 一般医〈家庭医〉　general practitioner（ジェネラル プラクティショナー）

GP 進行麻痺〈麻痺性認知症〉　general paresis（ジェネラル パレシス）

GP 淡蒼球　globus pallidus（グロバス パリダス）

GPB グラム陽性桿菌　gram positive bacillus（グラム ポジティブ バシラス）

GPC グラム陽性球菌　gram positive coccus（グラム ポジティブ コッカス）

GP(C)R Gタンパク質共役型受容体〈Gタンパク共役受容体〉　G protein-coupled receptor（ジー プロテイン レセプター）

GPT グルタミン酸ピルビン酸トランスアミナーゼ　glutamic pyruvic transaminase（グルタミック パイルヴィック トランスアマネイス）

GPx グルタチオンペルオキシダーゼ　glutathione peroxidase（グルタチオン ペルオクシデイス）

GR 胃切除術　gastrectomy（ガストレクトミィ）

GRA 糖質（グルコ）コルチコイド反応性アルドステロン症　glucocorticoid-remediable aldosteronism（グルココルチコイド リメディアブル アルドステロニズム）→PA

GRASS GRASS法　gradient recalled acquisition in the steady state（グラディエント リコールド アクジション イン ザ ステディ ステート）

GRBAS尺度 嗄声の聴覚心理的評価　grade, rough, breathy, asthenic, strained（グレード, ラフ, ブリースリィ, アセニック, ストレインド）

GRE グルココルチコイド応答配列　glucocorticoid responsive element（グルココルティコイド レスポンシブ エレメント）

GRE 勾配エコー（法）　gradient echo（グラジェント エコー）

GRH 成長ホルモン放出ホルモン　growth hormone-releasing hormone（グロウス ホルモン リリースィング ホルモン）

GRK Gタンパク質共役型受容体キナーゼ　G protein-coupled receptor kinase（ジー プロテイン レセプター カイネイス）

GRNX ガレノキサシン　garenoxacin（ガレノキサシン）

GRPR ガストリン放出ペプチド受容体　gastrin-releasing peptide receptor（ガストリン リリーシング ペプタイド レセプター）

GS 胃炎　gastritis（ガストライティス）

GS グリソンスコア　Gleason score（グリソン スコア）

GS 胎嚢　gestational sac（ジェステイショナル サック）

GS 胆石　gallstone（ガルストーン）

GSB 皮膚電気反応　galvanic skin response（ガルバニック スキン レスポンス）

GSD 糖原病〈糖原蓄積病〉　glycogenosis, glycogen storage disease（グリコゲノシス，グリコゲン ストレイジ ディジーズ）

GSH 糖質コルチコイド反応性アルドステロン症　glucocorticoid suppressive hyperaldosteronism（グルココルチコイド サプレッシブ ハイパーアルドステロニズム）→PA

GSL 隅角癒着解離術　goniosynechialysis（ゴニオシネキアライシス）

GSS ゲルストマン−ストロイスラー−シェインカー症候群　Gerstmann-Sträussler-Scheinker syndrome（ゲルストマン ストロイスラー シェインカー シンドローム）

GST 金チオリンゴ酸ナトリウム　sodium aurothiomalate（ソディウム アウロチオマレイト）

GSTP1 グルタチオンＳ−トランスフェラーゼP1（GSTP1）　glutathione S-transferase P1（グルタチオン エス トランスファレイス ピーワン）

GT 胃瘻造設術　gastrostomy（ガストロストミィ）

GTCS 全身性強直性間代性発作　generalized tonic-clonic seizure（ジェネラライズド トニック クロニック シージャー）

GTH 性腺刺激ホルモン　gonadotropin, gonadotropic hormones（ゴナドトロピン，ゴナドトロピック ホルモンズ）

GTP グアノシン三リン酸　guanosine triphosphate（グアノシン トリホスフェイト）

GTR法 歯周組織再生誘導法　guided tissue regeneration technique（ガイデッド ティシュー リジェネレイション テクニック）

GTT ブドウ糖負荷試験〈耐糖能検査〉　glucose tolerance test（グルコース トレランス テスト）

GTV 肉眼的腫瘍体積　gross tumor volume（グロス テューマ ヴォリューム）

GVT effect 移植片対腫瘍効果　graft versus tumor effect（グラフト ヴァーサス テューマ エフェクト）

GU 胃潰瘍　gastric ulcer（ガストリック アルサー）

GU 淋菌性尿道炎　gonococcal urethritis（ゴノコッカル ユアラスリィテス）

Gua グアニン　guanine（グアニン）→G

GVHD 移植片対宿主病　graft-versus-host disease（グラフト ヴァーサス ホスト ディジーズ）

GVHR 移植片対宿主反応　graft-versus-host reaction（グラフト ヴァーサス ホスト リアクション）

GVL効果 移植片対白血病効果　graft-versus-leukemia effect（グラフト ヴァーサス リューケーミア エフェクト）

GWAS ゲノムワイド関連解析　Genome-Wide Association Study（ゲノム ワイド アソシエーション スタディ）

Gy グレイ　gray（グレイ）

GYN, Gyn 産婦人科　gynecology（ギネコロジィ）

G

Memo

H 水素 hydrogen（ハイドロジェン）

H–FABP ヒト心臓由来脂肪酸結合タンパク human heart fatty acid-binding protein（ヒューマン ハート ファッティ アシッド バインディング プロテイン）

H–J classification ヒュー–ジョーンズ分類 Hugh-Jones classification（ヒュー ジョーンズ クラシフィケイション）

H/M ratio 心縦隔比 heart-to-mediastinum ratio（ハート トゥ メディアスティナム レイシオ）

HA A型肝炎 viral hepatitis type A, hepatitis A（ヴァイラル ヘパタイティス タイプ エー，ヘパタイティス エー）

HA 血液吸着法 hemoadsorption（ヘマアドソープション）

HA 頭痛 headache（ヘッデェック）

HA 溶血性貧血 hemolytic anemia（ヒモリティック アニーミア）

HAAb A型肝炎抗体 hepatitis A antibody（ヘパタイティス エー アンティボディ）

HAAg A型肝炎抗原 hepatitis A antigen（ヘパタイティス エー アンティジェン）

HAART（ハート） 多剤併用療法 high active anti-retrovirus therapy（ハイ アクティヴ アンティ レトロヴァイラス セラピィ）

HAD HIV–1関連認知症 human immunodeficiency virus-1-associated dementia（ヒューマン イミュノデフィシエンシー ヴァイラス 1 アソシエイティッド ディメンシャ）

HADS 病院不安・抑うつ尺度 Hospital Anxiety Depression Scale（ハスピタル アングザイアティ ディプレシャン スケイル）

HADS尺度 不安・抑うつ測定尺度 Hospital Anxiety and Depression Scale（ホスピタル アングザイアティ アンド ディプレッション スケイル）

HAE 肝動脈塞栓 hepatic arterial embolization（ヘパティック アーテリアル エンボリゼーション）

HAI 肝動注入化学療法 hepatic arterial infusion（ヘパティック アーテリアル インフュージョン）

HAI 血球凝集抑制（試験） hemagglutination inhibition test（ヘマグルティネーション インヒビション テスト）

HALS 用手補助下腹腔鏡下手術　hand-assisted laparoscopic surgery（ハンド アシスティッド レパロスコーピック サージェリー）

HAM（ハム）　ヒトT細胞好性ウイルス〈HTLV−1〉関連脊髄症　human T-lymphotropic virus type 1 associated myelopathy（ヒューマン ティー リンホトロピック ヴァイラス タイプ ワン アソシエイティッド マイエロパシィ）

HAND　HIV−1関連神経認知障害　human immunodeficiency virus-1-associated neurocognitive disorders（ヒューマン イミュノデフィシエンシー ヴァイラス 1 アソシエイティッド ニューロコグニッティヴ ディスオーダー）

HANE　遺伝性血管神経性浮腫　hereditary angioneurotic edema（ヘレディタリー アンギオニュロティック イディーマ）

hANP　ヒト心房性ナトリウム利尿ペプチド　human atrial natriuretic peptide（ヒューマン アトリアル ナトリューレティック ペプタイド）

HAP　院内肺炎　hospital-acquired pneumonia（ホスピタル アクワイアド ニューモニア）

HAPE　高所肺水腫　high altitude pulmonary edema（ハイ アルティチュード パルモナリィ イディーマ）

HAQ　機能障害の程度を評価するための患者自身が行うアンケート　health assessment questionnaire（ヘルス アセスメント クェスチョネア）

HAQ-DI　関節リウマチの機能障害指数　health assessment questionnaire-Disability Index（ヘルス アセスメント クェスチョネア ディスアビリティ インデックス）

HAV　A型肝炎ウイルス　hepatitis A virus（ヘパタイティス エー ヴァイラス）

Hb　ヘモグロビン〈血色素〉　hemoglobin（ヘモグロビン）

HB　B型肝炎　viral hepatitis type B, hepatitis B（ヴァイラル ヘパタイティス タイプ ビー，ヘパタイティス ビー）

HbA1c　ヘモグロビンA1c　hemoglobin A1c（ヒーモッグロウビン エー ワン シー）

HBAb　B型肝炎抗体　hepatitis B antibody（ヘパタイティス ビー アンティボディ）

HBAg B型肝炎抗原 hepatitis B antigen（ヘパタイティス ビー アンティジェン）

HBE ハリスーベネディクトの公式 Harris-Benedict equation（ハリス ベネディクト イクウェイジャン）

HBE ヒス束心電図 His bundle electrogram（ヒス バンドル エレクトログラム）

HBF 肝血流量 hepatic blood flow（ヘパティック ブラッド フロウ）

HBGF ヘパリン結合性増殖因子 heparin binding growth factor（ヘパリン バインディング グロウス ファクター）

HBI 半身照射 half body irradiation（ハーフ ボディ イレイディエイシャン）

HBIG B型肝炎免疫グロブリン/抗HBs人免疫グロブリン hepatitis B immunoglobulin（ヘパタイティス ビー イムノグロブリン）

HBO 高圧酸素療法 hyperbaric oxygenation（ハイパーバリック オキシジェネイション）

HBP 高血圧 high blood pressure（ハイ ブラッド プレッシャー）

HBV B型肝炎ウイルス hepatitis B virus（ヘパタイティス ビー ヴァイラス）

HC C型肝炎 viral hepatitis type C, hepatitis C（ヴァイラル ヘパタイティス タイプ シー，ヘパタイティス シー）

HC 頭囲 head circumference（ヘッド サーカムフェレンス）

HC ヒドロコルチゾン hydrocortisone（ハイドロコルティゾン）

HCAP 医療機関関連肺炎 healthcare associated pneumonia（ヘルスケア アソシエイティッド ニューモニア）

HCC 肝細胞がん〈ヘパトーム〉 hepatocellular carcinoma（ヘパトセルラー カーシノーマ）

HCD H鎖病〈重鎖病〉 heavy chain disease（ヘヴィ チェイン ディジーズ）

HCG〈hCG〉 ヒト絨毛性ゴナドトロピン〈ヒト絨毛性性腺刺激ホルモン〉 human chorionic gonadotropin（ヒューマン コリオニック ゴナドトロピン）

HCL ヘアリー細胞白血病 hairy cell leukemia（ヘアリー セル リューケミア）

HCM 肥大型心筋症 hypertrophic cardiomyopathy (ハイパートロフィック カーディオマイオパシィ)

HCO₃⁻ 炭酸水素イオン〈重炭酸イオン〉 bicarbonate ion (バイカーボネイト イオン)

HCP ヘルスケアプロバイダー health care provider (ヘルス ケア プロヴァイダー)

HCS, hcs ヒト絨毛性ソマトマモトロピン human chorionic somatomammotropin (ヒューマン コリオニック ソマトマモトロピン)

HCTZ ヒドロクロロチアジド hydrochlorothiazide (ハイドロクロロ チアザイド)

HCU 高度集中治療室 high care unit (ハイ ケア ユニット)

HCV C型肝炎ウイルス hepatitis C virus (ヘパタイティス シー ヴァイラス)

HCVD 高血圧性心血管疾患 hypertensive cardiovascular disease (ハイパーテンシヴ カーディオヴァスキュラー ディジーズ)

HD 血液透析 hemodialysis (ヘモダイアライシス)

HD ホジキン病 Hodgkin disease (ホジキン ディジーズ)

HDA 高濃度領域 high density area (ハイ デンシティ エリア)

HDAC ヒストン脱アセチル化酵素 histone deacetylase (ヒストゥン デアセチラーゼ)

HDF 同時血液透析ろ過 hemodiafiltration (ヘモダイアフィルトレイション)

HDL 高比重リポタンパク〈α−リポタンパク〉 high density lipoprotein (ハイ デンシティ リポプロテイン)

HDL–C 高比重リポタンパクコレステロール high density lipoprotein cholesterol (ハイ デンシティ リポプロテイン コレステロール)

HDN 新生児出血性疾患 hemorrhagic disease of the newborn (ヘモレッジック ディジーズ オブ ザ ニューボーン)

HDR 高線量率照射 high-dose radiation (ハイ ドウス レイディエイシャン)

HDS–R 長谷川式簡易知能力評価スケール（改訂） Hasegawa dementia scale-revised (ハセガワ ディメンシャ スケイル リヴァイズド)

H

HDT 大量化学療法 high dose chemotherapy (ハイ ドース ケモ セラピィ)

HDV D型肝炎ウイルス hepatitis D virus (ヘパタイティス ディー ヴァイラス)

He ヘリウム helium (ヘリウム)

HE 肝性脳症〈肝性昏睡〉 hepatic encephalopathy (ヘパティック エンセファロパシィ)

HE ヘマトキシリン・エオジン hematoxylin and eosin (ヘマトキシリン アンド エオジン)

HELLP syndrome HELLP症候群 hemolysis, elevated liver enzymes, low platelets syndrome (ヘモライシス エレヴェイティッド リヴァー エンザイム ロウ プレイトレット シンドローム)

HEN 在宅経管経腸栄養法 home enteral nutrition (ホーム エンテラル ニュートリション)

HEPA filter (ヘパフィルター) 高性能微粒子エアフィルター high efficiency particulate air filter (ハイ エフィシエンシィ パーティキュレイト エア フィルター)

HER トラスツズマブ trastuzumab (トラスツズマブ)

HER2 (ハーツー) ヒト上皮細胞成長因子受容体2型 human epidermal growth factor receptor type 2 (ヒューマン エピダーマル グロース ファクター レセプター タイプ 2)

HES 好酸球増加症候群 hypereosinophilic syndrome (ハイパーエオシノフィリック シンドローム)

HEV E型肝炎ウイルス hepatitis E virus (ヘパタイティス イーヴァイラス)

HEV 高内皮性細静脈 high endothelial venule (ハイ エンドシリアル ヴェニュール)

HF 血液濾過 hemofiltration (ヘモフィルトレイション)

HF 枯草熱 hay fever (ヘイ フィーヴァー)

HF 心不全 heart failure (ハート フェイリュア)

HFD (児) 不当重量 (児) heavy for dates infant (ヘヴィ フォーデイツ インファント)

HFJV 高頻度ジェット換気 high frequency jet ventilation (ハイ フリークエンシィ ジェット ヴェンチレイション)

HFMD 手足口病 hand, foot and mouth disease（ハンド, フット アンド マウス ディジーズ）

HFOV 高頻度振動換気 high frequency oscillatory ventilation（ハイ フレクエンシィ オシレートリィ ヴェンチレイション）

HFPPV 高頻度陽圧換気 high frequency positive pressure ventilation（ハイ フリークエンシィ ポジティヴ プレッシャー ヴェンチレイション）→HFV

HFRS 腎症候性出血熱 hemorrhagic fever with renal syndrome（ヘモラジック フィーヴァー ウィズ リーナル シンドローム）

HFS 手足症候群 hand-foot syndrome（ハンド フット シンドローム）

HFV 高頻度人工換気（法） high frequency ventilation（ハイ フリークエンシィ ヴェンチレイション）

Hg 水銀 hydrargyrum（ハイドラルギラム）

HG G型肝炎 viral hepatitis type G, hepatitis G（ヴァイラル ヘパタイティス タイプ ジー, ヘパタイティス ジー）

hG–CSF ヒト顆粒球コロニー刺激因子 human granulocyte colony-stimulating factor（ヒューマン グラニュロサイト コロニー スティミュレイティング ファクター）

HGF 肝細胞成長因子〈肝細胞増殖因子〉 hepatocyte growth factor（ヘパトサイト グロウス ファクター）

HGH ヒト成長ホルモン human growth hormone（ヒューマン グロース ホーモン）

HHD 高血圧性心疾患 hypertensive heart disease（ハイパーテンシヴ ハート ディジーズ）

HHE 片側痙攣片麻痺てんかん（症候群） hemiconvulsion hemiplegia epilepsy（ヘミコンヴァルション ヘミプリジア エピレプシー）

HHM 悪性液性因子高カルシウム血症 humoral hypercalcemia of malignancy（ヒューモラル ハイパーカルセミア オブ マリグナンシィ）

HHNC 高血糖性高浸透圧性昏睡 hyperglycemic hyperosmolar nonketotic coma（ハイパーグリセミック ハイパーオスモラー ノンケトティック コーマ）

HHS 高浸透圧高血糖症候群 hyperosmolar hyperglycemic syndrome（ハイパオスモウラ ハイパグライスィーミク シンドローム）

H

121

HHV ヒトヘルペスウイルス　human herpesvirus（ヒューマン ヘルペスヴァイラス）

HI 頭部外傷　head injury（ヘッド インジャリー）

HI法 赤血球凝集抑制（阻止）反応〈赤血球凝集抑制（阻止）試験〉 hemagglutination inhibition reaction（ヘマグルティネイション インヒビション リアクション）

Hib インフルエンザ桿菌　Haemophilus influenzae type B（ヘモフィルス インフルエンザ タイプ ビー）

HID syndrome 高IgD症候群　hyperimmunoglobulin D syndrome（ハイパーイミノグロブリン ディ シンドローム）

HIE 低酸素性虚血性脳症　hypoxic ischemic encephalopathy（ハイポキシック イスキーミク エンセファラパシィ）

HIE syndrome 高IgE症候群　hyperimmunoglobulin E syndrome（ハイパーイミノグロブリン イー シンドローム）

HIF 低酸素誘導因子　hypoxia inducible factor（ハイポキシア インデューシブル ファクター）

HIH 高血圧性脳内出血　hypertensive intracerebral hemorrhage（ハイパーテンシヴ イントラセレブラル ヘモリッジ）

HIM syndrome 高IgM症候群　hyperimmunoglobulin M syndrome（ハイパーイミノグロブリン エム シンドローム）

HIMAC 重粒子線がん治療装置　Heavy Ion Medical Accelerator in Chiba（ヘヴィー イオン メディカル アクセレレイター イン チバ）

HIS 病院情報システム　hospital information system（ハスピタル インフォメイシャン システム）

HIT 在宅輸液療法　home infusion therapy（ホーム インフュージョン セラピィ）

HIT ヘパリン起因性血小板減少症　heparin-induced thrombocytopenia（ヘパリン インデューストド トロンボサイトペニア）

HIV エイズウイルス〈ヒト免疫不全ウイルス〉　human immunodeficiency virus（ヒューマン イミュノディフィシエンシィ ヴァイラス）

HLA ヒト白血球抗原　human leukocyte antigen（ヒューマン リューコサイト アンティジェン）

HLH 血球貪食性リンパ組織球症　hemophagocytic lymphohistiocytosis（ヘモファゴサイティック リンフォヒショサイトシス）→HPS

HLHS 左心形成不全症候群 hypoplastic left heart syndrome （ハイポプラスティック レフト ハート シンドローム）

HLP 高リポタンパク血症 hyperlipoproteinemia （ハイパーリポプロテイネミア）

HLR 心肺係数（心胸郭比） heart lung ratio （ハート ラング レイシオ）→CTR

HLS 高張乳酸加ナトリウム液 hypertonic lactated saline solution （ハイパートニック ラクテイティッド セイライン ソリューション）

hm 心雑音 heart murmur （ハート マーマー）

HMD 肺硝子膜症 hyaline membrane disease （ヒアリン メンブレン ディジーズ）→RDS

hMG ヒト閉経期ゴナドトロピン human menopausal gonadotropin （ヒューマン メノポーザル ゴナドトロピン）

HMG-CoA ヒドロキシメチルグルタリル補酵素A hydroxy-methylglutaryl-CoA （ハイドロキシ メチルグルタリル シーオーエー）

HMSN 遺伝性運動感覚ニューロパチー hereditary motor and sensory neuropathies （ヒレディタリィ モーター アンド センサリィ ニューロパシーズ）→HSAN

HMV 在宅人工呼吸療法 home mechanical ventilation （ホームメカニカル ヴェンチレイション）

HNCM 非閉塞型肥大型心筋症 hypertrophic non-obstructive cardiomyopathy （ハイパートロフィック ノン オブストラクティブ カーディオマイオパシィ）

HNKC 高浸透圧性非ケトン性昏睡 hyperosmolar nonketotic coma （ハイパーオスモラー ノンケトック コーマ）

HNPCC 遺伝性非ポリポーシス性大腸がん hereditary non-polyposis colorectal cancer （ヒレディタリィ ノン ポリポーシス コロレクタル キャンサー）

HNPP 遺伝性圧迫性ニューロパチー hereditary neuropathy with liability to pressure palsies （ヒレディタリー ニューロパシー ウィズ ライアビリティ トゥー プレッシャー ポールジーズ）

HOA 肥大型骨関節症 hypertrophic osteoarthropathy （ハイパトロフィック オステオソロパシー）

H

HOCM 閉塞性肥大型心筋症 hypertrophic obstructive cardio-myopathy（ハイパートロフィック オブストラクティヴ カーディオマイオパシィ）

HOMA-β インスリン抵抗性指数β homeostasis model assessment β（ホウミオステイシス モデル アセスメント ベータ）

HOMA-IR HOMA-IR法〈インスリン抵抗性指標〉 homeostasis model assessment of insulin resistance（ホウミオステイシス モデル アセスメント オブ インスリン レジスタンス）

HOMA-R インスリン抵抗性指数R homeostasis model assessment R（ホウミオステイシス モデル アセスメント アール）

HONK 高血糖性高浸透圧性昏睡 hyperosmolar non-ketotic diabetic coma（ハイパーオスモラー ノン ケトティック ダイアベティック コーマ）

HOT 高圧酸素療法 hyperbaric oxygen therapy（ハイパーバリック オキシジェン セラピィ）

HOT（ホット） 在宅酸素療法 home oxygen therapy（ホーム オキシジェン セラピィ）

HP 過敏性肺臓炎〈外因性アレルギー性肺炎〉 hypersensitivity pneumonitis（ハイパーセンシティヴィティ ニューモナイティス）

HP 血液灌流 hemoperfusion（ヘモパーフュージョン）

HP ヘリコバクター・ピロリ *Helicobacter pylori*（ヘリコバクター ピロリ）

Hp-F ヘパリン加新鮮血液 heparinized fresh whole blood（ヘパリナイズド フレッシュ ホール ブラッド）

HPAI 高病原性鳥インフルエンザ highly pathogenic avian in-fluenza（ハイリー パソジェニック エイビアン インフルエンザ）

HPF 強拡大 high power field（ハイ パワー フィールド）

HPG, hPG ヒト下垂体性性腺刺激ホルモン human pituitary gonadotropin（ヒューマン ピテュイタリー ゴナドトロピン）

HPI 現病歴 history of present illness（ヒストリー オブ プレゼント イルネス）

HPL, hPL ヒト胎盤性ラクトゲン human placental lactogen（ヒューマン プラセンタル ラクトゲン）

HPL ヒトプロラクチン human prolactin（ヒューマン プロラクティン）

HPLC 高速液体クロマトグラフィ high potential liquid chromatography (ハイ ポテンシャル リキッド クロマトグラフィ)

HPN 在宅静脈栄養法 home parenteral nutrition (ホーム パレンテラル ニュートリション)

HPS 血球貪食症候群 hemophagocytic syndrome (ヘモファゴ サイティック シンドローム)

HPS 肥厚性幽門狭窄症 hypertrophic pyloric stenosis (ハイパートロフィック パイロリック ステノシス)

HPT 上皮小体機能亢進症〈副甲状腺機能亢進症〉 hyperparathyroidism (ハイパーパラサイロイディズム)

HPT ヘパプラスチン試験 hepaplastin test (ヘパプラスチン テスト)

HPV ヒトパピローマウイルス human papilloma virus (ヒューマン パピローマ ヴァイラス)

HR〈H/R〉 心拍数 heart rate (ハート レイト)

HRA 健康危険度評価 health risk appraisal (ヘルス リスク アプライザル)

H₂RA ヒスタミンH_2受容体拮抗薬 histamine H_2 receptor antagonist (ヒスタミン エイチ ツー レセプター アンタゴニスト)

HRCT 高分解能コンピュータ断層撮影 high resolution computed tomography (ハイ レゾリューション コンピューティッド トモグラフィ)

HRmax 最大心拍数 maximum heart rate (マキシマム ハート レート)

HRQOL 健康関連QOL health related quality of life (ヘルス リレイティッド クオリティ オブ ライフ)

HRR 心拍[数]予備能 heart rate reserve (ハート レート リザーブ)

HRS 肝腎症候群 hepato-renal syndrome (ヘパト リーナル シンドローム)

HRT ホルモン補充療法 hormone replacement therapy (ホルモン リプレイスメント セラピィ)

Hs 心気症 hypochondriasis (ハイポコンドリアシス)

HS 遺伝性球状赤血球症 hereditary spherocytosis (ヒレディタリィ スフェロサイトシス)

HS 心音 heart sounds (ハート サウンズ)

HS 単純ヘルペス herpes simplex (ハーペス シンプレックス)

HSA ヒト血清アルブミン human serum albumin (ヒューマン セラム アルブューマン)

HSAN 遺伝性知覚性自律神経性ニューロパチー hereditary sensory and autonomic neuropathy (ヒレディタリー センサリィ アンド オートノミック ニューロパシィ)

HSCR ヒルシュスプルング病 Hirschsprung disease (ヒルシュスプラング ディジーズ)

hs-CRP 高感度CRP〈高感度C反応性タンパク〉 high sensitive C-reactive protein (ハイ センシティブ シー リアクティブ プロテイン)

HSCT 造血幹細胞移植 hematopoietic stem cell transplantation (ヘマトポイエティック ステム セル トランスプランテイション)

HSE 高張NaCl-エピネフリン hypertonic saline epinephrine solution (ハイパトニク セイリーン エピネフリン ソルーシャン)

HSE 単純ヘルペス脳炎 herpes simplex encephalitis (ハーペス シンプレックス エンセファライティス)

HSG 子宮卵管造影法 hysterosalpingography (ヒステロサルピンゴグラフィ)

Hsp 熱ショックタンパク質 heat-shock protein (ヒート ショック プロテイン)

HSP ヘノッホ−シェーンライン紫斑病 Henoch-Schonlein purpura (ヘノッホ シェーンライン パーピュラ)

HSV 単純ヘルペスウイルス〈単純疱疹ウイルス〉 herpes simplex virus (ハーペス シンプレックス ヴァイラス)

Ht 身長 height (ハイト)

Ht ヘマトクリット値〈赤血球容積率〉 hematocrit (ヘマトクリット)

HT 高血圧 hypertension (ハイパーテンション)

5−HT 5−ヒドロキシトリプタミン 5-hydroxytryptamine (ファイブ ハイドロキシトリプタミン)

HTL ヒトT細胞白血病 human T cell leukemia (ヒューマン ティーセル ルーケミア) →ATL

HTLV−1(ATLV) 成人T細胞白血病ウイルス human (adult) T-cell leukemia virus (ヒューマン (アダルト) ティー セル リューケミア ヴァイラス)

HTO 高位脛骨骨切り術 high tibial osteotomy（ハイ ティビアル オステオトミィ）

HTR 溶血性輸血副作用 hemolytic transfusion reactions（ヒーモゥリティク トランスフュージャン リアクシャンズ）

5-HT3R 5-ヒドロキシトリプタミン3型受容体 5-hydroxytryptamine type 3 receptor（5 ハイドロキシトリプタミン タイプ 3 レセプター）

HTx 心〔臓〕移植 heart transplantation（ハート トランスプランテイション）

HU ハンスフィールド単位 Hounsfield Unit（ハウンズフィールド ユニット）

HU ヒドロキシカルバミド hydroxycarbamide（ハイドロキシカル バミド）

HUS 溶血性尿毒症症候群 hemolytic uremic syndrome（ヒモ リティック ユレミック シンドローム）

HUT試験 ヘッドアップティルト試験 head up tilt test（ヘッド アップ ティルト テスト）

HV 外反母趾 hallux valgus（ハラックス ヴァルガス）

HV ヘルペスウイルス〈疱疹ウイルス〉 herpes virus（ハーペス ヴァイラス）

HV angle HV角 Hallux Valgus angle（ハルックス バルガス アングル）

HV block ヒス束下ブロック his-ventricular block（ヒス ヴェントリィキュラー ブロック）

HV interval ヒス心室時間 His ventricular interval（ヒズ ヴェントリィキュラー インターヴァル）

HVA ホモバニリル酸 homovanillic acid（ホモヴァニリック アシッド）

HVJ HVJウイルス〈センダイウイルス〉 hemagglutinating virus of Japan（ヘマグルティネイティング ウイルス オブ ジャパン）

HVS 過換気症候群〈過呼吸症候群〉 hyperventilation syndrome（ハイパーヴェンティレイション シンドローム）

Hx 病歴 history（ヒストリー）

HX 原因不明性組織球増殖症 histiocytosis X（ヒスティオサイトシス エックス）

Hy, hys　ヒステリー　hysteria（ヒステリア）

Hz　ヘルツ　hertz（ヘルツ）

HZ　帯状疱疹〈帯状ヘルペス〉　herpes zoster（ハーペス ザスター）

HZA　半透明帯への精子接着試験　hemizona assay（ヘミゾーナ アッセイ）

HZV　帯状疱疹ウイルス　herpes zoster virus（ハーペス ザスター ヴァイラス）

Memo

I

I イソロイシン isoleucine (イソリューシン)

I 回腸 ileum (イリアム)

I-ICP 頭蓋内圧亢進(脳圧亢進) increased intracranial pressure (インクリーズド イントラクレイニアル プレッシャー)

IA インドシアニングリーン蛍光眼底撮影 indocyanine green angiography (インドシアニン グリーン アンジオグラフィ)

IA 知能年齢 mental age, intelligence age (メンタル エイジ インテリジェンス エイジ)

IAA インスリン自己抗体 insulin autoantibody (インスリン オートアンティボディ)

IAA 回腸嚢肛門吻合 ileal pouch anal anastomosis (イリアル パウチ アナル アナストモウスィス)

IAA 大動脈弓離断症 interruption of aortic arch (インタラプション オブ エイオーティック アーチ)

IABP 大動脈内バルーンパンピング法 intra-aortic balloon pumping (イントラ エイオーティック バルーン パンピング)

IACA 回腸嚢肛門管吻合 ileal pouch anal canal anastomosis (イリアル パウチ アナル カナル アナストモウスィス)

IAD 失禁関連皮膚炎 incontinence-associated dermatitis (インコンティネンス アソウシィエイテド ダーマタイティス)

IADL 手段的日常生活動作 instrumental activities of daily life (インストルメンタル アクティヴィティーズ オブ デイリー ライフ)

IAHA 免疫付着赤血球凝集反応 immune adherence hemagglutination (イミューン アドヒアランス ヘマグルティネーション)

IAS 心房中隔 interatrial septum (インターアトリアル セプタム)

IB 封入体 inclusion body (インクルージョン ボディ)

IBBB 不完全脚ブロック incomplete bundle branch block (インコンプリート バンドル ブランチ ブロック) →IRBBB (不完全右脚ブロック)

IBD 炎症性腸疾患 inflammatory bowel disease (インフラマトリー バウエル ディジーズ)

129

IBL 免疫芽球性リンパ節症 immunoblastic lymphadenopathy (イミュノブラスティック リンファデノパシィ)

IBS 過敏性腸症候群 irritable bowel syndrome (イリタブル バウエル シンドローム)

IBS 超音波後方散乱信号 integrated backscatter (インテグレーテッド バックスキャッター)

IC インフォームド・コンセント informed consent (インフォームド コンセント)

IC 間欠性跛行〈血管硬化性間欠性歩行困難症〉 intermittent claudication (インターミッテント クローディケイシュン)

IC 腸骨稜 iliac crest (イリィアク クレスト)

IC 内頸動脈 internal carotid artery (インターナル カロティド アーテリー)

IC 免疫複合体 immune complex (イミューン コンプレックス)

IC₅₀ 50%阻害濃度 0.5 inhibitory concentration (0.5 インヒビトリー コンセントレーション)

IC–PC 内頸動脈-後交通動脈分岐部 internal carotid-posterior communicating artery (インターナル カロティド ポステリア コミュニケイティング アーテリー)

ICA 膵島細胞抗体 islet cell antibody (アイレット セル アンティボディ)

ICA 内頸動脈 internal carotid artery (インターナル カロティド アーテリー)

ICC 感染制御委員会 Infection Control Committee (インフェクション コントロール コミティ)

ICCD 孤発性心臓伝導障害 isolated cardiac conduction defect (アイソレイティッド カーディアック コンダクション ディフェクト)

ICCE 水晶体嚢内摘出術 intracapsular cataract extraction (イントラカプスラー カタラクト エクストラクション)

ICD インフェクションコントロールドクター infection control doctor (インフェクション コントロール ドクター)

ICD 植込み型除細動器 implantable cardioverter defibrillator (インプランタブル カーディオヴァーター ディフィブリレイター)

ICD 国際疾病分類〈ICD分類〉 International Classification of Diseases (インターナショナル クラシフィケイション オブ ディジージズ)

ICDSC せん妄スクリーニングツール intensive care delirium screening checklist (インテンスィヴ ケア ディリリアム スクリーニング チェクリスト)

ICER 増分費用効果比 incremental cost-effectiveness ratio (インクルメンタル コスト エフェクティブネス レイシオ)

ICF 国際生活機能分類 International Classification of Functioning, Disability and Health (インターナショナル クラシフィケイション オブ ファンクショニング, ディサビリティ アンド ヘルス)

ICF 細胞内液 intracellular fluid (イントラセルラー フルイド)

ICG インドシアニングリーン indocyanine green (インドシアニン グリーン)

ICH 頭蓋内血腫 intracerebral hematoma (イントラセレブラル ヘマトーマ)

ICH 頭蓋内出血 intracranial hemorrhage (イントラクラニアル ヘモリッジ)

ICHD code ICHDコード Inter-Society Commission Heart Disease code (インター ソサエティー コミッション ハート ディジーズ コード)

ICI 人工授精 intrauterine insemination (イントラウテリン インセミネイション)

ICI プロスタグランジンE₁陰茎海綿体注射 intracavernous injection (イントラカーヴェナウス インジェクション)

ICI 免疫チェックポイント阻害薬 Immune checkpoint Inhibitor (イミューン チェクポイント インヒビタ)

ICIQ-SF 国際尿失禁スコア International Consultation on Incontinence Questionnaire-Short Form (インターナショナル コンサルテーション オン インコンティネンス クエッションネイアー ショート フォーム)

ICM 虚血性心筋症 ischemic cardiomyopathy (イスキーミク カーディオマイオパシィ)

ICM 国際助産師連盟 International Confederation of Midwives (インターナショナル コンフェデレイション オブ ミドワイヴス)

ICM 特発性心筋症〈原発性心筋症〉 idiopathic cardiomyopathy （イディオパシック カーディオマイオパシィ）

ICMT 感染制御認定臨床微生物検査技師 infection control medical technologist（インフェクション コントロール メディカル テクノロジスト）

ICN 感染管理看護師 infection control nurse（インフェクション コントロール ナース）

ICN 国際看護師協会 International Council of Nurses（インターナショナル カウンシル オブ ナーシズ）

ICNP 看護実践国際分類〈国際看護業務分類〉 International Classification for Nursing Practice（インターナショナル クラシフィケイション フォー ナーシング プラクティス）

ICP 感染管理実践者（専門家） infection control practitioner （インフェクション コントロール プラクティショナー）

ICP 頭蓋内圧 intracranial pressure（イントラクラニアル プレッシャー）

ICR インスリン/カーボ比 insulin-to-carbohydrate ratio（インスリン トゥ カーボゥハイドレイト レイシオ）

ICS 吸入ステロイド薬 inhaled corticosteroid（インヘイルド コーティコゥステロイド）

ICS 心臓刺激伝導系 impulse conducting system（インパルス コンダクティング システム）

ICSA 膵島細胞膜抗体 islet cell surface antibody（アイレット セル サーフィス アンティボディ）

ICSH 間質細胞刺激ホルモン interstitial cell-stimulating hormone（インタースティシャル セル スティミュレイティング ホーモン）

ICSI 卵細胞質内精子注入法 intracytoplasmic sperm injection （イントラサイトプラスミック スパーム インジェクション）

ICT インフェクションコントロールチーム infection control team （インフェクション コントロール ティーム）

ICT 冠動脈内血栓溶解療法 intracoronary thrombolysis（イントラコロナリー スロンボライシス）

ICT 術前化学療法 induction chemotherapy（インダクション ケモセラピィ）

ICT 頭蓋内腫瘍 intracranial tumor（イントラクラニアル テューマー）

ICU 集中治療室 intensive care unit (インテンシヴ ケア ユニット)

ICU-AW ICU関連筋力低下 intensive care unit acquired weakness (インテンスィヴ ケア ユニット アクワイアド ウィークネス)

id イディオタイプ idiotypic (イディオタイピック)

id, ID 皮内注射 intradermal injection (イントラダーマル インジェクション)

ID₅₀ 50%感染量 0.5 infective dose (0.5 インフェクティブ ドーズ)

IDA 鉄欠乏性貧血 iron deficiency anemia (アイアン ディフィシエンシィ アネミア)

IDCM 特発性拡張型心筋症 idiopathic dilated cardiomyopathy (イディオパシック ディレイテッド カーディオマイオパシー)

IDDM インスリン依存型(性)糖尿病 insulin dependent diabetes mellitus (インスリン ディペンデント ダイアビーティーズ メリタス)

IDK 膝関節内障 internal derangement of knee (インターナル ディレンジメント オブ ニー)

IDL 中間比重リポタンパク intermediate-density lipoprotein (インターミディエイト デンシティ リポプロテイン)

IDM 糖尿病母体児 infant of diabetic mother (インファント オブ ダイアベティック マザー)

IDR イダルビシン idarubicin (イダルビシン)

IDS 免疫不全症候群 immunodeficiency syndrome (イミュノディフィシエンシィ シンドローム)

IDSEP(アイデセップ) 死腔負荷呼吸訓練 increased dead space and expiratory pressure (インクリーズド デッド スペイス アンド エクスピラトリィ プレッシャー)

IDUS 管腔内超音波検査法 intraductal ultrasonography (イントラダクタル アルトラソノグラフィ)

IDV インジナビル indinavir (インディナヴィル)

IDV 管腔内型十二指腸憩室 intermittent demand ventilation (インターミテント デマンド ヴェンチレイション)

IE 感染性心内膜炎 infective endocarditis (インフェクティヴ エンドカーディティス)

IEA 下腹壁動脈 inferior epigastric artery (インフェリア エピガストリック アーテリー)

IEM 先天代謝異常 inborn errors of metabolism (インボーン エラーズ オブ メタボリズム)

IEP 免疫電気泳動法 immunoelectrophoresis (イミュノイレクトロファリシス)

IF, IFN インターフェロン interferon (インターフェロン)

IF 免疫蛍光法 immunofluorescence staining (イミュノフルオレセンス ステイニング)

IFG 空腹時血糖異常 impaired fasting glucose (インペアード ファスティング グルコース)

IFM イホスファミド ifosfamide (イホスファミド)

iFOBT 免疫学的便潜血検査 immuno fecal occult blood test (イミュノ フィーカル オカルト ブラッド テスト)

Ig 免疫グロブリン immunoglobulin (イミュノグロブリン)

IgA 免疫グロブリンA immunoglobulin A (イミュノグロブリン エー)

IgANP IgA腎症 IgA nephropathy (アイジーエー ネフロパシィ)

IGBT 画像誘導小線源治療 image-guided brachytherapy (イミジ ガイディド ブラキセラピィ)

IGCCC 国際胚細胞がん協同研究班 International germ cell cancer collaborative group (インターナショナル ジェーム セル キャンサー コラボレイティヴ グループ)

IgD 免疫グロブリンD immunoglobulin D (イミュノグロブリン ディー)

IgE 免疫グロブリンE immunoglobulin E (イミュノグロブリン イー)

IGF インスリン様増殖因子 insulin-like growth factor (インスリン ライク グロウス ファクター)

IgG 免疫グロブリンG immunoglobulin G (イミュノグロブリン ジー)

iGluR イオンチャネル型グルタミン酸受容体 ionotropic glutamate receptor (アイオノトゥロピク グルータメイト レセプター)

IgM 免疫グロブリンM immunoglobulin M (イミュノグロブリン エム)

IGRA インターフェロンγ遊離試験 interferon-gamma release assay (インタフィアロン ガンマ リリース アセイ)

IGT 耐糖能障害 impaired glucose tolerance (インペアード グルコース トレランス)

IGTT 経静脈的ブドウ糖負荷試験　intravenous glucose tolerance test（イントラヴィーナス グルコース トレランス テスト）

IH 鼠径ヘルニア　inguinal hernia（イングイナル ヘルニア）

IHA 両側副腎病変/両側副腎過形成　idiopathic hyperaldosteronism（イディオパシック ハイパーアルドステロニズム）

IHD 虚血性心疾患　ischemic heart disease（イスキミック ハート ディジーズ）

IHMS イソニアジドメタンスルホン酸ナトリウム　isoniazid sodium methanesulfonate（イソニアジド ソディウム メタンスルフォネイト）

IHP 特発性副甲状腺機能低下症　idiopathic hypoparathyroidism（イディオパシック ハイポパラサイロイディズム）

IHSS 特発性肥厚性大動脈弁下狭窄症　idiopathic hypertrophic subaortic stenosis（イディオパシック ハイパートロフィック サブエイオーティック ステノシス）

II 黄疸指数　icterus index（イクテラス インデックス）

IIDM インスリン非依存性糖尿病　insulin nondependent diabetes mellitus（インスリン ノンディペンデント ダイアビーティーズ メリタス）→NIDDM

IIEF5 国際勃起機能スコア　International Index of Erectile Function（インターナショナル インデックス オブ イレクタイル ファンクション）

IIPs 特発性間質性肺炎〈特発性肺線維症, 肺線維症〉　idiopathic interstitial pneumonias（イディオパシック インタースティシャル ニューモニアス）

IL インターロイキン　interleukin（インターリューキン）

ILBBB 不完全左脚ブロック　incomplete left bundle branch block（インコンプリート レフト バンドル ブランチ ブロック）→LBBB

ILC 自然リンパ球　innate lymphoid cell（イネイト リンフォイド セル）

im, IM 筋肉注射　intramuscular injection（イントラマスキュラー インジェクション）

IM 伝染性単核症〈腺熱, EBウイルス感染症〉　infectious mononucleosis（インフェクシャス モノニュークレオシス）

IMA イマチニブ　imatinib（イマチニブ）

IMA 下腸間膜動脈　inferior mesenteric artery（インフェリア メセンテリック アーテリー）

IMA 内胸動脈　internal mammary artery（インターナル ママリー アーテリー）→ITA

IMC 空腹期強収縮群　interdigestive migrating motor complex（インターダイジェスティブ マイグレイティング モーター コンプレックス）

IMC 内膜-中膜複合体　intimal-medial complex（インティマル ミディアル コンプレックス）

IMD 虚血性心筋障害　ischemic myocardial damage（イスキミック マイオカーディアル ダメイジ）

IMF (上)顎間固定　intermaxillary fixation（インターマキシラリィ フィクゼイション）

IMIP イミプラミン　imipramine（イミプラミン）

IMRT 強度変調放射線治療　intensity modulated radiation therapy（インテンシティ モドゥレイテッド レイディエイション セラピィ）

IMT インドメタシン　indomethacin（インドメタシン）

IMT 内膜中膜複合体厚　intima media thickness（インティマ ミーディア スィックネス）

IMV 下腸間膜静脈　inferior mesenteric vein（インフィアリア メセンテリック ヴェイン）

IMV 間欠的強制換気法　intermittent mandatory ventilation（インターミッテント マンダトリィ ヴェンチレイション）

In インジウム　indium（インジウム）

IN/OUT(イン アウト)　水分出納　in take/out put（イン テイク/アウト プット）

in situ(イン サイチュー)　生体内原位置(の意味)　*in situ*（イン サイチュー）

inflamm 炎症　inflammation（インフラメーション）

IN(A)H イソニアジド〈イソニコチン酸ヒドラジド〉　isoniazid, isonicotinic acid hydrazide（イソニアジド, イソニコティニック アシッド ハイドラジド）

Innom 無害性心雑音　innocent murmur（イノセント マーマー）

InO　イノツズマブオゾガマイシン　inotuzumab ozogamicin（イノツズマブ オゾガマイシン）

iNOS　誘導型一酸化窒素合成酵素　inducible nitric oxide synthase（インドゥシブル ナイトゥリク オキサイド シンセイズ）

iNPH　特発性正常圧水頭症　normal pressure hydrocephalus（ノーマル プレッシャー ハイドロセファラス）

INR　国際標準化指数　international normalized ratio（インターナショナル ノーマライズド レイシオ）

INS　特発性ネフローゼ症候群　idiopathic nephrotic syndrome（イディオパシック ネフロティック シンドローム）

INSTI　インテグラーゼ阻害薬　integrase strand transfer inhibitor（インテグラーゼ ストゥランド トランスファ インヒビター）

IO　下斜筋　inferior oblique muscle（インフェリア オブリーク マッスル）

IO　骨髄内輸液　intraosseous access（イントラアシアス アクセス）

IOFB　眼（球）内異物　intraocular foreign bodies（イントラアキュラー フォーリン ボディーズ）

IOH　特発性起立性低血圧症　idiopathic orthostatic hypotension（イディオパシック オーソスタティック ハイポテンション）→OH

IOL　眼内レンズ　intraocular lens（イントラアキュラー レンズ）

ION　特発性大腿骨頭壊死　idiopathic osteonecrosis of the femoral（イディオパシック オステオネクロシス オブ ザ フェモラル）

IOP　眼圧　intraocular pressure（イントラアキュラー プレッシャー）

IORT　術中放射線療法　intraoperative radiotherapy（イントラオペラティヴ ラディオセラピイ）

ip, IP　腹腔内注射　intraperitoneal injection（イントラペリトニアル インジェクション）

IP　間質性肺炎　interstitial pneumonia（インタースティシャル ニューモニア）

IP　色素失調症　incontinentia pigmenti（インコンティネンティア ピグメンティ）

IP　指節間　interphalangeal（インターファランジアル）

IP3　イノシトール三リン酸　inositol trisphosphate（イノシトール トリフォスヘイト）

I

IPA 侵襲性アスペルギルス症 invasive pulmonary aspergillosis （インヴェイシヴ パルモナリィ アスペルギローシス）

IPAH 特発性肺動脈性肺高血圧症 idiopathic pulmonary arterial hypertention （イデオパシック パルモナリィ アーテリアル ハイパーテンション）

IPAP 吸気道内陽圧 inspiratory positive airway pressure （インスピラトリィ ポジティヴ エアウェイ プレッシャー）→EPAP

IPC 間欠的空気圧迫法 intermittent pneumatic compression （インターミッテント ニューマティック コンプレッション）

IPD 間欠的腹膜透析 intermittent peritoneal dialysis （インターミッテント ペリトニアル ダイアライシス）

IPD 即時型黒化 immediate pigment darkening （イメディエイト ピグメント ダークニング）

IPF 特発性肺線維症 idiopathic pulmonary fibrosis （イディオパシック パルモナリィ ファイブロシス）

IPH 特発性肺ヘモジデリン沈着症〈特発性肺ヘモジデローシス〉 idiopathic pulmonary hemosiderosis （イディオパシック パルモナリィ ヘモジデローシス）

IPH 特発性門脈圧亢進症〈バンチ症候群〉 idiopathic portal hypertension （イディオパシック ポータル ハイパーテンション）

IPHP 腹腔内温熱灌流 intraperitoneal hyperthermic perfusion （イントラペリトニアル ハイパーサーミック パーフュージョン）

IPI イピリムマブ ipilimumab （イピリムマブ）

IPJ 指節間関節 interphalangeal joint （インターファランジーアル ジョイント）

IPM/CS イミペネム／シラスタチン imipenem/cilastatin （イミペネム／シラスタチン）

IPMT 膵管内乳頭粘液性腫瘍 intraductal papillarymucinous tumor （イントラダクタル パピラリィミューシナス テューマー）

IPOS 緩和ケアの質の評価スケール Integrated Palliative care Outcome Scale （インテグレイティド パリアティブ ケア アウトカム スケイル）

IPPA ヨードフェニルペンタデカン酸 iodophenyl-pentadecanoic acid （ヨードフェニル ペンタデカノイック アシッド）

IPPV 間欠的陽圧換気 intermittent positive pressure ventilation（インターミッテント ポジティヴ プレッシャー ヴェンチレイション）

iPS cell iPS細胞 induced pluripotent stem cell（インデュースド プルリポテント ステム セル）

IPSS 国際前立腺症状スコア International Prostate Symptom Score（インターナショナル プロステイト シンプトム スコア）

IQ 知能指数 intelligence quotient（インテリジェンス クオシェント）

IR 下直筋 inferior rectus muscle（インフェリア レクタス マッスル）

IR 内旋 internal rotation（インターナル ローテイション）

IR 不完全奏効 incomplete response（インコンプリート レスポンス）

irAE 免疫関連有害事象 immune-related adverse event（イミューン リレイティド アドヴァース イヴェント）

IRB 治験審査委員会 Institutional Review Board（インスティチューショナル レビュー ボード）

IRBBB 不完全右脚ブロック incomplete right bundle branch block（インコンプリート ライト バンドル ブランチ ブロック）→RBBB

IRDS 新生児呼吸窮迫症候群 infantile respiratory distress syndrome（インファンタイル レスピラトリー ディストレス シンドローム）

IRDS 特発性呼吸窮迫症候群 idiopathic respiratory distress syndrome（イディオパシック レスピラトリー ディストレス シンドローム）

iRECIST 免疫関連製剤における固形がんの治療効果判定法 immune response evaluation criteria in solid tumors（イミューン レスポンス エヴァリュエイション クライテリア イン ソリッド テューマズ）

IRG （免疫活性/血漿膵）グルカゴン immunoreactive glucagon（イミュノリアクティブ グルカゴン）

IRI 赤外光内視鏡 infra-red imaging（インフラ レッド イメージング）

IRI 免疫反応性インスリン immunoreactive insulin（イミュノリアクティブ インスリン）

IRIS 免疫再構築症候群 immune reconstitution inflammatory syndrome（イミューン リコンスティテューション インフラメトリー シンドローム）

IRMA 免疫放射量測定法 immunoradiometric assay
（イミュノレイディオメトリック アッセイ）→RIA法，RRA法

IRMA 網膜内細小血管異常 intraretinal microvascular abnor-
malities（イントラレチナル ミクロバスキュラー アブノーマリティーズ）

IRR インフュージョンリアクション〈輸注反応〉 infusion related
reaction（インフュージョン リレイティド リアクション）

IRV 予備吸気量 inspiratory reserve volume（インスピラトリィ
リザーヴ ヴォリューム）

IS 皮下注射 subcutaneous injection（サブキュテイニアス イン
ジェクション）

ISA 内因性交感神経刺激作用 intrinsic sympathomimetic
activity（イントリンシック シンパソミメティック アクティビティ）

ISD 心房中隔欠損（症） interatrial septal defect（インターアト
リアル セプタル ディフェクト）→ASD

ISDN 硝酸イソソルビド isosorbide dinitrate（イソソルビド ディ
ニトレイト）

ISF 間質液〈組織間液〉 interstitial fluid（インタースティシャル フ
ルイド）

ISL 国際リンパ学会 International Society of Lymphology
（インタナショナル ソサエティ オブ リンフォロジィ）

ISP イセパマイシン isepamicin（イセパマイシン）

ISR 括約筋間切除（内括約筋切除）〔術〕 intersphincteric re-
section（インタースフィンクテリック リセクション）

ISR ステント内再狭窄 in-stent restenosis（イン ステント レステ
ノシス）

ISS 外傷重症度スコア injury severity score（インジャリー シヴィ
リティ スコア）

IST インスリンショック療法 insulin shock therapy（インスリン
ショック セラピィ）

IT 核異性体転移 isomeric transition（アイソメリック トランジ
ション）

ITナイフ ITナイフ insulated-tipped diathermic knife（インシュ
レイテッド チップド ディアセミック ナイフ）

ITA 内胸動脈 internal thoracic artery（インターナル ソラシック
アーテリー）

ITB 髄腔内バクロフェン療法 intrathecal baclofen therapy （イントラセカル バクロフェン セラピィ）

ITCZ イトラコナゾール itraconazole （イトラコナゾール）

ITP イリノイ心理言語能力テスト〈試験〉 Illinois test of psycho-linguistic abilities （イリノイ テスト オブ サイコリングイスティック アビリティズ）

ITP 特発性血小板減少性紫斑病（ウェルホーフ（紫斑）病, 本態性血小板減少性紫斑病） idiopathic thrombocytopenic purpura （イディオパシック スロンボサイトペニック パーピュラ）

ITT インスリン耐性試験 insulin tolerance test （インスリン トレランス テスト）

ITV 内的標的体積 internal target volume （インターナル ターゲット ヴォリューム）

IU 国際単位 international unit （インターナショナル ユニット）

IU(C)D 子宮内避妊器具 intrauterine contraceptive devices （イントラユテリン コントラセプティヴ ディヴァイシズ）

IUFD 子宮内胎児死亡 intrauterine fetal death （イントラユテリン フィータル デス）

IUGR 子宮内（胎児）発育遅滞 intrauterine growth retardation （イントラユテリン グロウス リターデイション）

IUS 子宮内システム intrauterine system （イントラユテリン システム）

IV 照射体積 irradiated volume （イレイディエイテド ヴォリューム）

IV 静脈注射 intravenous injection （イントラヴィーナス インジェクション）

IV-PCA 経静脈的自己調節鎮痛法〈静脈内自己調節鎮痛法, 経静脈患者自己疼痛管理〉 intravenous patient-controlled analgesia （イントラヴィーナス ペイシャント コントロウルド アナルジーズィア）

IVC 下大静脈 inferior vena cava （インフェリア ヴェナ カヴァ）

IVC 静脈性胆嚢造影（法） intravenous cholecystography （イントラヴィーナス コレシストグラフィ）

IVCD 心室内伝導障害 intraventricular conduction disturbance （イントラベントリキュラー コンダクション ディスターバンス）

IVCG 下大静脈造影 inferior venacavography （インフェリア ヴェナカヴォグラフィ）

I

IVCT 経静脈的冠動脈血栓溶解療法 intravenous coronary thrombolysis（イントラヴィーナス コロナリー スロンボライシス）

IVF 体外受精 in vitro fertilization（イン ヴィトロ ファーティリゼイション）

IVF 特発性心室細動 idiopathic ventricular fibrillation（イディオバシック ベントリキュラー フィブリレーション）

IVF–ET 体外受精・胚移植 in vitro fertilization-embryo transfer（イン ヴィトロ ファーティリゼイション エンブリョー トランスファー）

IVH 中心静脈栄養〈静脈栄養，高カロリー輸液，完全静脈栄養〉 intravenous hyperalimentation（イントラヴィーナス ハイパーアリメンテイション）

IVH 脳室内出血 intraventricular hemorrhage（イントラヴェントリキュラー ヘモリッジ）

IVIG 免疫グロブリン静注療法 intravenous immunoglobulin（イントラヴィーナス イミュノグロブリン）

IVM 不随意運動 involuntary movement（インヴォランタリー ムーヴメント）

IVP 静脈性腎盂造影 intravenous pyelography（イントラヴィーナス パイエログラフィ）

IVPF フローボリューム曲線 isovolume pressure flow curves（アイソヴォリューム プレシャ フロウ カーヴス）

IVR インターベンショナルラジオロジー〈画像下治療〉 interventional radiology（インターヴェンショナル レイディオロジィ）

IVS 心室中隔 interventricular septum（インターヴェントリキュラー セプタム）

IVST 心室中隔厚 interventricular septal thickness（インターヴェントリキュラー セプタル シックネス）

IVT 経静脈的血栓溶解療法 intravenous thrombolysis（イントラヴィーナス スロンボライシス）

IVT 特発性心室頻拍 idiopathic ventricular tachycardia（イディオバシック ヴェントリキュラー タキカーディア）

IVU 〔経〕静脈性尿路造影 intravenous urography（イントラヴィーナス ユーログラフィ）

IVUS 血管内超音波法 intravascular ultrasonography（イントラヴァスキュラー ウルトラソノグラフィ）

J‒LIT 日本脂質介入試験　Japan lipid intervention trial（ジャパン リピッド インターヴェンション トライアル）

JAK ヤーヌスキナーゼ　Janus kinases（ヤーヌス カイネイス）

JAMA 米国医師会雑誌　The Journal of the American Medical Association（ザ ジャーナル オブ ジ アメリカン メディカル アソシエイション）

JAN 日本医薬品一般的名称　Japanese Accepted Names for Pharmaceuticals（ジャパニーズ アクセプテッド ネームズ フォー ファーマシューティカルズ）

JATEC 外傷初期診療ガイドライン日本版　Japan Advanced Trauma Evaluation and Care（ジャパン アドバンスト トラウマ エヴァリュエイション アンド ケア）

JCML 若年性慢性骨髄性白血症　juvenile chronic myelogenous leukemia（ジュビナイル クロニック マイエロジナス リュウケミア）

JCOG 日本臨床腫瘍研究グループ　Japan Clinical Oncology Group（ジャパン クリニカル オンコロジ グループ）

JCQHC 日本医療機能評価機構　Japan Council for Quality Health Care（ジャパン カウンシル フォー クオリティ ヘルス ケア）

JCS ジャパン・コーマ・スケール〈3−3−9度方式〉　Japan coma scale（ジャパン コーマ スケイル）

JE 日本脳炎　Japanese encephalitis（ジャパニーズ エンセファライティス）

JEB 接合部型表皮水疱症　junctional epidermolysis bullosa（ジャンクショナル エピデルモライシス ブロッサ）

JET 接合部異所性頻拍　junctional ectopic tachycardia（ジャンクショナル エクトピック タキカーディア）

JGA 傍糸球体装置　juxtaglomerular apparatus（ジュクスタグロメリューラー アパラタス）

JIA 若年性特発性関節炎　juvenile idiopathic arthritis（ジュビナイル イディオパシック アースライティス）

JICA 国際協力機構　Japan International Cooperation Agency（ジャパン インターナショナル コーポレーション エイジェンシィ）

JMA 日本医師会　Japan Medical Association（ジャパン メディカル アソシエイション）

JNA 日本看護協会　Japanese Nursing Association（ジャパニーズ ナーシング アソシエイション）

JNTEC 外傷初期看護セミナー〈標準外傷看護コース〉　Japan Nursing for Trauma Evaluation and Care（ジャパン ナーシング フォー トラウマ エヴァリュエイション アンド ケア）

JOD 若年型糖尿病　juvenile onset diabetes mellitus（ジュヴナイル オンセット ダイアビーティーズ メリタス）

JPB（C） 房室接合部性期外収縮　junctional premature beat (contraction)（ジャンクショナル プリマチュア ビート（コントラクション））

JPTEC 日本救急医学会公認の病院前外傷教育プログラム　Japan Prehospital Trauma Evaluation and Care（ジャパン プレホスピタル トラウマ エヴァリュエイション アンド ケア）

JRA 若年性関節リウマチ　juvenile rheumatoid arthritis（ジュヴナイル リューマトイド アースライティス）

JRC 日本赤十字社　Japanese Red Cross Society（ジャパニーズ レッド クロス ソサイエティ）

JST 日本人のスキンタイプ分類　Japanese skin type（ジャパニーズ スキン タイプ）

JSS 脳卒中重症度スケール　Japan Stroke Scale（ジャパン ストロウク スケイル）

JVP 頸静脈圧　jugular venous pressure（ジャグラー ヴィーナス プレッシャー）

JVP 頸静脈拍動　jugular venous pulse（ジャグラー ヴィーナス パルス）

Memo

K カリウム kalium, potassium (カリウム, ポタシウム)

KA ケトアシドーシス ketoacidosis (ケトアシドーシス)

KAFO 最下肢装具 knee-ankle-foot orthosis (ニー アンクル フット オーソシス)

KC ケラチノサイト keratinocyte (ケラチノサイト)

kcal キロカロリー kilocalorie (キロカロリー)

KCS 乾性角結膜炎 keratoconjunctivitis sicca (ケラトコンジャンクティヴァイティス シッカ)

kg キログラム〈国際キログラム〉 kilogram (キログラム)

KHF 韓国型出血熱 Korean hemorrhagic fever (コーリャン ヘモレッジ フィーバー)

KI ヨウ化カリウム potassium iodide (ポタシウム アイオーダイド)

kJ キロジュール kilojoule (キロジュール)

KJ 膝蓋腱反射 knee jerk (ニー ジャーク)

KM カナマイシン〈カナマイシン硫酸塩〉 kanamycin (カナマイシン)

KOH鏡検法 苛性カリ鏡検法 potassium interphalangeal preparation (ポタシウム インターファランジアル プレパレイション)

KP 角膜後面沈着物 keratic precipitate (ケラティック プレシピテイト)

KPE ケルマン超音波水晶体乳化吸引術 Kelman's phaco emulsification (ケルマン ファコ エマルシフィケイション)

KPS カルノフスキーパフォーマンス・ステータス Karnofsky Performance Status (カルノフスキー パフォーマンス ステイタス)

KPS 表層点状角膜炎 keratitis punctata superficialis (ケラティティス パンクタタ スパーフィシャリス)

Kr クリプトン krypton (クリプトン)

KS カポジ肉腫 Kaposi's sarcoma (カポジーズ サーコーマ)

17-KS 17ーケトステロイド 17-ketosteroids (17 ケトステロイズ)

KSD びまん性表層角膜炎 keratitis superficialis diffusa (ケラティティス スパーフィシャリス ディフューサ)

KTPP 進行性指掌角皮症 keratoderma tylodes palmaris progressiva（ケラトデルマ タイロデス パルマリス プログレッシヴァ）

KUB 腎・尿管・膀胱部のX線撮影 kidney, ureter and bladder（キドニィ ユレター アンド ブラダー）

KVO 静脈確保 keep vein open（キープ ヴェイン オープン）

KW キース–ワグナー（ウェージナー）高血圧眼底分類 Keith-Wagener classification（キース ウェイジナー クラシフィケイション）

kymo 動態撮影〈キモグラフィ〉 kymography（キモグラフィ）

KYT 危険予知トレーニング kiken-yochi-training（キケン ヨチ トレイニング）

Memo

L 胃下部　lower third of the stomach（ローワー サード オブ ザ ストマック）

L 腰神経　lumbar nerve（ランバー ナーヴ）

L-ASP L-アスパラギナーゼ　L-asparaginase（エル アスパラギナイズ）

L-dopa エルドパ〈レボドパ〉　L-dioxyphenylalanine, levodopa（エル ドキフェニララニン，レヴォドパ）

L-OHP オキサリプラチン　oxaliplatin（オキサリプラチン）

L-PAM メルファラン　melphalan（メルファラン）

L-P shunt 腰部くも膜下腔腹腔短絡術　lumber-peritoneal shunt（ランバー ペリトニアル シャント）

L/S比 レシチン・スフィンゴミエリン比　lecithin-sphingomyelin ratio（レシチン スフィンゴミエリン レイシオ）

LA 左心房　left atrium（レフト アトリウム）

LA ラテックスアレルギー　latex allergy（ラテックス アラージー）

LAA 左心耳　left atrial appendage（レフト アトリアル アペンデイジ）

Lab 検査室　laboratory（ラボラトリィ）

LABA 長時間作用型β_2刺激薬　long acting β_2 agonist（ロング アクティング ベータ ツー アゴニスト）

LAC ループス抗凝固因子　lupus anticoagulant（ループス アンチコアギュレント）

LAD 左軸偏位　left axis deviation（レフト アクシス ディヴィエイション）

LAD 左房径　left atrial dimension（レフト アトリアル ディメンション）

LAD 左〔冠動脈〕前下行枝　left anterior (coronary) descendence（レフト アンテリアル（コロニー）デセンデンス）

LADG 腹腔鏡補助下噴門側胃切除術　laparoscopy-assisted distal gastrectomy（ラパロスコピー アシスティッド ディスタル ガストレクトミー）

LAFB 左脚前枝ブロック　left anterior fascicular block（レフト アンテリア ファシィキュラー ブロック）

L

147

LAH 左脚前枝ヘミブロック　left anterior hemiblock（レフト アンテリア ヘミブロック）

LAK cell LAK細胞　lymphokine activated killer cell（リンフォカイン アクティベイテッド キラー セル）

LAM リンパ脈管平滑筋腫症　lymphangioleiomyomatosis（リンファンギオレイオマイオマトシス）

LAMA 長時間作用〔吸入〕抗コリン薬　long-acting muscarinic antagonist（ロング アクティング マスカリニク アンタゴニスト）

LAMP 百日咳菌遺伝子検査　loop-mediated Isothermal amplification（ループ ミディエイティッド アイソウサーマル アムプリフィケイション）

lap 開腹術（法）　laparotomy（ラパロトミィ）

LAP, Laparo 腹腔鏡検査〈ラパロスコピー〉　laparoscopy（ラパロスコピィ）

LAP ラパチニブ　lapatinib（ラパチニブ）

LAP ロイシンアミノペプチダーゼ〈ロイシルペプチドヒドラーゼ〉　leucine aminopeptidase（ロイシン アミノペプティデイス）

Lap–C 腹腔鏡下胆嚢摘出術　laparoscopic cholecystectomy（ラパロスコーピック コレシステクトミィ）

LAR（ラル） 遅発性（型）喘息反応　late asthmatic reaction（レイト アズマティック リアクション）

LAR 低位前方切除　lower anterior resection（ローワー アンテリア リセクション）

LAR ラテックス凝集反応　latex agglutination reaction（ラテックス アギュラティネイション リアクション）

LASIK（レーシック） レーザー生体内角膜切開術　laser-assisted in situ keratomileusis（レイザー アシスティッド イン シトゥ ケラトミルーシス）

LAT 側方向　lateral（ラテラル）

LAT 乳酸嫌気性閾値　lactate anaerobic threshold（ラクテイト アナロビック スレッショルド）

LATS 持続性甲状腺刺激物質　long acting thyroid stimulator（ロング アクティング サイロイド スティミュレイター）

LAVH 腹腔鏡下腟式子宮全摘術 laparoscopic assisted vaginal hysterectomy（ラパロスコーピック アシスティッド ヴァジナル ヒステレクトミー）

LBBB 左脚ブロック left bundle branch block（レフト バンドル ブランチ ブロック）

LBM 除脂肪体重 lean body mass（リーン ボディ マス）

LBP 腰痛 low back pain（ロー バック ペイン）

LBWI 低出生体重児 low birth weight infant（ロウ バース ウエイト インファント）

LC 肝硬変 liver cirrhosis（リヴァー シローシス）

LC 肺がん lung cancer（ラング キャンサー）

LC ランゲルハンス細胞 Langerhans cell（ランゲルハンス セル）

LC₅₀ 50％致死濃度 0.5 lethal concentration（0.5 リースル コンセントレーション）

LCA 左冠〔状〕動脈 left coronary artery（レフト コロナリー アーテリー）

LCAP 白血球除去療法 leukocytapheresis（リューコサイタフェレシス）

LCAT レシチンコレステロールアシルトランスフェラーゼ lecithin-cholesterol acyltransferase（レシチン コレステロール アシルトランスファレイス）

LCC 左総頸動脈 left common carotid artery（レフト コモン カロティド アーテリー）

LCC 大細胞がん large cell carcinoma（ラージ セル カーシノーマ）

LCCA 晩発性小脳皮質萎縮症 late cerebellar cortical atrophy（レイト セレベラー コーティカル アトロフィ）

LCD L鎖病〈軽鎖病〉 light chain disease（ライト チェイン ディジーズ）

LCFA 長鎖脂肪酸 long chain fatty acid（ロング チェイン ファッティ アシッド）

LCH ランゲルハンス細胞組織球症 Langerhans-cell histiocytosis（ランゲルハンス セル ヒスティオサイトシス）

LCHAD欠損症 長鎖ヒドロキシアシル-CoA脱水素酵素欠損症
long-chain 3-hydroxyacyl-CoA dehydrogenase (ロング
チェーン スリー ハイドロキシアシル コエー デハイドロジェネイス)

LCL 外側側副靱帯 lateral collateral ligament (ラテラル コラテ
ラル リガメント)

LCM リンコマイシン lincomycin (リンコマイシン)

LCMV リンパ球性脈絡髄膜炎ウイルス lymphocytic choriome-
ningitis virus (リンフォサイテイック コリオメニンジティス ヴァイラス)

LCNEC 神経内分泌大細胞がん large cell neuroendocrine
carcinoma (ラージ セル ニューロウエンドウクライン カースィノウマ)

LCP リンパ球除去療法 lymphocytapheresis (リンフォサイタ
フェレシス)

LCR リガーゼチェインリアクション法 ligase chain reaction
(リガーゼ チェイン リアクション)

LCT 長鎖脂肪酸 long chain triglyceride (ロング チェイン トライ
グリサライド) →LCFA

LCX 左冠動脈回旋枝 left circumflex branch (レフト サーカムフ
レックス ブランチ)

LD 学習障害 learning disability (ラーニング ディサビリティ)

LD 限局型 limited disease (リミテッド ディジーズ)

LD 致死量 lethal dose (リーサル ドーズ)

LD$_{50}$ 50%致死量 50% lethal dose, median lethal dose
(50パーセント リーサル ドーズ, メディアン リーサル ドーズ)

LDA 低濃度領域 low density area (ロウ デンシティ エリア)

LDH 乳酸脱水素酵素 lactic acid dehydrogenase (ラクティク
アシッド ディハイドロジェネイズ)

LDH 腰椎椎間板ヘルニア lumber disc hernia (ランバー ディスク
ヘルニア)

LDL 低比重リポタンパク low density lipoprotein (ロウ デンシ
ティ リポプロテイン)

LDLアフェレーシス LDL吸着療法 low density lipoprotein
apheresis (ロウ デンシティ リポプロテイン アフェレーシス)

LDL-C 低比重リポタンパクコレステロール low density lipoprotein
cholesterol (ロウ デンシティ リポプロテイン コレステロール)

LDLR 低比重リポタンパク(LDL)受容体 low density lipoprotein receptor (ロウ デンシティ リポプロテイン レセプター)

LDLT 生体肝移植術 living donor liver transplantation (リヴィング ドナー リヴァー トランスプランテイション)

LDR 低線量率照射 low-dose radiation (ロウ ドウス レイディエイシャン)

LE エリテマトーデス〈紅斑性狼瘡〉 lupus erythematosus (ループス エリテマトーサス)

LE cell LE細胞 lupus erythematosus cell (ループス エリテマトーサス セル)

LED 播種性紅斑性狼瘡 lupus erythematosus disseminatus (ループス エリテマトーサス ディッセミネータス)

LES 下部食道括約筋 lower esophageal sphincter (ローワー エソファジーアル スフィンクター)

LES 就寝前軽食摂取 late evening snack (レイト イーヴニング スナク)

LES ランバート・イートン筋無力症候群 Lambert-Eaton syndrome (ランバート イートン シンドローム)

Leu ロイシン leucine (リューシン)

LF 低周波成分(領域) low frequency (ロウ フリクエンシー)

LFA-1 リンパ球機能関連抗原 lymphocyte function associated antigen-1 (リンフォサイト ファンクション アソシエイテッド アンティジェン ワン)

LFD(児) 不当軽量児 light for dates infant (ライト フォー デイツ インファント) →LGA

LFLX ロメフロキサシン lomefloxacin (ロメフロキサシン)

LFT ラテックス吸着試験 latex fixation test (ラテックス フィクセイション テスト)

LGA 左胃動脈 left gastric artery (レフト ギャストリク アーテリ)

LGA 妊娠期間に比して大きい新生児 large for gestational age (ラージ フォー ジェステイショナル エイジ)

LGB 外側膝状体 lateral geniculate body (ラテラル ジェニキュレイト ボディ)

LGI 下部消化管 lower gastrointestinal（ローワー ガストロインテスティナル）

LGL ローン–ガノン–レビン症候群 Lown-Ganong-Levine syndrome（ローン ガノン レビン シンドローム）

LGMD 肢帯型筋ジストロフィー limb girdle muscular dystrophy（リム ガードル マスキュラー ディストロフィ）

LGV 鼠径リンパ肉芽腫〈第四性病、ニコラーファーブル病〉 lymphogranuloma venereum（リンフォグラニューローマ ヴェネリューム）

LH 黄体形成ホルモン〈黄体化ホルモン〉 luteinizing hormone（ルテイナイジング ホーモン）

LH–RH 黄体形成ホルモン放出ホルモン luteinizing hormone-releasing hormone（ルテイナイジング ホーモン リリージング ホーモン）

LHC 左心カテーテル法 left heart catheterization（レフト ハート キャセテリゼイション）

LHF 左心不全 left heart failure（レフト ハート フェイリュア）

Li リチウム lithium（リティウム）

LI レーザー虹彩切開術 laser iridotomy（レイザー イリドトミィ）

LIF 白血病抑制因子 leukemia inhibitory factor（リューケミア インヒビトリー ファクター）

LIMA 左内胸動脈 left internal mammary artery（レフト インターナル マーマリー アーテリー）

LINAC 直線加速器 linear accelerator（リニア アクセレレイター）

LIP 限局性腸穿孔 localized intestinal perforation（ローカライズド インテスティナル パーフォレイション）

LIP リンパ球性間質性肺炎 lymphocytic interstitial pneumonia（リンフォサイティック インタースティシャル ニューモニア）

Liq., LIQ リコール liquor（リカー）

LIS 側方内肛門括約筋切開（術） lateral internal sphincterotomy（ラテラル インターナル スフィンクタロトミー）

LITA 左内胸動脈 left internal thoracic artery（レフト インターナル ソーラスィック アーテリ）

LK 肺がん Lungenkrebs（ルンゲンクレプス）

LKM-1 肝腎ミクロソーム1抗体　liver/kidney microsome antibody type 1（リヴァー/キドニー ミクロソム アンティボディ タイプ1）

LKP 表層角膜移植　lamellar keratoplasty（ラメラー ケラトプラスティ）

LLB 長下肢装具　long leg brace（ロング レッグ ブレイス）

LLN 正常下限　lower limits of normal（ロウワー リミッツ オブ ノーマル）

LLQ 左下腹部　left lower quadrant（レフト ロウワー クアドラント）

LLSB 胸骨下部左縁　left limit of sternal border（レフト リミッツ オブ スターナル ボーダー）

lm ルーメン　lumen（ルーメン）

LMA ラリンジ（ゲ）アルマスク エアウェイ　laryngeal mask airway（ラリンジアル マスク エアウェイ）

LMCT 腹腔鏡下マイクロ波凝固療法　laparoscopic microwave coagulation therapy（ラパロスコーピック マイクロウェイヴ コアギュレイション セラピィ）

LMDF 顔面播種状粟粒性狼瘡　lupus miliaris disseminatus faciei（ルーパス ミリアリス デセミナトゥス ファシエイ）

LMN 下位運動ニューロン　lower motor neuron（ロウワー モーター ニューロン）⇌UMN　上位運動ニューロン

LMNL 下位運動ニューロン障害　lower motor neuron lesion（ロウアー モーター ニューロン リージャン）

LMOX ラタモキセフ　latamoxef（ラタモキセフ）

LMP 最終月経期　last menstrual period（ラスト メンストルアル ピリオド）

LMT 左冠動脈主幹部　left main trunk（レフト メイン トランク）

LMWH 低分子ヘパリン　low molecular weight heparin（ロウ マレキュラー ウェイト ヘパリン）

LN リンクナース　link nurse（リンク ナース）

LN リンパ節（リンパ腺）　lymph node（リンフ ノード）

LN ループス腎炎　lupus nephritis（ループス ネフライティス）

LN₂ 液体（液化）窒素　liquid nitrogen（リキッド ナイトロジェン）

LOC 意識消失　loss of consciousness（ロス オブ コンシャスネス）

LOH ヘンレ係蹄 loop of Henle (ループ オブ ヘンレ)

LOHF 遅発性肝不全 late onset hepatic failure (レイト オンセット ヘパテック フェイリュア)

LOM 運動制限 limitation of motion (リミテイション オブ モーション)

LOS 低心拍出量症候群 low cardiac output syndrome (ロー カーディアック アウトプット シンドローム)

LP 遅発電位 late potential (レイト ポテンシャル)

LP 腰椎穿刺(腰部脊髄くも膜下穿刺) lumbar puncture (ランバー パンクチャー)

LP リポタンパク lipoprotein (リポプロテイン)

Lp-TAE リピオドール併用注入肝動脈塞栓術 lipiodol transarterial embolization (リピオドール トランスアーテリアル エンボリゼイション)

LPA 左肺動脈 left pulmonary artery (レフト パルモナリィ アーテリー)

LPC リソフォスファチジルコリン lysophosphatidyl choline (リソフォスファチディール コリン)

LPH 左脚後枝ヘミブロック left posterior hemiblock (レフト ポステリア ヘミブロック)

LPI リジン尿性タンパク不耐症 lysinuric protein intolerance (ライシニュリック プロテイン イントレランス)

LPL リポタンパク分解酵素 lipoprotein lipase (リポプロテイン ライペイス)

LPO 左後斜位 left posterior oblique (レフト ポステリアー オブリーク)

LPRC 白血球除去赤血球 leukocyte poor red cells (リューコサイト プア レッド セルズ)

LPS 凍結乾燥豚皮 lyophilized porcine skin (ライオフィライズド ポーサイン スキン)

LPS リポ多糖体〈エンドトキシン,内毒素〉 lipopolysaccharide (リポポリサッカライド)

LPZ ランソプラゾール lansoprazole (ランソプラゾール)

LQTS QT延長症候群 long QT syndrome (ロング キューティー シンドローム)

LR 外直筋 lateral rectus muscle (ラテラル レクタス マッスル)

LR 対光反射 light reflex (ライト リフレックス)

LR 尤度比 likelihood ratio (ライクリフッド レイシオ)

LRD 低残渣食 low residue (fiber) diet (ロー レジデュー (ファイバー) ダイエット)

LS 腹腔鏡手術 laparoscopic surgery (ラパロスコーピック サージェリィ)

LSG 悪性リンパ腫研究グループ分類 Lymphoma Study Group classification (リンフォーマ スタディ グループ クラシフィケイション)

LSH 黄体刺激ホルモン lutein-stimulating hormone (ルテイン スティミュレイティング ホーモン)

LST リンパ球刺激試験 lymphocyte stimulation test (リンフォサイト スティミュレーション テスト)

Lt 胸部下部食道 lower thoracic esophagus (ロウワー ソラシック エソファガス)

LT 乳酸性作業閾値 (乳酸性閾値) lactate threshold (ラクテイト スレスホールド)

LT ロイコトリエン leukotriene (リューコトリエン)

LTB 喉頭気管気管支炎 laryngotracheal bronchitis (ラリンゴ トラキアル ブロンカイティス)

LTH 黄体刺激ホルモン luteotropic hormone (ルテオトロピック ホーモン) →LSH

LTOT 長期酸素療法 long-term oxygen therapy (ロング ターム オキシジェン セラピィ)

LTP レーザー線維柱帯形成術 laser trabeculoplasty (レイザー トラベキュロプラスティ)

LTRA 抗ロイコトリエン受容体拮抗薬 leukotriene receptor antagonist (リューコトリエン リセプタ アンタゴニスト)

LUL 左上肺葉 left upper limb (レフト アッパー リム)

LUQ 左上腹部 left upper quadrant (レフト アッパー クアドラント)

LUS 腹腔鏡下超音波腹腔鏡 laparoscopic ultrasonography (ラパロスコーピック ウルトラソノグラフィ)

LUTD 下部尿路機能障害 lower urinary tract dysfunction （ロウア ユーリナリ トラクト ディスファンクシャン）

LUTS 下部尿路症状 lower urinary tract symptom （ロウアー ウリナリィ トラクト シンプトム）

LV 左心室 left ventricle （レフト ヴェントリクル）

LV 肺容量 lung volume （ラング ヴォリューム）

LV ホリナートカルシウム calcium folinate （キャルシアム ホリネイト）

LV 腰椎 lumbar vertebra （ラムバー ヴァーテブラ）

LVAD 左心補助人工心臓 left ventricular assist device （レフト ヴェントリキュラー アシスト ディヴァイス）

LVAS 左心補助装置 left ventricular assist system （レフト ヴェントリキュラー アシスト システム）

LVD 左心径 left ventricular dimension （レフト ヴェントリキュラー ディメンジョン）

LVEDP 左室拡張終期圧 left ventricular end-diastolic pressure （レフト ヴェントリキュラー エンド ダイアストーリック プレッシャー）

LVEDVI 左室拡張終期圧容積係数 left ventricular end-diastolic volume （レフト ヴェントリキュラー エンド ダイアストーリック ヴォリューム）

LVEF 左室駆出率 left ventricular ejection fraction （レフト ヴェントリキュラー エジェクション フラクション）

LVET 左室駆出時間 left ventricular ejection time （レフト ヴェントリキュラー エジェクション タイム）

LVF 左室不全 left ventricular failure （レフト ヴェントリキュラー フェイリュア）

LVFX レボフロキサシン levofloxacin （レボフロキサシン）

LVG 左室造影 left ventriculography （レフト ヴェントリキュログラフィ）

LVH 左室肥大 left ventricular hypertrophy （レフト ヴェントリキュラー ハイパートロフィ）

LVMI 左室重量係数 left ventricular mass index （レフト ヴェントリキュラー マス インデックス）

LVOT 左室流出路　left ventricular outflow tract（レフト ヴェントリキュラー アウトフロー トラクト）

LVP 左室圧　left ventricular pressure（レフト ヴェントリキュラー プレッシャー）

LVRS 肺容量減少術　lung volume reduction surgery（ラング ヴォリューム リダクション サージェリィ）

LVSW 左室一回仕事量　left ventricular stroke work（レフト ヴェントリキュラー ストローク ワーク）⇄ RVSW　右室一回仕事量

lx ルクス　lux（ルクス）

Ly リンパ球　lymphocyte（リンフォサイト）

LYM リンパ節転移　lymph node metastasis（リンフ ノード メタスタシス）

Lys リシン　lysine（ライシン）

LZD リネゾリド　linezolid（リネゾリド）

Memo

L

m 粘膜層のがん mucosa（ミュコサ）

M 悪性の malignant（マリグナント）

M 胃中部 middle third of the stomach（ミドル サード オブ ザ ストマック）

M 髄膜腫〈メニンジオーマ〉 meningioma（メニンジオーマ）

M 転移 metastasis（メタスタシス）

M–C flap 筋肉皮弁 muscle cutaneous flap（マッスル キュテイニアス フラップ）

M–CSF マクロファージコロニー刺激因子 macrophage-colony stimulating factor（マクロファージ コロニィ スティムレイティング ファクター）

mA ミリアンペア milliampere（ミリアンペア）

MA 悪性腹水 malignant ascites（マリグナント アサイティーズ）

MA 運動（性）失語（症） motor aphasia（モーター アフェイジア）

MA 巨赤芽球性貧血 megaloblastic anemia（メガロブラスティック アニーミア）

MA 精神年齢〈知能年齢〉 mental age（メンタル エイジ）

MA 僧帽弁閉鎖症 mitral atresia（マイトラル アトレジア）

MA tube ミラーーアボット管 Miller-Abbott tube（ミラー アボット テューブ）

MAA 大凝集（大集塊）アルブミン macroaggregated albumin（マクロアグリゲイテッド アルブューマン）

Mab モノクローナル抗体 monoclonal antibody（モノクローナル アンティボディ）

MAB 最大アンドロゲン遮断療法 maximum androgen blockade（マキシマム アンドロジェン ブロッケイド）

MABP 平均動脈圧 mean arterial blood pressure（ミーン アーテリアル ブラッド プレッシャー）

MAC 最高酸濃度 maximum acid concentration（マキシマム アシッド コンセントレイション）

MAC 最小麻酔濃度 minimum anesthetic concentration （ミニマム アネスサティック コンセントレイション）

MAC 僧帽弁輪石灰化 mitral annular calcification （マイトラル アニュラ カルスィフィケイシャン）

MALT 粘膜系リンパ組織 mucosa-associated lymphoid tissue （ミュコサ アソシエイティッド リンフォイド ティッシュー）

MAO 最大酸分泌量 maximum acid output （マキシマム アシッド アウトプット）

MAO（マオ） モノアミン酸化酵素 monoamine oxidase （モノアミン オクシデイス）

MAO-I モノアミン酸化酵素阻害薬 monoamine oxidase inhibitor （モノミアン オクシデイス インヒビター）

MAP 赤血球濃厚液 mannitol-adenine-phosphate （マンニトール アデニン ホスフェート）

MAP 僧帽弁形成術 mitral annuloplasty （マイトラル アニュロブラスティ）

MAP 単相性活動電位 monophasic action potential （モノファシック アクション ポテンシャル）

MAP 平均気道内圧 mean airway pressure （ミーン エアウェイ プレッシャー）

MAP 平均血圧 mean arterial (blood) pressure （ミーン アーテリアル（ブラッド）プレッシャー）

MAP 平均動脈圧 mean arterial pressure （ミーン アーテリアル プレッシャー）→MABP

MAPCA 主要大動脈肺動脈側副動脈 major aortopulmonary collateral artery （メジャー エオートプルモナリィ コラテラル アーテリー）

MAPK 分裂促進因子活性化タンパクナーゼ〈ミトーゲン活性化タンパクキナーゼ〉 mitogen-activated protein kinase （ミトーゲン アクティベイテッド プロテイン カイネイス）

MAR 金属アーチファクト低減処理 metal artifact reduction （メタル アーティファクト リダクシャン）

MAR 骨髄転移 bone marrow metastasis （ボーン マロー メタスタシス）

M

MARTA 多元受容体作用抗精神病薬 multi-acting receptor targeted antipsychotics（マルティ アクティング レセプター ターゲッティド アンティサイコティクス）

MAS 吸収不良症候群 malabsorption syndrome（マルアブソープション シンドローム）

MAS 修正版アシュワーススケール Modified Ashworth Scale（モディファイド アシュワース スケイル）

MAS 胎便吸引症候群 meconium aspiration syndrome（メコニウム アスピレイション シンドローム）

MAS 不安尺度 manifest anxiety scale（マニフェスト アングザイアティ スケイル）

MAS ミルクアルカリ症候群 milk-alkali syndrome（ミルク アルカリ シンドローム）

MASCCscore MASCCスコア Multinational Association for Supportive Care in Cancer score（マルティーナショナル アソシエイション フォー サポーティブ ケア イン キャンサー スコア）

MAST 骨髄破壊的移植 myeloablative stem cell transplantation（マイエロアブラティヴ ステム セル トランスプランテイシャン）

MAST （抗）ショックズボン medical antishock trousers（メディカル アンティショック トラウザーズ）

MAST 多項目アレルゲン(特異的IgE)同時測定法 multiple allergen simultaneous test（マルチプル アラジン サイマルテイニアス テスト）

Mb ミオグロビン myoglobin（マイオグロビン）

MB 髄芽（細胞）腫 medulloblastoma（メドロブラストーマ）

MBC 最小殺菌濃度 minimum bactericidal concentration（ミニマム バクテリサイダル コンセントレイション）

MBC （分時）最大換気量 maximum breathing capacity（マキシマム ブリージング キャパシティ）

MBD 微細脳障害症候群 minimal brain damage syndrome（ミニマル ブレイン ダメイジ シンドローム）

MBO 悪性消化管閉塞 malignant bowel obstruction（マリグナント バウエル オブストラクション）

MBP 主要塩基性タンパク major basic protein（メジャー ベーシック プロテイン）

MBP 平均血圧 mean blood pressure（ミーン ブラッド プレッシャー）→MABP

MBP ミエリン塩基性タンパク質 myelin basic protein（マイエリン ベーシック プロテイン）

MBq メガベクレル megabecquerel（メガベクレル）

MC 口腔ケア〈口腔清拭〉 mouth care（マウス ケア）

MC メディカルコントロール medical control（メディカル コントロール）

MCA 中大脳動脈 middle cerebral artery（ミドル セレブラル アーテリー）

McB マックバーニー圧痛点 McBurney's point（マックバーネイ ポイント）

MCCU 移動CCU mobile coronary care unit（モバイル コロナリー ケア ユニット）

MCC遺伝子 大腸がん変異遺伝子 mutated in colorectal cancer gene（ミューテッド イン コロレクタル キャンサー ジーン）

MCD 髄質嚢胞腎 medullary cystic kidney (disease)（メドゥラリー サイスティック キドニー（ディジーズ））

MCE 心筋コントラストエコー法 myocardial contrast echocardiography（マイオカーディアル コントラスト エコーカーディオグラフィ）

MCFA 中鎖脂肪酸 medium chain fatty acid（ミディアム チェイン ファッティ アシッド）

MCFG ミカファンギン micafungin（ミカファンギン）

MCG 心磁図 magnetocardiography（マグネットカーディオグラフィ）

MCH 筋収縮性頭痛 muscle contraction headache（マッスル コントラクション ヘデック）→TTH（緊張型頭痛）と同じ

MCH 平均赤血球血色素量 mean corpuscular hemoglobin（ミーン コーパスキュラー ヘモグロビン）

MCH 母子保健 maternal and child health（マターナル アンド チャイルド ヘルス）

MCHC 平均赤血球血色素濃度 mean corpuscular hemoglobin concentration（ミーン コーパスキュラー ヘモグロビン コンセントレイション）

M

MCI 軽度認知障害 mild cognitive impairment（マイルド コグニティヴ インペアメント）

MCI 多発性脳梗塞 multiple cerebral infarction（マルティプル セレブラル インファークション）

MCL 内側側副靱帯 medial collateral ligament（ミディアル コラテラル リガメント）

MCLA 皮膚粘膜リンパ節関節炎 mucocutaneous lymph node arthritis（ミュコキュテイニアス リンフ ノード アースライティス）

MCLS 〔急性熱性〕皮膚粘膜リンパ節症候群 （acute febrile) mucocutaneous lymph node syndrome（（アキュート フェブライル）ミュコキュテイニアス リンフ ノード シンドローム）

MCN 粘液性嚢胞腫瘍 mucinous cystic neoplasm（ミューシナス システィック ネオプラズム）

MCNS 微小変化型ネフローゼ症候群 minimal change nephrotic syndrome（ミニマル チェンジ ネフロティック シンドローム）

MCNU ラニムスチン ranimustine（ラニムスティン）

MCP-1 単球走化性タンパク-1〈単球遊走促進因子-1〉 monocyte chemoattractant protein-1（モノサイト ケモアトラクタント プロテイン ワン）

MCT 中鎖脂肪酸 medium chain triglyceride（ミディアム チェイン トライグリサライド）

MCT 粘液性嚢胞腫瘍 mucinous cystic tumor（ムチナス システィック テューマー）

MCTD 混合性結合〔組〕織病 mixed connective tissue disease（ミックスド コネクティヴ ティッシュー ディジーズ）

MCU 排尿時膀胱尿道造影 micturating cystourethrography（ミクチュレイティング システュレスログラフィ）

MCV 運動神経伝導速度 motor nerve conduction velocity（モーター ナーヴ コンダクション ヴェロシティ）

MCV 平均赤血球容積 mean corpuscular volume（ミーン コーパスキュラー ヴォリューム）

MCZ ミコナゾール miconazole（ミコナゾール）

MD 筋強直性ジストロフィー myotonic dystrophy（マイオトニック ディストロフィ）

MD 筋ジストロフィー　muscular dystrophy（マスキュラー ディストロフィ）

MD 骨塩定量法　microdensitometry（マイクロデンストメトゥリィ）

MD 精神発達遅滞　mental deficiency（メンタル ディフィシェンシィ）

MDA 骨幹端骨幹角　metaphyseal-diaphyseal angle（メタフィジール ダイアフィジール アングル）

MDA-LDL マロンジアルデヒド低比重リポタンパク　malonyldialdehyde low density lipoprotein（マロンジアルデハイド ロウ デンシティー リポプロテイン）

MDASI MDアンダーソン症状スケール　M.D. Anderson Symptom Inventory（エム ディー アンダーソン シンプトム インヴェントリィ）

MDCM 軽度拡張型心筋症　mildly-dilated cardiomyopathy（マイルドリー ディレイテッド カーディオマイオパシィ）

MDCT マルチスライスCT　multi-detector raw CT（マルチ ディテクター ロウ シーティ）

MDGs ミレニアム開発目標　Millennium Development Goals（ミレニアム デベロップメント ゴールズ）

MDI 定量噴霧吸入器　metered dose inhaler（ミータード ドース インヘイラー）

MDM 医学判断学　medical decision making（メディカル デシジョン メイキング）

MDP ムラミルジペプチド　muramyl dipeptide（ムラミル ジペプタイド）

MDR 多剤耐性　multiple drug resistance（マルティプル ドラッグ レジスタンス）

MDR-TB 多剤耐性結核菌　multi-drug resistant *tuberculosis*（マルティ ドラッグ レジスタント テューバーキュロシス）

MDRO 多剤耐性菌　multi-drug resistant organism（マルティ ドラッグ レジスタント オーガニズム）

MDRP 多剤耐性緑膿菌　multi-drug resistant *Pseudomonas aeruginosa*（マルティ ドラッグ レジスタント スードモナス エアルギノサ）

MDRPU 医療関連機器圧迫創傷　medical device related pressure ulcer（メディカル ディヴァイス リレイティッド プレシャ アルサー）

M

MDS 骨髄異形成症候群　myelodysplastic syndrome（マイエロディスプラスティック シンドローム）

MDT マゴット療法　maggot debridement therapy（マゴット デブリードメント セラピィ）

MDV 平均拡張期速度　mean diastolic velocity（ミーン ダイアストリック ヴェロシティ）

MDVs 多容量バイアル　multiple-dose vials（マルティプル ドーズ ヴァイアル）

ME 医用工学　medical engineering（メディカル エンジニアリング）

MEA 多発性内分泌腺腫症　multiple endocrine adenomatosis（マルティプル エンドクリン アデノマトシス）

mECT 修正型電気けいれん療法　modified Electroconvulsive Therapy（モディファイド エレクトロコンヴァルシヴ セラピィ）

MED 最少紅斑量　minimal erythema dose（ミニマル エリシーマ ドーズ）

MED 最小有効量　minimum effective dose（ミニマム エフェクティヴ ドーズ）

MEF 最大呼気流量　maximum expiratory flow（マキシマム エクスピラトリィ フロウ）

MEFV 最大努力呼出フローボリューム（流量（速）・容積）曲線　maximal expiratory flow-volume curve（マキシマル イクスピラトリー フロー ヴォリューム カーブ）

MEG 脳磁図　magnetoencephalography（マグネトエンセファログラフィ）

MELAS ミトコンドリア脳筋症・乳酸アシドーシス・脳卒中様発作症候群　mitochondrial encephalomyopathy, lactic acidosis and stroke-like attack（マイトコンドリアル エンセファロマイオパシィ, ラクテック アシドーシス アンド ストローク ライク アタック）

MEN 多発性内分泌腺腫　multiple endocrine neoplasia（マルティプル エンドクリン ネオプレイジア）

MEOS ミクロソーム−エタノール酸化系　microsomal ethanol oxidizing system（ミクロソーマル エタノール オキシディジング システム）

MEP 運動誘発電位　motor evoked potential（モーター イヴォークト ポテンシャル）

MEP 最大呼気圧 maximum expiratory pressure（マキシマム エクスピラトリィ プレッシャー）

MEPM メロペネム meropenem（メロペネム）

mEq/L メック mEq/L（ミリエクィバレント パー リットル）

MERRF 赤色ぼろ線維・ミオクローヌスてんかん myoclonus epilepsy with ragged-red fibers, mitochondrial encephalo-myopathy（マイオクロナス エピレプシィ ウィズ ラグド レッド ファイバーズ，マイトコンドリアル エンセファロマイオパシー）

MERRF 赤色ぼろ線維を伴うミオクローヌスてんかん myoclonic epilepsy and ragged red fibers（マイオクロニック エピレプシー アンド ラギッド レッド ファイバーズ）

MERS 中東呼吸器症候群 middle east respiratory syndrome（ミドル イースト レスピラトリー シンドローム）

MES 微小塞栓（栓子）信号（シグナル） microembolic signal（マイクロエンボリック シグナル）

MESS 切断四肢重症度スコア mangled extremity severity score（マングルド エクストレミティ シヴィリティ スコア）

Met メチオニン methionine（メチオニン）

Met Hb メトヘモグロビン methemoglobin（メトヘモグロビン）

Mets メタボリックシンドローム metabolic syndrome（メタボリック シンドローム）

METS 代謝当量 metabolic equivalent（メタボリック エクィヴァレント）

MF 骨髄線維症 myelofibrosis（マイエロファイブロシス）

MF マイトジェン因子 mitogenic factor（マイトジェニック ファクター）

MFD 最小致死量 minimum fatal dose（ミニマム フェイタル ドース）

MFH 悪性線維性組織球腫 malignant fibrous histiocytoma（マリグナント ファイブラス ヒスティオサイトーマ）

MFLX モキシフロキサシン moxifloxacin（モキシフロキサシン）

MFP 循環系平均充満圧 mean circulatory filling pressure（ミーン サーキュラトリィ フィリング プレッシャー）

Mφ マクロファージ（大食球，大食細胞） macrophage（マクロフェイジ）

M

mg ミリグラム milligram (ミリグラム)

Mg マグネシウム magnesium (マグネシウム)

MG 胃潰瘍 Magengeschwür (マーゲンゲシュヴェル)

MG 黄疸指数 Meulengracht (モイレングラハト)

MG 重症筋無力症 myasthenia gravis (ミアスシーニア グラヴィス)

MGA 大血管転位[症] malposition of great arteries (マルポジション オブ グレート アーテリーズ)

MGFA MGFA分類 Myasthenia Gravis Foundation of America (ミアスシーニア グラヴィス ファウンデイション オブ アメリカ)

MG tube 胃管〈マーゲンチューブ〉 margen tube (マーゲン チューブ)

MGN 膜性糸球体腎炎 membranous glomerulonephritis (メンブラナス グロメルロネフライティス)

MH 悪性高熱 malignant hyperthermia (マリグナント ハイパーサーミア)

MHA 微小血管症性溶血性貧血 microangiopathic hemolytic anemia (マイクロアンジオパシック ヒモリティク アニーミア)

MHC 主要組織適合性(遺伝子)複合体(抗原) major histocompatibility complex (メジャー ヒストコンパティビリティ コンプレックス) →HLA(ヒト白血球抗原)と同じ

MHC ミオシン重鎖 myosin heavy chain (ミオシン ヘビー チェーン)

MI 心筋梗塞 myocardial infarction (マイオカーディアル インファークション)

MI 僧帽弁閉鎖不全症 mitral insufficiency (マイトラル インサフィシェンシィ)

MI メカニカルインデックス mechanical index (メカニカル インデックス)

MIC 最小発育阻止濃度 minimum inhibitory concentration (ミニマム インヒビトリー コンセントレイション)

MICS 低侵襲心臓手術 minimally invasive cardiac surgery (ミニマリィ インヴァシヴ カーディアック サージェリィ)

MID 多発性梗塞性認知症 multi-infarct dementia (マルティ インファクト ディメンシャ)

MIF 最大吸気〔流〕量 maximum inspiratory flow (マキシマム インスピラトリィ フロウ)

MIF 遊走阻止因子 migration inhibition factor (マイグレイション インヒビション ファクター)

MIGB メタヨードベンジルグアニジン metaiodobenzylguanidine (メタヨードベンジルグアニジン)

MINO ミノサイクリン minocycline (ミノサイクリン)

MIP 最大吸気圧 maximum inspiratory pressure (マキシマム インスピラトリィ プレッシャー)

MIP 最大値投影法 maximum intensity projection (マキシマム インテンシティー プロジェクション)

MIP マクロファージ炎症性タンパク macrophage inflammatory protein (マクロフェイジ インフラマトリー プロテイン)

MIS 最小侵襲度手術 minimally invasive surgery (ミニマリィ インヴェイシヴ サージェリィ)

MIT マクロファージ遊走阻止試験 macrophage migration inhibition test (マクロフェイジ マイグレイション インヒビション テスト)

MIT ミトキサントロン mitoxantrone (ミトキサントロン)

MITAS 低侵襲的経肛門切除〔術〕 minimally invasive transanal surgery (ミニマリー インヴァシブ トランスアナル サージェリー)

MJD マシャド・ジョセフ病 Machado-Joseph disease (マシャド ジョセフ ディジーズ)

MK 胃がん Magenkrebs (マーゲンクレプス)

MK モノカイン monokine (モノカイン)

mL ミリリットル milliliter (ミリリッター)

ML 悪性リンパ腫 malignant lymphoma (マリグナント リンフォーマ)

MLC 混合リンパ球培養試験 mixed lymphocyte culture (ミックスド リンフォサイト カルチャー)

MLC 多分割コリメータ multi-leaf collimator (マルティ リーフ コリメーター)

MLC/MLCK ミオシン軽鎖・ミオシン軽鎖キナーゼ myosin light chain/myosin light chain kinase (ミオシン ライト チェーン/ミオシン ライト チェーン カイネイス)

MLD 異染性白質ジストロフィー　metachromatic leukodystrophy（メタクロマティック リューコディストロフィ）

MLD 最小致死量　minimal〈minimum〉lethal dose（ミニマル〈ミニマム〉リーサル ドーズ）→MFD

MLD 用手的リンパドレナージ　manual lymphatic drainage（マニュアル リンファティック ドレナージ）

MLF 内側縦束　medial longitudinal fasciculus（メディアル ロンギテュディナル ファシキュラス）

MLFS 内側縦束症候群　medial longitudinal fasciculus syndrome（ミディアル ロンギテュディナル ファシキュラス シンドローム）

MLG 脊髄造影〔法〕〈ミエログラフィー〉　myelography（マイエログラフィ）

MLHFQ ミネソタ心不全質問表　Minnesota Living with Heart Failure Questionnaire（ミネソタ リビング ウィズ ハート フェイリュア クウェショネーア）

MLL 混合型白血病　mixed lineage leukemia（ミックスト リネッジ リューケミア）

MLO 内外斜位方向撮影　medio-lateral oblique（ミーディオゥ ラテラル オブリーク）

MLs マクロライド系抗菌薬　macrolides（マクロライズ）

mM ミリモル　millimole（ミリモル）

MM 悪性黒色腫〈メラノーマ〉　malignant melanoma（マリグナント メラノーマ）

MM 多発性骨髄腫〈形質細胞腫〉　multiple myeloma（マルティプル マイエローマ）

MMA 中硬膜動脈　middle meningeal artery（ミドル メニンジアル アーテリー）

MMC マイトマイシンC　mitomycin C（マイトマイスン シー）

MMD モヤモヤ病〈特発性ウィリス動脈輪閉塞症, 脳底部異常血管網症〉　moyamoya disease（モヤモヤ ディジーズ）

MMF 最大中間呼気流量〔速〕〈最大中間呼気速度〉　maximal midexpiratory flow（マキシマル ミデックスピレトリー フロー）

MMF ミコフェノール酸モフェチル　mycophenolate mophetil（ミコフェノレイト モフェティル）

MMG マンモグラフィー mammography（マモグラフィ）

mmHg 水銀柱ミリメートル millimeter of mercury（ミリメーター オブ マーキュリィ）

MMIHS 巨大膀胱短小結腸腸管蠕動不全症〈ヒルシュスプルング氏 病類縁疾患〉 megacystis microcolon intestinal hypoperistalsis syndrome（メガサイティス マイクロコロン インテスティナル ハイポペリスタルシス シンドローム）

MMK 乳がん Mammakrebs（ママクレブス）

MMM 骨髄化生を伴う骨髄硬化症 myelofibrosis with myeloid metaplasia（マイエロファイブロシス ウィズ マイエロイド メタプレイジア）

MMN 多巣性運動ニューロパチー multifocal motor neuropathy（マルチフォカル モーター ニューロパシィ）

MMP マトリックスメタロプロテアーゼ matrix metalloproteinase（マトリックス メタロプロテイネイゼ）

MMPI ミネソタ多面人格テスト Minnesota Multiphasic Personality Inventory（ミネソタ マルチフェージック パーソナリティ インヴェントリー）

MMR 麻疹・流行性耳下腺炎・風疹混合ワクチン measles-mumps-rubella vaccine（ミズルズ ムンプス ルーベラ ヴァクシン）

mMRC 修正MRC息切れスケール modified medical research council dyspnea scale（モディファイド メディカル リサーチ カウンシル ディスプニア スケイル）

MMSE ミニメンタルステートエクザミネーション mini-mental state examination（ミニ メンタル ステイト エクザミネイション）

MMST 簡易知能検査 mini-mental state test（ミニ メンタル ステイト テスト）

MMT 徒手筋力テスト〈6段階筋力評価〉 manual muscle test（マニュアル マッスル テスト）

MMV 強制分時換気 mandatory minute volume ventilation（マンダトリィ ミニット ヴォリューム ヴェンチレイション）

Mn マンガン manganese（マンガニーズ）

MN 膜性腎症 membranous nephropathy（メンブラナス ネフロパシィ）

MNA 栄養状態評価表 mini nutritional assessment（ミニ ニュートリショナル アセスメント）

MND 運動ニューロン疾患 motor neuron disease（モーターニューロン ディジーズ）

MNMS 代謝性筋腎症候群 myonephropathic metabolic syndrome（マイオネフロパシック メタボリック シンドローム）

MOB 腰椎多数回手術例 multiply operated back（マルティプライ オペレイティッド バック）

MOC 心筋酸素消費量 myocardial oxygen consumption（マイオカーディアル オキシジェン コンサンプション）

MoCA モントリオール認知機能評価 Montreal Cognitive Assessment（モントリオール コグニティヴ アセスメント）

MOD 成人型糖尿病 maturity onset type diabetes（マチュリティ オンセット タイプ ダイアビーティーズ）

MODS 多臓器機能障害症候群 multiple organ dysfunction syndrome（マルティプル オーガン ディスファンクション シンドローム）

MODY 小児成人型糖尿病 maturity onset diabetes mellitus of young people（マチュリティ オンセット ダイアビーティーズ メリタス オブ ヤング ピープル）

MOF 多臓器不全 multiple organ failure（マルティプル オーガン フェイリュア）

MOG モガムリズマブ mogamulizumab（モガムリズマブ）

mol モル mole（モル）

MP 固有筋層までのがん muscularis propria（マスキュラリス プロプリア）

MP 中手指節間関節 metacarpophalangeal joint（メタカーポ ファランジーアル ジョイント）

6-MP メルカプトプリン mercaptopurine（メルカプトプリン）

MPA 顕微鏡的多発血管炎 microscopic polyangiitis（マイクロスコピック ポリアンジャイティス）

MPA 酢酸メドロキシプロゲステロン medroxyprogesterone acetate（メドロキシプロジェステロン アセテイト）

MPA 主肺動脈 main pulmonary artery（メイン パルモナリィ アーテリー）

mPAP 平均肺動脈圧 mean pulmonary arterial pressure（ミーン パルモナリィ アーテリアル プレッシャー）

MPC 最大許容濃度 maximum permissible concentration
（マキシマム パーミッシブル コンセントレーション）

MPD 骨髄増殖性疾患 myeloproliferative disorders（マイエロ プロリフェラティヴ ディスオーダーズ）

MPD 最大許容線量 maximum permissible dose（マキシマム パーミッシブル ドーズ）

MPGN 膜性増殖性糸球体腎炎 membranoproliferative glomerulonephritis（メンブラノプロリフェラティヴ グロメルロネフライティス）

MPI 心筋血流イメージング myocardial perfusion imaging（マイオカーディアル パーフュージョン イメイジング）

MPI モーズレイ性格検査 Maudsley Personality Inventory（モーズレイ パーソナリティ インヴェントリー）

MPN メサンギウム増殖性糸球体腎炎 mesangial proliferative glomerulonephritis（メサンジアル プロリフェラティヴ グロメルロ ネフライティス）

MPO ミエロペルオキシダーゼ myeloperoxidase（マイエロペルオ クシデイス）

MPP マイコプラズマ肺炎 mycoplasma pneumonia（マイコプ ラズマ ニューモニア）

MPQ マクギル式疼痛質問票 McGill pain questionnaire（マク ギル ペイン クエスチョネア）

MPR 多断面再構成法 multiplanar reconstruction（マルチプ レナー リコンストラクション）

MPS ムコ多糖症 mucopolysaccharidosis（ミュコポリサッカリ ドシス）

MR 医薬情報担当者 medical representatives（メディカル リプ レゼンタティヴ）

MR 最小寛解 minimum remission（ミニマム レミッション）

MR 死亡率 mortality rate（モータリティ レイト）

MR 精神（発達）遅滞 mental retardation（メンタル リターデイ ション）

MR 僧帽弁閉鎖不全症 mitral regurgitation（マイトラル レガー ジテイション）

M

MR　内直筋　medial rectus muscle（ミディアル レクタス マッスル）

MR　麻疹・風疹混合ワクチン/MRワクチン　measles-rubella vaccine（ミズルズ ルーベラ ヴァクシン）

MRA　悪性関節リウマチ　malignant rheumatoid arthritis（マリグナント リューマトイド アースライティス）

MRA　MRアンギオグラフィ　magnetic resonance angiography（マグネティック レゾナンス アンジオグラフィ）

MRCP　MR膵胆管造影（核磁気共鳴膵胆管造影）　magnetic resonance cholangiopan-creatography（マグネティック レゾナンス コランジオパン クリエイトグラフィ）

MRDM　栄養障害関連糖尿病　malnutrition-related diabetes mellitus（マルニュートリション リレイティッド ダイアビーティーズ メリタス）

MRI　磁気共鳴画像〔診断法〕　magnetic resonance imaging（マグネティック レゾナンス イメイジング）

mRNA　メッセンジャー RNA　messenger RNA（メッセンジャー アールエヌエー）

MRP　最大静止圧　maximum resting pressure（マキシマム レスティング プレッシャー）→参考：MSP（最大随意収縮圧）

MRS　磁気共鳴スペクトロスコピー　magnetic resonance spectroscopy（マグネティック レゾナンス スペクトロスコピィ）

MRSA　メチシリン耐性黄色ブドウ球菌　methicillin-resistant *Staphylococcus aureus*（メチシリン レジスタント スタフィロコッカス アウレウス）

MRSE　メチシリン耐性表皮ブドウ球菌　methicillin-resistant *Staphylococcus epidermidis*（メチシリン レジスタント スタフィロコッカス エピダーミディス）

MRTK　腎悪性横紋筋肉腫様腫瘍　malignant rhabdoid tumor of the kidney（マリグナント ラブドイド テューマー オブ ザ キドニー）

MS　朝のこわばり　morning stiffness（モーニング スティッフネス）

MS　医薬品卸営業担当者　marketing specialist（マーケティング スペシャリスト）

MS　質量分析法　mass spectrometry（マス スペクトロメトリー）

MS　僧帽弁狭窄〔症〕　mitral stenosis（マイトラル ステノシス）

MS 多発性硬化症 multiple sclerosis（マルティプル スクレロシス）

MS メニエール症候群 Meniere syndrome（メニエール シンドローム）

MSH メラノサイト刺激ホルモン〈メラニン細胞刺激ホルモン，色素細胞刺激ホルモン〉 melanocyte stimulating hormone（メラノサイト スティムレイティング ホーモン）

MSI-High 高頻度マイクロサテライト不安定性 Microsatellite Instability-High（マイクロサテライト インスタビリティ ハイ）

MSN 看護学修士 master of science in nursing（マスター オブ サイエンス イン ナーシング）

MSNA 筋交感神経活動 muscle sympathetic nerve activity（マッスル シンパセティック ナーヴ アクティビティ）

MSOF 多系統臓器不全 multiple system organ failure（マルティプル システム オーガン フェイリュア）

MSP 最大随意収縮圧 maximum squeeze pressure（マキシマム スクウィーズ プレッシャー）

MSQ 精神状況質問票 mental status questionnaire（メンタル ステイタス クエスチョネア）

MSR 僧帽弁狭窄兼閉塞不全 mitral stenosis and regurgitation（マイトラル ステノシス アンド レガージテイション）

MSSA メチシリン感受性黄色ブドウ球菌 methicillin-sensitive *Staphylococcus aureus*（メチシリン センシティヴ スタフィロコッカス アウレウス）

MST 生存期間中央値 median survival time（メディアン サヴァイヴァル タイム）

MSUD メープルシロップ尿症〈楓糖尿症〉 maple syrup urine disease（メープル シラップ ユリン ディジーズ）

MSVR 最大胃液分泌量 maximal secretion volume rate（マキシマル シクリューション ヴォリューム レイト）

MSW 医療ソーシャルワーカー〈メディカルソーシャルワーカー〉 medical social worker（メディカル ソーシャル ワーカー）

Mt 胸部中部食道 middle trathoracic esophagus（ミドル トラソラシック エソファガス）

MT ムントテラピー Mundtherapie（独）（ムントセラピィ）

M

MT 臨床検査技師 medical technologist（メディカル テクノロジスト）

MTCT 母子感染 mother-to-child infection/mother-to-child transmission（マザー トゥ チャイルド インフェクション/マザー トゥ チャイルド トランスミッション）

mTOR 哺乳類ラパマイシン標的の蛋白質 mammalian target of rapamycin（マメイリアン ターゲット オブ ラパマイシン）

MTT 平均通過(循環)時間 mean transit time（ミーン トランジット タイム）

MurNAc N-アセチルムラミン酸 N-acetylmuramic acid（エヌ アセチルムラミック アシッド）

MuSK 筋特異的チロシンキナーゼ muscle specific tyrosine kinase（マッスル スペシフィック チロシン カイネイス）

MTX メトトレキサート methotrexate（メソウトレクセイト）

muc 粘液がん mucinous adenocarcinoma（ミューシナス アデノカーシノーマ）

MV 僧帽弁〈二尖弁,左房室弁〉 mitral valve（マイトラル ヴァルヴ）

MV 分時換気量 minute volume（ミニット ヴォリューム）

MVB 多胞体 multivesicular bodies（マルチヴェスィキュラ ボディーズ）

MVD 微小血管減圧術 microvascular decompression（マイクロヴァスキュラー ディコンプレッション）

M$\dot{v}$o$_2$ 心筋酸素消費量 myocardial oxygen consumption（マイオカーディアル オキシジェン コンサンプション）

MVP 僧帽弁逸脱症候群 mitral valve prolapse syndrome（マイトラル ヴァルヴ プロラプス シンドローム）

MVP 僧帽弁形成術 mitral valvuloplasty（マイトラル ヴァルヴュロプラスティ）

MVR 僧帽弁置換術 mitral valve replacement（マイトラル ヴァルヴ リプレイスメント）

MVV 最大換気量 maximum voluntary ventilation（マキシマム ヴォランタリィ ヴェンチレイション）

MWS マックル－ウェルズ症候群 Muckle-Wells syndrome（マックル ウェルズ シンドローム）

MWS マロリー・ワイス症候群 Mallory-Weiss syndrome（マロリー ワイス シンドローム）

MWST 改訂水飲みテスト modified water swallowing test（モディファイド ウォーター スワローイング テスト）

6MWT 6分間歩行試験 six-minute walk test（シックス ミニッツ ウォーク テスト）

MyD 筋緊張性ジストロフィー myotonic dystrophy（マイオトニック ディストロフィ）

MZ 一卵性双胎〈双生児〉 monozygotic twins（モノジゴティック トゥインズ）

Memo

N 好中球〈好中性白血球〉 neutrophilic leukocyte（ニュートロフィリック リューカサイト）

N 神経 nerve（ナーヴ）

N 神経症〈ノイローゼ〉 neurosis（ニューロシス）

N-B 鼻・胆道チューブ naso-biliary (tube)（ネイゾウ ビリアリー（チューブ））

N & V, NV, N/V 悪心・嘔吐 nausea and vomiting（ノーシア アンド ヴォミティング）

N₂O 笑気〈亜酸化窒素〉 nitrous oxide（ニトラス オキサイド）

N95マスク N95マスク particulate respirator type N95（パーティキュレイト レスピレイター タイプ エヌ95）

n.c. 矯正不能 non corrigunt（ノン コリガント）

N-CPAP 経鼻的持続陽圧呼吸 nasal continuous positive airway pressure（ネイザル コンティニュアス ポジティブ エアウエイ プレッシャー）→nasal CPAP

n.p. 異常なし no particular（ノー パティキュラー）

Na ナトリウム natrium, sodium（ナトリウム，ソディウム）

NA 壊死性血管炎 necrotizing angiitis（ネクロタイジング アンジャイテイス）

NA 核酸 nucleic acid（ニュークレイック アシッド）

NA ナリジクス酸 nalidixic acid（ナリジキック アシッド）

NA ノルアドレナリン〈ノルエピネフリン〉 noradrenaline（ノルアドレナリン）

nAChR ニコチン作動性アセチルコリン受容体 nicotinic acetylcholine receptor（ニコティニック アスィタイルコーリン レセプター）

NAD 検査異常なし nothing abnormal detected（ナシング アブノーマル ディテクティッド）

NAD 特記すべき疾患なし no appreciable disease（ノー アブリーシアブル ディジーズ）

NAD ニコチンアミド・アデニン・ジヌクレオチド nicotinamide adenine dinucleotide（ニコチンアミド アデニン ジヌクレオティド）

NADH 還元型ニコチンアミドアデニンジヌクレオチド　reduced nic-otinamide adenine dinucleotide（リデュースト ニコチンアミド アデニン ジヌクレオチド）

NaF フッ化ナトリウム　sodium fluoride（ソディウム フルアライド）

NAFLD 非アルコール性脂肪肝　non alcoholic fatty liver disease（ノン アルコホーリック ファッティ リヴァー ディジーズ）

NAG *N*-アセチル-*β*-D グルコサミニダーゼ　*N*-acetyl-*β*-D-glucos-aminidase（エヌ アスィトゥル ベータ ディー グルコサミニデイズ）

NAI 食道がん患者に対する栄養評価指数　nutritional assessment index（ニュートリショナル アセスメント インデックス）

NAM 健常成人男性　normal adult male（ノーマル アダルト メール）

NANB 非A非B型肝炎　non A non B (hepatitis)（ノン エー ノン ビー（ヘパタイティス））

NANDA, NANDA-I 北米看護診断協会　North American Nurs-ing Diagnosis Association International（ノース アメリカン ナーシング ダイアグノシス アソシエイション インターナショナル）

NAP 好中球アルカリホスファターゼ　neutrophil alkaline phos-phatase（ニュートロフィル アルカリン フォスファテイス）

nasal CPAP（ネーザルシーパップ） 経鼻的持続陽圧呼吸　nasal continuous positive airway pressure（ネイザル コンティニュアス ポジティヴ エアウェイ プレッシャー）

NASH 非アルコール性脂肪肝炎　non alcoholic steatohepatitis（ノン アルコホーリック ステアトヘパタイティス）

NaSSA ノルアドレナリン作動性・特異的セロトニン作動性抗うつ薬　noradrenergic and specific serotonergic antidepres-sant（ノーラドゥラナージク アンド スペシフィック セラタナージク アンチデプレッサント）

NB 神経芽細胞腫　neuroblastoma（ニューロブラストーマ）

NBAS 新生児行動評価　neonatal behavioral assessment scale（ネオネイタル ビヘイヴィオラル アセスメント スケイル）

NBD 神経因性膀胱　neurogenic bladder dysfunction（ニューロジェニック ブラッダー ディスファンクション）

NBI 狭帯域光内視鏡　narrow band imaging endoscope（ナロー バンド イメージング エンドスコープ）

NBM 絶食　nothing by mouth（ナッシング バイ マウス）

NBM ナラティブ・ベイスド・メディスン narrative based medicine（ナラティブ ベイスド メディシン）

NBN 新生児室 newborn nursery（ニューボーン ナーサリィ）

NBP 非細菌性咽頭炎 nonbacterial pharyngitis（ノンバクテリアル フィリンジャイティス）

NC 訴えなし no complaints（ノー コンプレインツ）

NC 特記すべきことなし non-contributory（ノン コントリビュトリィ）

NCA 神経循環無力症 neurocirculatory asthenia（ニューロ サーキュラトリィ アスシーニア）

NCCHD 非チアノーゼ性先天性心疾患 non-cyanotic congenital heart disease（ノン サイアノティック コンジェニタル ハート ディジーズ）

NCCN 全米総合がん情報ネットワーク National Comprehensive Cancer Network（ナショナル カムプリヘンシヴ キャンサー ネットワーク）

NCI 米国国立がん研究所 National Cancer Institute（ナショナル キャンサー インスティテュート）

NCI-CTC NCI-CTC分類 National Cancer Institute-Common Toxicity Criteria（ナショナル キャンサー インスティテュート コモント キシシティ クライテリア）

NCL 神経セロイドリポフスチン症 neuronal ceroid lipofuscinosis（ニューロナル セロイド リポファシノイシス）

NCLM 結節性皮膚ループスムチン症 nodular cutaneous lupus mucinosis（ノデュラー キュテイニアス ループス ムシノイシス）

NCN 母斑細胞母斑（色素性母斑） nevus cell nevus（ニーヴァス セル ニーヴァス）

NCT 非接触型眼圧計 noncontact tonometer（ノンコンタクト トノメーター）

NCU 脳神経外科集中治療室 neurological care unit（ニューロロジカル ケア ユニット）

NCV 神経伝導速度 nerve conduction velocity（ナーヴ コンダクション ヴェロシティ）

ND 看護診断 nursing diagnosis（ナーシング ダイアグノシス）

ND 神経性難聴 nerve deafness（ナーヴ ディーフネス）

Nd–YAG ネオジム・イットリウム・アルミニウム・ガーネットレーザー neodymium:yttrium, aluminum, garnet laser (ネオジミウム：イットリウム，アルミニウム，ガーネット レイザー)

NDFX ナジフロキサシン nadifloxacin (ナジフロキサシン)

NDI 腎性尿崩症 nephrogenic diabetes insipidus (ネフロジェニック ダイアビーティーズ インシピダス)

NDP ネダプラチン nedaplatin (ネダプラチン)

NE ノルエピネフリン norepinephrine (ノルエピネフリン)

NEA 非必須アミノ酸 non-essential amino acid (ノン エッセンシャル アミノ アシッド)

NEAT 非運動性熱産生 non-exercise activity thermogenesis (ノン エクササイズ アクティビティ サーモウジェニスィス)

NEC 壊死性腸炎 necrotizing enterocolitis (ネクロタイジング エンテロコライティス)

NED 疾患の所見なし no evidence of disease (ノー エヴィデンス オブ ディジーズ)

NEEP 呼気終末陰圧呼吸 negative end-expiratory pressure (ネガティヴ エンド エクスピラトリー プレッシャー)

NEET ニート〈若年無業者〉 Not in Employment, Education or Training (ノット イン エンプロイメント，エデュケイション オア トレイニング)

NEFA 非エステル型脂肪酸 non esterified fatty acid (ノン エステリファイド ファッティ アシッド)

neg 陰性の negative (ネガティヴ)

NEL ネララビン nelarabin (ネララビン)

ERD 非びらん性胃食道逆流症 non-erosive gastroesophageal reflux disease (ノン イローシヴ ガストロエソファジアル リフラックス ディジーズ)

NESS 非内分泌性低身長症 non-endocrine short stature (ノン エンドクリン ショート スタチュア)

NET 神経興奮性検査 nerve excitability test (ナーヴ エクサイタビリティ テスト)

NEX ソラフェニブ sorafenib (ソラフェニブ)

NF 神経線維腫症〈レックリングハウゼン病〉 neurofibromatosis（ニューロフィブロマトシス）

NF 中性脂肪 neutral fat（ニュートラル ファット）

NFLD 網膜神経線維層欠損 nerve fiber layer defect（ナーヴ ファイバー レイヤー ディフェクト）

NFLX ノルフロキサシン norfloxacin（ノルフロキサシン）

NFT リン酸化タウタンパク神経原線維変化 neurofibrillary tangle（ニューロフィブラリー タングル）

NFV ネルフィナビル nelfinavir（ネルフィナビル）

ng ナノグラム nanogram（ナノグラム）

NG 胃管 nasogastric（ナソガストリック）

NG tube 経鼻胃チューブ〈NGチューブ〉 nasogastric tube（ナソガストリック テューブ）

NGB 神経因性膀胱 neurogenic bladder（ニューロジェニック ブラダー）

NGO 非政府機関 non-governmental organization（ノン ガヴァメンタル オーガニゼイション）

NGSP値 HbA1c国際標準値 National Glychemoglobin Standardization Program（ナショナル グリコヘモグロビン スタンダァダゼイション プログラム）

NGU 非淋菌性尿道炎 non-gonococcal urethritis（ノンゴノカッカル ユレスライティス）

NH 新生児肝炎 neonatal hepatitis（ネオネイタル ヘパタイティス）

NH₃ アンモニア ammonia（アンモニア）

NHCAP 医療・介護関連肺炎 nursing and healthcare-associated pneumonia（ナーシング アンド ヘルスケア アソシエイテッド ニューモニア）

NHL 非ホジキンリンパ腫 non-Hodgkin lymphoma（ノン ホジキン リンフォーマ）

NHS 新生児肝炎症候群 neonatal hepatitis syndrome（ネオウネイタル ヘパタイティス シンドローム）

NIC 看護介入分類 Nursing Interventions Classification（ナーシング インターヴェンションズ クラシフィケイション）

NICU 新生児集中治療室　neonatal intensive care unit（ネオネイタル インテンシヴ ケア ユニット）

NIDDM インスリン非依存型糖尿病　non-insulin dependent diabetes mellitus（ノン インスリン ディペンデント ダイアビーティーズ メリタス）

NIHSS 米国国立衛生研究所分類　national institute of Health Stroke Scale（ナショナル インスティチュート オブ ヘルス ストローク スケイル）

NIL ニロチニブ　nilotinib（ニロチニブ）

NINDS-Ⅲ 脳血管障害の臨床病型分類　National Institute of Neurological Disorders and Stroke（ナショナル インスティチュート オブ ニューロロジカル ディスオーダーズ アンド ストローク）

NIV 非侵襲的陽圧換気　noninvasive positive ventilation（ノン インヴァシヴ ポジティヴ ヴェンチレイション）→NPPV

Nivo ニボルマブ　nivolumab（ニボルマブ）

NK ニューロキニン　neurokinin（ニューロカイニン）

NK-1 ニューロキニン　neurokinin（ニューロカイニン）

NK細胞 ナチュラルキラー細胞　natural killer cell（ナチュラル キラー セル）

NKHS 非ケトン性高浸透圧性昏睡　non-ketotic hyperosmolar（ノン ケトティック ハイパーオスモラー）

NK/T lymphoma NK/T細胞リンパ腫　natural killer/T cell lymphoma（ナチュラル キラー／ティー セル リンフォーマ）

NL 正常範囲　normal limits（ノーマル リミッツ）

NLA ニューロレプト麻酔　neurolept-analgesia, neurolept-anesthesia（ニューロレプト アナルジージア, ニューロレプト アネスシージア）

NLF 鼻唇溝　nasolabial fold（ネイゾウラビアル フォルド）

NLP 光覚なし　no light perception（ノー ライト パーセプション）

nM ナノモル　nanomolar（ナノモーラー）

NM フラジオマイシン〈ネオマイシン〉　fradiomycin（neomycin）（フラジオマイシン（ネオマイシン））→FRM

NMDA N-メチル-D-アスパラギン酸　N-methyl-D-aspartate（エヌ メシル ディー アスパルテート）

NME 壊死性遊走性紅斑 necrolytic migratory erythema
（ネクロリティック マイグラトーリ エリシーマ）

NMF 天然保湿因子 natural moisturizing factor（ナチュラル
モイスチャライジング ファクター）

NMJ 神経筋接合部 neuromuscular junction（ニューロマスキュ
ラー ジャンクション）

NMR 核磁気共鳴 nuclear magnetic resonance（ニュークリア
マグネティック レゾナンス）

NMR 新生児死亡率 neonatal mortality rate（ネオネイタル モー
タリティ レイト）

NMS 悪性症候群 neuroleptic malignant syndrome（ニューロ
レプティック マリグナント シンドローム）

NMS 神経調節性失神 neurally mediated syncope（ニューラリィ
ミディエイティッド シンコープ）

NMSCT 骨髄非破壊的同種造血幹細胞移植 nonmyeloablative
stem cell transplantation（ノンマイエロアブラティヴ ステム セル
トランスプランテイション）

NMU 神経筋単位 neuromuscular unit（ニューロマスキュラー
ユニット）

NN 神経鞘腫 neurinoma, schwannoma（ニューリノーマ，シュ
ワンノーマ）

NNRTI 非核酸系逆転写酵素阻害薬 non-nucleoside reverse
transcriptase inhibitor（ノン ニュークリオサイド リヴァース トゥラ
ンスクリプティス インヒビター）

NNIS 米国院内感染サーベイランス National Nosocomial In-
fections Surveillance（ナショナル ノーソコミヤル インフェクショ
ンズ サーヴェイランス）

NNT 治療必要数 number needed to treat（ナンバー ニーディッド
トゥトゥリート）

NO 一酸化窒素 nitric oxide（ナイトリック オキサイド）

NO 笑気 nitrous oxide（ナイトラス オキサイド）

NO 鼻閉 nasal obstruction（ネイザル オブストラクション）

NOAEL 無毒性量 no observed adverse effect level（ノー オブ
ザーブド アドヴァース イフェクト レヴェル）

NOC 看護成果分類　nursing outcomes classification（ナーシング アウトカムズ クラシフィケイション）

NOMI 非閉塞性腸管虚血症　Non-occlusive mesenteric ischemia（ノン オクルーシヴ メセンテリック イスケミア）

NOMI 非閉塞性腸間膜梗塞　non occlusive mesenteric infarction（ノン オクルーシヴ メセンテリック インファークション）

no p.l. 光覚なし　no perception of light（ノー パーセプション オブ ライト）→NLP

NP 看護計画　nursing care plan（ナーシング ケア プラン）

NP ナースプラクティショナー（米国）　nurse practitioner（ナース プラクティショナー）

NP 鼻ポリープ〈鼻茸〉　nasal polyp（ネーザル ポリープ）

NPC 鼻咽腔未分化がん　nasopharyngeal (poorly differentiated) carcinoma（ナソファリンジーアル（プアリー ディファレンシェイティッド）カーシノーマ）

NPD ニーマン・ピック病　Niemann-Pick disease（ニーマン ピック ディジーズ）

NPD 夜間腹膜透析　night peritoneal dialysis（ナイト ペリトニアル ダイアライシス）

NPE 神経心理学的評価　neuropsychological evaluation（ニューロサイコロジカル エヴァリュエイション）

NPH NPHインスリン　neutral-protamine-Hagedorn insulin（ニュートラル プロタミン ハーゲドルン インスリン）

NPH 椎間板ヘルニア　nucleus pulposus herniation（ニュークリアス パルポサス ハーニエイション）

NPN 残余窒素　nonprotein nitrogen（ノンプロテイン ナイトロジェン）

NPO 絶食　nothing per os, nothing by mouth（ナッシング パー オス，ナッシング バイ マウス）

NPPV 非侵襲的陽圧換気　non-invasive positive pressure ventilation（ノン インヴァイシヴ ポジティヴ プレッシャー ヴェンチレイション）

NPT 夜間陰茎勃起　nocturnal penile tumescence（ノクターナル ペニル トゥメシーンス）

NPUAP 米国褥瘡諮問委員会　National Pressure Ulcer Advisory Panel（ナショナル プレッシャー アルサー アドヴァイサリィ パネル）

NPWT 陰圧閉鎖療法　negative pressure wound therapy（ネガティヴ プレッシャー ウーンド セラピィ）

NQs ニューキノロン系抗菌薬　new quinolones（ニュー キノロネス）

NREM ノンレム睡眠　nonrapid eye movement sleep（ノンラピッド アイ ムーヴメント スリープ）

NRI 栄養学的手術危険指数　nutritional risk index（ニュートリショナル リスク インデックス）

NRS 数字評定尺度　numeric rating scale（ニュメリック レイティング スケイル）

NRTI 核酸系逆転写酵素阻害薬　nucleoside reverse transcriptase inhibitor（ニュークリオサイド リヴァース トゥランスクリプティス インヒビター）

Ns 看護師　nurse（ナース）

NS 生理食塩液　normal saline（ノーマル セイライン）

NS ネフローゼ症候群　nephrotic syndrome（ネフロティック シンドローム）

NSAIDs 非ステロイド性抗炎症薬　non-steroidal anti-inflammatory drugs（ノン ステロイダル アンティ インフラマトリー ドラッグス）

NSD 経腟自然分娩　normal spontaneous delivery（ノーマル スパンティニアス デリバリー）

NSE ニューロン特異性エノラーゼ　neuron-specific enolase（ニューロン スペシフィック エノレイス）

NSF 腎性全身性線維症　nephrogenic systemic fibrosis（ネフロゲニック システミック フィブロシス）

NSFTD 正常満期産　normal spontaneous full term delivery（ノーマル スパンティニアス フル ターム デリヴァリィ）

NSGCT 非セミノーマ性胚細胞腫瘍　non-seminomatous germ cell tumor（ノン セミノーマタス ジャーム セル テューマー）

NSIDS 未然型乳幼児突然死症候群　near sudden infant death syndrome（ニア サドン インファント デス シンドローム）

NSIP 非特異型間質性肺炎　nonspecific interstitial pneumonia（ノンンスペーシフィック インタースティーシャル ニューモニア）

NSR 正常洞調律　normal sinus rhythm（ノーマル サイナス リズム）

NST 栄養サポートチーム　nutrition support team（ニュートリション サポート ティーム）

NST ノンストレステスト　non-stress test（ノン ストレス テスト）

NSTEMI 非ST上昇型心筋梗塞　non-ST-elevation myocardial infarciont（ノン エスティ エレヴェイション マイオカーディアル インファークション）

NSU 非特異性尿道炎　nonspecific urethritis（ノンスペシフィック ユーレスライティス）

NSVT 非持続性心室頻拍　nonsustained ventricular tachy-cardia（ノンサステインド ヴェントリキュラー タキカーディア）

NT 神経性伝達物質　neurotransmitter（ニューロトランスミッター）

NTG 正常眼圧緑内障　normal tension glaucoma（ノーマル テンション グラウコーマ）

NTG ニトログリセリン　nitroglycerin（ニトログリセリン）

NTM 非結核性抗酸菌　nontuberculous mycobacteriosis（ノンチュベルクローシス マイコバクテリオシス）

NTN 腎毒性腎炎　nephrotoxic nephritis（ネフロトクシック ネフライティス）

NUD 非潰瘍性消化不良　nonulcer dyspepsia（ノンアルサー ディスペプシア）

Nv 裸眼視力　naked vision（ネーキッド ヴィジョン）

NVAF 非弁膜症性心房細動　nonvalvular atrial fibrillation（ノンヴァルヴュラー アトリアル フィブリレイション）

NVD 乳頭上血管新生　neovascularization on the disc（ネオヴァスキュラライゼイション オン ザ ディスク）

NVG 血管新生緑内障　neovascular glaucoma（ネオヴァスキュラー グローコーマ）

NVP ネビラピン　nevirapine（ネビラピン）

NWB 免荷 non weight bearing (ノン ウェイト ベアリング)

Nx 眼振 nystagmus (ニスタグムス)

NYHA ニューヨーク心臓協会 New York Heart Association
(ニュー ヨーク ハート アソシエイション)

NYHA分類 ニューヨーク心臓協会分類 New York Heart Association classification (ニュー ヨーク ハート アソシエイション クラシフィケイション)

NYS ナイスタチン nystatin (ナイスタチン)

NZP ニトラゼパム nitrazepam (ニトラゼパム)

Memo

O

O 客観的情報 objective data (オブジェクティヴ データ)

O157 腸管出血性大腸菌O157 O157：H7 (オー157：エイチ7)

O₂ 酸素 oxygen (オキシジェン)

O₂ 両眼 both oculus (ボウス オキュラス)

OA 起立性タンパク尿 orthostatic albuminuria (オーソウスタティック アルビュミニュリーア)

OA 経口栄養 oral alimentation (オーラル アリメンテイション)

OA 変形性関節症 osteoarthritis (オステオアースライティス)

OAB 過活動膀胱 overactive bladder (オーヴァーアクティヴ ブラッダー)

OALL 前縦靱帯骨化症 ossification of anterior longitudinal ligament (オシフィケイション オブ アンテリア ロンギテュディナル リガメント)

OAP 眼動脈圧 ophthalmic artery pressure (オフサルミック アーテリー プレッシャー)

OA-PICA anastomosis 後頭動脈−後下小脳動脈吻合 (術) occipital artery-posterior inferior cerebellar artery anastomosis (オシピタル アーテリー ポステリア インフェリア セレベラー アーテリー アナストモシス)

OAS 口腔アレルギー症候群 oral allergy syndrome (オーラル アラージー シンドローム)

Ob 斜位 oblique (オブリーク)

OB 潜血 occult blood (bleeding) (オカルト ブラッド (ブリーディング))

OB/GYN 産科・婦人科 obstetrics and gynecology (オブステトリクス アンド ガイネコロジィ)

OBS 器質性脳症候群 organic brain syndrome (オーガニック ブレイン シンドローム)

OC 経口避妊薬 oral contraceptives (オーラル コントラセプティヴス)

OC 酸素消費量 oxygen consumption (オキシジェン コンサンプション)

OC 卵巣がん ovarian carcinoma, ovarian cancer (オーヴァリアン カーシノーマ，オーヴァリアン キャンサー)

OCCB 潜血反応　occult blood（オカルト ブラッド）

OCD 強迫性障害　obsessive-compulsive disorder（オブセシヴ コンパルシヴ ディスオーダー）

OCD 離断性骨軟骨炎　osteo chondritis dissecans（オスティオ コンドライティス ディスセキャンズ）

OCH 経口避妊ホルモン　oral contraceptive hormone（オーラル コントラセプティヴ ホーモン）

OCPD 強迫性パーソナリティ障害　obsessive-compulsive personality disorder（オブセシヴ コンパルシヴ パーソナリティ ディスオーダー）

OCR 頭位変換眼球反射　oculocephalic reflex（オキュロセファリック リフレックス）

OCT 胎児予備能試験〈オキシトシンチャレンジテスト〉　oxytocin challenge test（オキシトシン チャレンジ テスト）

OCT 光干渉断層計　optical coherence tomography（オプティカル コヒーレンス トモグラフィ）

OCU 分娩監視装置　obstetric care unit（オブステトリック ケア ユニット）

OCV 硝子体混濁　opacitas corporis vitrei（オパシタス コロポリス ヴィトレイ）

OD 1日量1回投与　once daily（ワンス デイリー）

OD 起立性調節障害　orthostatic dysregulation（オーソスタティック ディスレグレイション）

OD/O.D. 右眼に　oculus dexter（オクルス デクスター）

ODA 客観的栄養評価　objective data assessment（オブジェクティヴ データ アセスメント）

ODC 酸素解離曲線〈酸素結合曲線, 酸素飽和曲線〉　oxygen dissociation curve（オキシジェン ディソシエイション カーヴ）

ODT療法 閉鎖包帯法〈密封包帯法〉　occlusive dressing technique（オクルーシヴ ドレッシング テクニーク）

OE 外耳炎　otitis externa（オウタイティス イクスターナ）

OFDI 光周波数層撮影　optical frequency domain imaging（オプティカル フリークエンシィ ドメイン イメイジング）

OffJT 職場外教育　off the job training（オフ ザ ジョブ トレイニング）

OFLX オフロキサシン　ofloxacin（オフロキサシン）

OGTT 経口ブドウ糖負荷試験　oral glucose tolerance test（オーラル グルコース トレランス テスト）

OH 起立性低血圧　orthostatic hypotension（オーソスタティック ハイポテンション）

OHA 経口血糖降下薬　oral hypoglycemic agent（オーラル ハイポグリセミック エイジェント）

3-OHBA 3ヒドロキシ酪酸　3-hydroxybutyric acid（3 ハイドゥロクスィビュータレイト アシッド）

17-OHCS 17-ヒドロキシコルチコステロイド　17-hydroxycorti-costeroid（17 ハイドロキシコルチコステロイド）

OHI 口腔清拭指数　oral hygiene index（オーラル ハイジーン インデクス）

OHP 高圧酸素療法　oxygen hyperbaric pressure（オキシジェン ハイパーバリック プレッシャー）→HBO

OHS 開心術〈直視下心手術〉　open heart surgery（オープン ハート サージェリィ）

OHS 肥満低換気症候群　obesity hypoventilation syndrome（オウビサティ ハイポヴェンティレイション シンドローム）

OHSS 卵巣過剰刺激症候群　ovarian hyperstimulation syn-drome（オヴァリアン ハイパースティミュレイション シンドローム）

OI 日和見感染症　opportunistic infection（オポチュニスティック インフェクション）

O（G）I 骨形成不全症　osteogenesis imperfecta（オステオジェネシス インパーフェクタ）

OIC オピオイド誘発性便秘症　opioid-induced constipation（オピオイド インデュースト カンスタペイション）

OICU 母体・胎児集中治療室　obstetric intensive care unit（オブステトリック インテンシブ ケア ユニット）

Oint 軟膏　ointment（オイントメント）

OJ 閉塞性黄疸　obstructive jaundice（オブストラクティヴ ジョーンディス）

OJT 職場内教育　on the job training（オン ザ ジョブ トレイニング）

OK 食道がん　Oesophagus Krebs（エソファガス クレブス）→EC

OK-432 抗悪性腫瘍溶連菌製剤　OK-432（オーケー432）

OKK 上顎がん　Oberkieferkrebs（オーベルキーフェルクレブス）

OKN 視運動性眼振　optokinetic nystagmus（オプトキネティック ニスタグムス）

OM 骨髄炎　osteomyelitis（オステオマイエライティス）

OM 中耳炎　otitis media（オウタイティス メディア）

OMライン 眼窩耳孔線　orbitomeatal line（オービトミエイタル ライン）

OMA 急性中耳炎　otitis media acuta（オウタイティス メディア アキュータ）

OMC 直視下僧帽弁交連切開術　open mitral commissurotomy（オープン マイトラル コミシュロトミィ）

OMD 器質性精神疾患　organic mental disorder（オーガニック メンタル ディスオーダー）

OME 滲出性中耳炎　otitis media with effusion（オウタイティス メディア ウィズ エフュージョン）

OMI 陳旧性心筋梗塞　old myocardial infarction（オールド マイオカーディアル インファークション）

OML, OMline 眼窩外耳孔線　orbitomeatal basal line（オービトミエイタル ベイサル ライン）

OMPC 慢性化膿性中耳炎　otitis media, purulenta, chronica（オウタイティス メディア, プルレンタ, クロニカ）

ON 骨壊死　osteonecrosis（オステオネクロシス）

ON 視神経　optic nerve（オプティック ナーヴ）

ONBD 術中経鼻胆汁ドレナージ　operative nasal bile drainage（オペラティヴ ネイザル バイル ドレイニジ）

OOB 離床，歩行可　out of bed（アウト オブ ベッド）

Op, OP 手術　operation（オペレイション）

OP 器質化肺炎　organizing pneumonia（オーガナイジング ニューモニア）

OP 骨粗鬆症〈オステオポローシス〉　osteoporosis（オステオポロシス）

OP 浸透圧　osmotic pressure（オスモティック プレッシャー）

OPCA オリーブ橋小脳萎縮症 olivo-pontocerebellar atrophy （オリヴォ ポントセレベライ アトロフィ）

OPCAB オフポンプ冠動脈バイパス術 off-pump coronary artery bypass grafting （オフ ポンプ コロナリィ アーテリー バイパス グラフティング）

Oph 検眼鏡 ophthalmoscope （オフサルモスコープ）

OPLL 後縦靱帯骨化症 ossification of posterior longitudinal ligament （オシフィケイション オブ ポステリア ロンギテュディナル リガメント）

OPN オステオポンチン〈ウロポンチン〉 osteopontin （オステオポンティン）

OPSI 脾摘後重症感染症 overwhelming postsplenectomy infection （オーバーウエルミング ポスツプレネクトミー インフェクション）

OPV 経口ポリオワクチン oral poliovirus vaccine （オーラル ポリオヴァイラス ヴァクシーン）

OR オッズ比 odds ratio （オッズ レイシオ）

OR オピオイドローテーション opioid rotation （オピオイド ローテイション）

OR 抗腫瘍効果 overall objective tumor response （オヴェラル オブジェクティヴ テューマー リスポンス）

OR 手術室 operating room （オペレイティング ルーム）

ORIF 観血的整復と内固定 open reduction and internal fixation （オープン リダクション アンド インターナル フィクゼイション）

ORL 耳鼻咽喉科学 otorhinolaryngology （オートライノラリンゴロジー）

ORN 手術室看護師 operating room nurse （オペレイティング ルーム ナース）

ORT 経口輸液療法 oral rehydration therapy （オーラル リハイドレイション セラピー）

ORT 視能訓練士 orthoptist （オーソプティスト）

Ortho 整形外科 Orthopädie （オルトペディ）

OS 骨肉腫 osteosarcoma （オステオサルコーマ）

OS 全生存期間 overall survival （オヴェラル サヴァイヴァル）

OS 僧帽弁開放音　opening snap（オープニング スナップ）

OSAS 閉塞型睡眠時無呼吸症候群　obstructive sleep apnea syndrome（オブストラクティヴ スリープ アプニア シンドローム）

OSCE 客観的臨床能力試験　objective structured clinical examination（オブジェクティヴ ストラクチャード クリニカル イグザミネイション）

OSI オシメルチニブ　osimertinib（オシメルチニブ）

Osm オスモル　osmol（オスモル）

OSM オンコスタチンM　oncostatin M（オンコスタチン エム）

OSTEO 骨髄炎　osteomyelitis（オステオマイアライティス）

OT オキシトシン　oxytocin（オキシトシン）

OT 作業療法　occupational therapy（オキュペイショナル セラピィ）

OT 作業療法士　occupational therapist（オキュペイショナル セラピスト）

OT 手術室　operating theatre（オペレイティング シアター）

OTC 一般用医薬品　over the counter drugs（オーヴァー ザ カウンター ドラッグス）

OTC オキシテトラサイクリン　oxytetracycline（オキシテトラサイクリン）

Ova 卵巣　ovary（オヴァリィ）

Ova Ca 卵巣がん　ovarian cancer（オヴェイリアン キャンサー）

OW, O/W 懸濁液〈懸濁剤, 浮遊液〉　suspension, oil in water（サスペンション, オイル イン ウオーター）

Ox オキシダント　oxidant（オキシダント）

OX オキシトシン　oxytocin（オキシトシン）

OXPHOS 酸化的リン酸化　oxidative phosphorylation（オクスィデイティヴ フォスフォリレイション）

OYL 黄色靭帯骨化症　ossification of yellow ligament（オシフィケイション オブ イエロー リガメント）

oz オンス　ounce（オンス）

P

P 圧　pressure（プレッシャー）

P 確率　probability（プロバビリティ）

P 計画　plan（プラン）

P 血漿〈プラズマ〉　blood plasma, plasma（ブラッド プラズマ, プラズマ）

P 肛門管　proctos（プロクトス）

P タンパク質　protein（プロテイン）

P 瞳孔　pupil (of the eye)（ピューピル（オブ ジ アイ））

P 腹膜　peritoneum（ペリトネウム）

P P波　p-wave（ピー ウエイブ）

P プロゲステロン　progesterone（プロジェステロン）

P 脈拍　pulse（パルス）

P リン　phosphate（ホスフェイト）

P-_ 出産歴__回　Para（パラ）

P & A 打診と聴診　percussion and auscultation（パーカッション アンド オースカルテイション）

p.c. 食後　post cibum, post cibos（ポスト シブム, ポスト シボス）　→ a.c.

P.o., p.o. 経口　per os（パル オス）

P-V shunt 腹腔静脈短絡術　peritoneo-venous shunt（ペリトネオ ヴィーナス シャント）

P2 プレグナンジオール　pregnanediol（プレグナンディオール）

5P ショックの徴候: 蒼白, 虚脱, 冷汗, 脈拍触知不能, 呼吸不全（pallor, prostration, perspiration, pulselessness, pulmonary insufficiency）（パラ, プロストレイション, パスピレイション, パルスレスネス, パルモナリィ インサフィシェンシィ）

P/F比 PaO₂/FIO₂　arterial oxygen pressure/fractional concentration of oxygen inspired gas（アーテリアル オキシジェン プレッシャー / フラクショナル コンセントレイション オブ オキシジェン インスパイアード ガス）

Pa パラノイア〈偏執症, 妄想症〉　paranoia（パラノイア）

193

PA 悪性貧血 pernicious anemia（パーニシャス アニーミア）

PA 下垂体腺腫 pituitary adenoma（ピチュイタリィ アデノーマ）

PA 原発性アルドステロン症 primary aldosteronism（プライマリーアルドステロニズム）

PA 進行性非流暢性失語 progressive nonfluent aphasia（プログレッシヴ ノンフルーエント アフェイジア）

PA 心房圧 atrial pressure（アトリアル プレッシャー）

PA 多発性動脈炎 polyarteritis（ポリアーティライティス）

PA 動脈周囲炎 periarteritis（ペリアーティライティス）

PA 肺動脈〔幹〕 pulmonary artery（パルモナリィ アーテリー）

PA 肺動脈弁閉鎖術 pulmonary atresia（パルモナリィ アトレジア）

PA パニック発作〈恐慌〉 panic attack（パニック アタック）

PA プラスミノゲンアクチベータ plasminogen activator（プラスミノゲン アクティヴェイター）

PA プレアルブミン Prealbumin（プレアルブミン）

PA プロカインアミド procainamide（プロカインアミド）

PA像 背腹方向撮影像 posterior anterior image（ポステリア アンテリア イメージ）

PAB 肺動脈絞扼術 pulmonary artery banding（パルモナリィ アーテリー バンディング）

PAC シクロホスファミド＋ドキソルビシン＋シスプラチン cyclophosphamide + doxorubicin + cisplatin（シクロホスファミド ドキソルビシン シスプラチン）

PAC 小児丘疹性先端皮膚炎 papular acrodermatitis of childhood（パピュラー アクロダーマティティス オブ チャイルドフッド）

PAC 心房期外収縮 premature atrial contraction（プリマチュア アトリアル コントラクション）

PACE コミュニケーション能力測定法 Promoting Aphasics' Communicative Effectiveness（プロモーティング アファシックス コミュニケーティヴ イフェクティヴネス）

PACG 原発性閉塞隅角緑内障 primary angle-closure glaucoma（プライマリー アングル クロージャー グラウコーマ）

PaCO₂ 動脈血二酸化炭素分圧　arterial carbon dioxide pressure（アーテリアル カーボン ダイオキサイド プレッシャー）

PACO₂ 肺胞気二酸化炭素分圧　alveolar carbon dioxide tension（アルヴィオラー カーボン ダイオキサイド テンション）

PACS 医療用画像管理システム　picture archiving and communication system（ピクチャー アーカイビング アンド コミュニケイション システム）

PACU 麻酔後回復室　post anesthesia care unit（ポスト アネスシージア ケア ユニット）

PAD 経皮的膿瘍ドレナージ　percutaneous abscess drainage（パーキュティニアス アプセス ドレイニジ）

PAD 自動体外式除細動器　public access defibrillation（パブリック アクセス ディフィブリレイション）

PAD 末梢動脈疾患　peripheral arterial disease（ペリフェーラル アーテリアル ディジーズ）

PAE 抗菌薬持続効力　postantibiotic effect（ポストアンチバイオテック エフェクト）

PAF 血小板凝集因子　platelet-aggregating factor（プレイトリット アグリゲイティング ファクター）

PAF 進行性自律神経障害　progressive autonomic failure（プログレッシヴ オートノミック フェイリュア）

PAF 発作性心房細動　paroxysmal atrial fibrillation（パロキシズマル アトリアル フィブリレイション）

PAG 骨盤動脈造影　pelvic arteriography（ペルヴィック アーテリオグラフィ）

PAG 骨盤内血管撮影　pelvic angiography（ペルヴィック アンジオグラフィ）

PAG 肺血管造影　pulmonary angiography（パルモナリィ アンジオグラフィ）

PAGE ポリアクリルアミドゲル電気泳動　polyacrylamide gel electrophoresis（ポリアクリルアミド ゲル エレクトロフォリシス）

PAH 妊娠高血圧症　pregnancy associated hypertension（プレグナンシー アソシエイティッド ハイパーテンション）

PAH 肺高血圧症　pulmonary arterial hypertension（パルモナリィ アーテリアル ハイパーテンション）

PAH パラアミノ馬尿酸　para-aminohippuric acid（パラ アミノ ヒ ピュリック アシッド）

PAI プラスミノゲン活性化阻害因子　plasminogen activator inhibitor（プラスミノゲン アクティヴェイター インヒビター）

PAIS アンドロゲン不能症候群（不全型）　partial androgen insensitivity syndrome（パーシャル アンドロジェン インセンシティヴィティ シンドローム）

pal 動悸〈心悸亢進〉　palpitation（パルピテイション）

PAM（パム）　過ヨウ素酸メセナミン銀染色　periodic acid methenamine stain（ペリオディック アシッド メテナミン ステイン）

PAM プラリドキシム　pralidoxime（プラリドキシム）

PAMORA 末梢性μオピオイド受容体拮抗薬　peripherally-acting mu-opioid receptor antagonist（ペリフェラリィ アクティング ミュー オピオイド レセプター アンタゴニスト）

PAMPs 病原体関連分子パターン　pathogen-associated molecular pattern molecules（パソジン アソシエイティッド マレキュラー パターン マレキュラス）

PaO₂ 動脈血酸素分圧　arterial oxygen pressure（アーテリアル オキシジェン プレッシャー）

PAO 最大酸分泌量　peak acid output（ピーク アシッド アウトプット）

PAO₂ 肺胞気酸素分圧　partial pressure of oxygen in alveoli（パーシャル プレッシャー オブ オキシジェン イン アルヴィオライ）

pap 乳頭腺がん　papillary adenocarcinoma（パピラリィ アデノカーシノーマ）

Pap 乳頭腫　papilloma（パピローマ）

Pap Pap分類　Papanicolaou class（パパニコロウ クラス）

PAP PAP染色〈パパニコロウ染色〉　Papanicolaou stain（パパニコロウ ステイン）

PAP 原発性異型肺炎　primary atypical pneumonia（プライマリー エイティピカル ニューモニア）

PAP 前立腺性酸性ホスファターゼ　prostatic acid phosphatase（プロスターティック アシッド フォスファテイス）

PAP 肺動脈圧　pulmonary arterial pressure（パルモナリィ アーテリアル プレッシャー）

PAP 肺胞タンパク症 pulmonary alveolar proteinosis（パルモ
ナリィ アルヴィオラー プロテイノーシス）

PAPI 肺動脈拍動性指数 pulmonary artery pulsatility index
（パルモナリィ アーテリー パルサティリティ インデックス）

PAPM/BP パニペネム／ベタミプロン panipenem/betamipron
（パニペネム／ベタミプロン）

PAPVC 部分肺静脈還流異常 partial anomalous pulmonary
venous connection（パーシャル アノマラス パルモナリィ ヴィーナ
ス コネクション）

PAR 人口寄与危険度割合 population attributable risk percent
（ポピュレイション アトリビュタブル リスク パーセント）

PAR 肺小動脈抵抗 pulmonary arteriolar resistance（パルモ
ナリィ アーテリオラー レジスタンス）

PAR-1 肺プロテアーゼ活性化受容体1 protease-activated re-
ceptor-1（プロウティエイス アクティヴェイティッド レセプター 1）

Para 対麻痺 paraplegia（パラプレジア）

PARKIN パーキンソン症候群 parkinsonism（パーキンソニズム）

PARP ポリ（ADP-リボース）ポリメラーゼ poly（ADP-ribose）
polymerase（ポリ（エーディーピー ライボウス）ポリメラーゼ）

PAS（パス） 過ヨウ素酸シッフ染色 periodic acid Schiff stain
（ペリオディック アシッド シフ ステイン）

PAS 周辺虹彩前癒着 peripheral anterior synechia（ペリフェ
ラル アンテリア シネキア）

PAS パラアミノサリチル酸 para-aminosalicylate（パラ アミノサ
リシレイト）

PASA 原発性後天性鉄芽球貧血 primary acquired sideroblastic
anemia（プライマリー アクワイアード シダーロブラスティック アニーミ
ア）

PASG ショックパンツ pneumatic antishock garment（ニュー
マティック アンティショック ガーメント）

Past パスタ剤 pasta（パスタ）

PAT 血小板凝集試験 platelet aggregation test（プレイトレット
アグリゲイション テスト）

PAT 発作性心房頻拍　paroxysmal atrial tachycardia（パロキシズマル　アトリアル　タキカーディア）

Path 病理学　pathology（パソロジー）

PAV 肺動脈弁　pulmonary artery valve（パルモナリィ　アーテリー　ヴァルヴ）

PAV プロカルバジン＋ニムスチン＋ビンクリスチン　procarbazine + nimustine hydrochloride（ACNU）+ vincristine（プロカルバジン　ニムスチン　ハイドロクロライド（エーシーエヌユー）ビンクリスチン）

Paw 気道内圧　airway pressure（エアウェイ　プレッシャー）

PAWP 肺動脈楔入圧　pulmonary arterial wedge pressure（パルモナリィ　アーテリアル　ウェッジ　プレッシャー）

PAZ パゾパニブ　pazopanib（パゾパニブ）

PB 期外収縮　premature beat（プレマチュアー　ビート）

PB パラフィン浴　paraffin bath（パラフィン　バス）

PB フェノバルビタール　phenobarbital（フェノバルビタール）

PBC 原発性胆汁性肝硬変〔症〕　primary biliary cirrhosis（プライマリー　ビリアリィ　シローシス）

PBF 肺血流量　pulmonary blood flow（パルモナリィ　ブラッド　フロウ）

PBI 熱傷予後指数　prognostic burn index（プログノスティック　バーン　インデックス）

PBL 問題基盤型学習　problem based learning（プロブレム　ベイスト　ラーニング）

PBP 仮性球麻痺〈偽性球麻痺〉　pseudobulbar palsy（シュドバルバー　パルシィ）

PBP 進行性球麻痺　progressive bulbar palsy（プログレッシブ　バルバー　パルシィ）

PBSCT 末梢血幹細胞移植　peripheral blood stem cell transplantation（ペリフェラル　ブラッド　ステム　セル　トランスプランテイション）

PC 褐色細胞腫〈クロム親和（性）細胞腫〉　pheochromocytoma（フェオクロモシトーマ）

PC 血小板濃厚液　platelet concentrate（プレイトリット コンセントレイト）

PC 体位変換　position change（ポジション チェンジ）

PC 肺毛細管　pulmonary capillary（パルモナリィ キャピラリィ）

PC 光凝固　photo-coagulation（フォト コアギュレイション）

PC ファーマシューティカルケア〈服薬ケア〉　pharmaceutical care（ファーマシューティカル ケア）

PC プライマリケア　primary care（プライマリー ケア）

PC プロテインC　protein C（プロテイン シー）

PC-HLA 濃厚血小板HLA　platelet concentrate HLA（プレートリット コンセントレイト エイチエルエー）

PC-IOL 後房レンズ　posterior chamber intraocular lens（ポステリア チェンバー イントラアキュラー レンズ）→AC-IOL

PCA 患者自己鎮痛管理法　patient controlled analgesia（ペイシェント コントロールド アナルジージア）

PCA 後大脳動脈　posterior cerebral artery（ポステリア セレブラル アーテリー）

PCB ポリ塩化ビフェニル　polychlorinated biphenyl（ポリクロリネイティッド ビフェニル）

PCD プログラム細胞死　programmed cell death（プログラムド セル デス）

PCEA 自己調節硬膜外鎮痛法〈硬膜外自己調整鎮痛法〉　patient controlled epidural analgesia（ペイシェント コントロールド エピデュラル アナルジージア）

PCF 咽頭結膜熱　pharyngoconjunctival fever（ファリンゴコンジャンクティヴァル フィーヴァー）

PCF 恥骨頸部筋膜　pubocervical fascia（プボセルビカル ファスシア）

PCG 心音図　phonocardiogram（フェノカーディオグラム）

PCG ベンジルペニシリン　benzylpenicillin（ベンジルペニシリン）

PCH 発作性寒冷血色素尿症　paroxysmal cold hemoglobinuria（パロキシズマル コールド ヘモグロビヌーリア）

PCI 経皮的冠動脈インターベンション percutaneous coronary intervention（パーキュテイニアス コロナリー インターヴェンション）

PC-IOL 後房レンズ posterior chamber intraocular lens（ポステリアー チェンバー イントラオキュラー レンズ）

PCKD 多発性嚢胞腎 polycystic kidney disease（ポリサイスティック キドニィ ディジーズ）

PCL 形質細胞白血病 plasma cell leukemia（プラズマ セル リューケミア）

PCL 後十字靱帯 posterior cruciate ligament（ポステリア クルーシエイト リガメント）

PCM 原発性心筋症 primary cardiomyopathy（プライマリー カーディオマイオパシィ）

PCM タンパクエネルギー低栄養 protein calorie malnutrition（プロテイン カロリー マルニュートリション）→PEM

PCNSL 中枢神経系原発リンパ腫 primary central nerve system lymphoma（プライマリー セントラル ナーヴ システム リンフォーマ）

PCO 一酸化炭素分圧 carbon monoxide pressure（カーボン モノクサイド プレッシャー）

PCO 水晶体後嚢混濁 posterior capsule opacification（ポステリア カプスル オパシフィケイション）

PCO₂ 二酸化炭素分圧 partial pressure of carbon dioxide（パーシャル プレッシャー オブ カーボン ダイオキサイド）

Pcom 後交通動脈 posterior communicating artery（ポステリア コミュニケイティング アーテリー）

PCOS 多嚢胞性卵巣症候群 polycystic ovary syndrome（ポリサイスティック オーバリー シンドローム）

PCP カリニ肺炎 pneumocystis carinii pneumonia（ニューモシスティス カリニ ニューモニア）

PCP ニューモシスチス肺炎 pneumocystis pneumonia（ニューモシスティス ニューモニア）

PCP 肺毛細血管圧 pulmonary capillary pressure（パルモナリィ キャピラリィ プレッシャー）→PAWP

PCPS 経皮的心肺補助 percutaneous cardiopulmonary support（パーキュティニアス カーディオプルモナリィ サポート）

PCR〔法〕 ポリメラーゼ連鎖反応　polymerase chain reaction（ポリメレイス チェイン リアクション）

PCS 胆嚢摘出後症候群　postcholecystectomy syndrome（ポストコレシステクトミィ シンドローム）

PCS 門脈下大静脈吻合術　portacaval shunt（ポータカヴァル シャント）

PCSK9 前駆タンパク質転換サブチリシン/ケキシン9型　proprotein convertase subtilisin/kexin type 9（プロプロテイン コンヴァテイズ サブティリシン/ケキシン タイプ 9）

PCT 緩和ケアチーム　palliative care team（パリアティヴ ケア ティーム）

PCT 晩発性皮膚ポルフィリン症　porphyria cutanea tarda（ポルフィリア クータネア タルダ）

PCT プロカルシトニン　procalcitonin（プロカルシトニン）

PCU パリアティブケアユニット〈緩和ケア病棟〉　palliative care unit（パリアティヴ ケア ユニット）

PCV 圧調節換気〈従圧式換気〉　pressure control ventilation（プレッシャー コントロール ヴェンチレイション）

PCWP 肺毛細血管楔入圧　pulmonary capillary wedge pressure（パルモナリィ キャピラリー ウェッジ プレッシャー）→PAWP

PCZ プロカルバジン　procarbazine（プロカルバジン）

PD 進行　progressive disease（プログレッシヴ ディジーズ）

PD 膵頭十二指腸切除〔術〕　pancreatico-duodenectomy（パンクレアティコ デュオデネクトミー）

PD 体位ドレナージ〈体位排痰法〉　postural drainage（ポステュラル ドレイニジ）

PD 瞳孔間距離　papillary distance（パピラリー ディスタンス）

PD パーキンソン病〈振戦麻痺〉　Parkinson disease（パーキンソン ディジーズ）

PD 肺疾患　pulmonary disease（パルモナリィ ディジーズ）

PD パニック症〈恐慌障害, 不安障害〉　panic disorder（パニック ディスオーダー）

PD ピック病　Pick disease（ピック ディジーズ）

PD 腹膜透析〈腹膜灌流〉 peritoneal dialysis（ペリトネール ダイアライシス）

PD-1 プログラム細胞死受容体1 programmed death receptor 1（プログラムド デス レセプター 1）

PD-L1 プログラム細胞死リガンド1 programmed death ligand 1（プログラムド デス リガンド 1）

PDA 動脈管開存〈症〉〈ボタロー管開存症〉 patent ductus arteriosus（パテント ダクタス アーテリオサス）

PDE ホスホジエステラーゼ phosphodiesterase（ホスフォダイエステレイス）

PDEI ホスホジエステラーゼ阻害薬 phosphodiesterase inhibitor（ホスフォダイエステレイス インヒビター）

PDGF 血小板由来増殖因子 platelet-derived growth factor（プレイトレット デリーヴド グロース ファクター）

PDL プレドニゾロン prednisolone（プレドニゾロン）

PDN プレドニン predonine（プレドニン）

PDR 増殖糖尿病網膜症 proliferative diabetic retinopathy（プロリフェラティヴ ダイアベティック レティノパシィ）

PDS 胎盤機能不全症候群 placental dysfunction syndrome（プレセンタル ディスファンクション シンドローム）

PDT 光線力学的療法 photodynamic therapy（フォトダイナミック セラピィ）

PE 血漿交換 plasma exchange（プラズマ エクスチェンジ）

PE 身体検査 physical examination（フィジカル イグザミネイション）

PE 肺気腫 pulmonary emphysema（パルモナリィ エンフィセーマ）

PE 肺水腫 pulmonary edema（パルモナリィ イディーマ）

PE 肺塞栓（症） pulmonary embolism（パルモナリィ エンボリズム）

PEA 水晶体乳化吸引術 phacoemulsification and aspiration（ファコエマルシフィケイション アンド アスピレイション）

PEA 無脈性電気活動〈電導（気）収縮解離〉 pulseless electrical activity（パルスレス エレクトリカル アクティヴィティ）

peak VO₂ 最高酸素摂取量 peak voltage O₂（ピーク ヴォルテージ オーツー）

PECT ポジトロンエミッションコンピュータ断層撮影 positron emission computerized tomography（ポジトロン エミッション コンピュータライズド トモグラフィ）

PEE 肺炎随伴性胸水 parapneumonic effusion（パラニューモニック エフュージョン）

PEEP 呼気終末陽圧〈終末呼気陽圧〉 positive end-expiratory pressure（ポジティヴ エンド エクスピレイトリ プレッシャー）

PEF 最大呼気流量 peak expiratory flow（ピーク エクスピラトリィ フロウ）

PEFR 最大呼気速度 peak expiratory flow rate（ピーク エクスピラトリィ フロウ レイト）→PEF

PEG 気脳写 pneumoencephalography（ニューモエンセファログラフィ）

PEG（ペグ） 経皮内視鏡的胃瘻造設術 percutaneous endoscopic gastrostomy（パーキュテイニアス エンドスコーピック ガストロストミィ）

PEG-IFN ペグ-インターフェロン polyethylene glycol-interferon（ポリエチレン グリコール インターフェロン）

PEH 偽上皮腫性肥厚 pseudo-epitheliomatous hyperplasia（スード エピスィリオメテス ハイパープレイジア）

PEIT 経皮的エタノール注入療法 percutaneous ethanol injection therapy（パーキュテイニアス エタノール インジェクション セラピィ）

PEJ 経皮的内視鏡腸瘻造設術 percutaneous endoscopic jejunostomy（パーキュテイニアス エンドスコーピック ジジュノストミィ）

PEM タンパク質エネルギー栄養障害 protein energy malnutrition（プロテイン エナジー マルニュートリジョン）

PEM ペメトレキセド pemetrexed（ペメトレキセド）

Pembro ペムブロリズマブ pembrolizumabn（ペムブロリズマブ）

PEO 進行性外眼筋麻痺 progressive external ophthalmoplegia（プログレッシヴ エクスターネル オフサルモプレジア）

PEP 曝露後感染予防 post exposure prophylaxis（ポスト エクスポージャー プロファイラキシス）

PEP ペプロマイシン peplomycin（ペプロマイシン）

Per 根尖性歯周炎 periapical periodontitis（ペリアピカル ペリオドンティティス）

PER ペルツズマブ pertuzumab (ペルツズマブ)

Perico 智歯周囲炎 pericoronitis (ペリコロニティス)

PERT 百日咳 pertussis (パータシス)

PES ポリエーテルスルフォン polyethersulfone (ポリエーテルスルフォン)

PESI 肺塞栓症重症度指数 pulmonary embolism severity index (パルモナリィ エンボリズム シヴィリティ インデックス)

PET ポジトロン断層撮影 positron emission tomography (ポジトロン エミッション トモグラフィ)

PF 呼気流量 peak flow (ピーク フロー) →PEF

PFC 胎児循環遺残症候群 persistent fetal circulation syndrome (パシステント フィータル サーキュレイション シンドローム) →PPHN

PFC プラーク形成細胞 plaque-forming cell (プラーク フォーミング セル)

PFD 膵機能診断テスト pancreatic function diagnosis (パンクリアティック ファンクション ダイアグノシス)

PFO 卵円孔開存 patent foramen ovale (パテント フォレイメン オヴァリ)

PFR ピークフロー率 peak flow rate (ピーク フロー レイト)

PFS 圧力尿流試験 pressure flow study (プレッシャー フロー スタディ)

PFSS 肺機能状態尺度 pulmonary functional status scale (パルモナリィ ファンクショナル ステイタス スケイル)

PFT 絵画フラストレーションテスト picture frustration test (ピクチャー フラストレイション テスト)

PFT 肺機能検査 pulmonary function test (パルモナリィ ファンクション テスト)

pg ピコグラム picogram (ピコグラム)

PG 壊疽性膿皮症 pyoderma gangrenosum (ピオダーマ ギャングレノスム)

PG 耳下腺 parotid gland (パロティッド グランド)

PG プロゲステロン progesterone (プロゲステロン)

PG プロスタグランジン prostaglandin (プロスタグランディン)

PGA プロスタグランジン A　prostaglandin A（プロスタグランディン エー）

PGD 着床前診断〈受精卵診断，着床前遺伝子診断〉　preimplantation genetic diagnosis（プレインプランテイション ジェネティック ダイアグノーシス）

PGI₂ プロスタグランジン I₂〈プロスタサイクリン〉　prostaglandin I₂（プロスタグランディン アイ2）

PGN 増殖性糸球体腎炎　proliferative glomerulonephritis（プロリフェラティヴ グロメルロネフライティス）

PGR 精神皮膚電流反射　psychogalvanic reflex（サイコガルヴァニック リフレックス）

PGTT プレドニゾロンブドウ糖負荷試験　prednisolone-glucose tolerance test（プレドニゾロン グルコース トレランス テスト）

PGU 淋疾患治療後尿道炎　postgonococcal urethritis（ポスト ゴノコッカル ユレスライティス）

pH 水素イオン指数〈水素指数〉　potential hydrogen（ポテンシャル ハイドロジェン）

pH測定法 pH測定法　pH measurement（ペーハー メジャーメント）

Ph1 フィラデルフィア染色体　Philadelphia chromosome（フィラデルフィア クロモソーム）

PH 既往歴　past history（パースト ヒストリィ）

PH 公衆衛生　public health（パブリック ヘルス）

PH 前立腺肥大症　prostatic hypertrophy（プロスタティック ハイパートロフィ）

PH 肺高血圧症　pulmonary hypertension（パルモナリィ ハイパーテンション）

PHA 固有肝動脈　proper hepatic artery（プロパー ヘパティック アーテリー）

PHC 原発性肝がん　primary hepatic carcinoma（プライマリー ヘパティック カーシノーマ）→PHLC

PHC プライマリヘルスケア　primary health care（プライマリー ヘルス ケア）

Phe フェニルアラニン　phenylalanine（フェニルアラニン）

PHG 門脈圧亢進性胃症〈門脈圧亢進性胃疾患〉 portal hypertensive gastropathy（ポータル ハイパーテンシヴ ガストロパシィ）

PHN 帯状疱疹後神経痛 post-herpetic neuralgia（ポスト ヘルペティック ニュラルジア）

PHN 保健師 public health nurse（パブリック ヘルス ナース）

PHOT 熱湯注入療法 percutaneous hot saline injection therapy（パーキュテイニアス ホット サリン インジェクション セラピー）

PHP 偽性副甲状腺機能低下症 pseudohypoparathyroidism（スードハイポパラサイロイディズム）

PHP 原発性副甲状腺機能亢進症 primary hyperparathyroidism（プライマリー ハイパーパラサイロイディズム）

PHPV 第一次硝子体過形成遺残 persistent hyperplastic primary vitreous（パーシステント ハイパープラスティック プライマリー ヴィトリアス）

PHS法 プロリン・ヘルニアシステム法 PROLENE hernia system（プロリン ヘルニア システム）

PHT フェニトイン phenytoin（フェニトイン）

PHT 門脈圧亢進症 portal hypertension（ポータル ハイパーテンション）

PI 現病歴 present illness（プレゼント イルネス）

PI 肺梗塞症 pulmonary infarction（パルモナリィ インファークション）

PI プロテアーゼ阻害薬 protease inhibitor（プロウティエイス インヒビター）

PI 未熟児 premature infant（プリマチュア インファント）

PIA 梗塞後狭心症 postinfarction angina（ポストインファークション アンジャイナ）

PICA 後下小脳動脈 posterior inferior cerebellar artery（ポステリア インフェリア セレベラー アーテリー）

PICC 末梢挿入中心静脈カテーテル peripherally inserted central catheter（ペリフェラリィ インサーティッド セントラル キャスィタ）

PICU 周産期集中治療室 perinatal intensive care unit（ペリネイタル インテンシヴ ケア ユニット）

PICU 小児集中治療室 pediatric intensive care unit（ペーディアトリック インテンシヴ ケア ユニット）

PICU 精神科集中管理室 psychiatry intensive care unit（サイキアトリィ インテンシヴ ケア ユニット）

PID 血漿鉄消失率 plasma iron disappearance（プラズマ アイアン ディサピアランス）

PID 骨盤内炎症性疾患 pelvic inflammatory disease（ペルヴィック インフラマトリィ ディジーズ）

PIE症候群 肺好酸球増加症〈好酸球性肺疾患〉 pulmonary infiltration with eosinophilia syndrome（パルモナリィ インフィルトレイション ウィズ エオシノフィリア シンドローム）

PIF 最大吸気流速 peak inspiratory flow（ピーク インスピラトリィ フロウ）

PIF プロラクチン放出抑制因子 prolactin release-inhibiting factor（プロラクチン リリース インヒビティング ファクター）

PIF プロラクチン抑制因子 prolactin inhibiting factor（プロラクチン インヒビティング ファクター）

PIH 妊娠高血圧症候群 pregnancy induced hypertension（プレグナンシィ インデュースト ハイパーテンション）

PIH プロラクチン抑制ホルモン prolactin inhibiting hormone（プロラクチン インヒビティング ホーモン）

pil 丸薬 pilula（ピルラ）

PImax 最大吸気圧 maximum inspiratory pressure（マキシマム インスピラトリィ プレッシャー）→PIP

PIMs 潜在的な不適切処方 potentially inappropriate medications（ポテンシャリィ インアポロプリエト メディケイシャンズ）

PIP 近位指節間関節 proximal interphalangeal（プロキシマル インターファランジーアル）

PIP 最大吸気圧 peak inspiratory pressure（ピーク インスピラトリィ プレッシャー）

PIPC ピペラシリン piperacillin（ピペラシリン）

PIPS 経皮的下大静脈・門脈短絡術 percutaneous inferior vena cava-to-portal vein shunt（パーキュテイニアス インフェリアーヴィーナ カヴァ トゥ ポータル ヴェイン シャント）

PISP ペニシリン低感受性肺炎球菌　penicillin insensitive resistant *Streptococcus pneumoniae*（ペニシリン インセンシティヴ レジスタント ストレプトコッカス ニューモニア）

PIT 血漿鉄交代率　plasma iron turnover rate（プラズマ アイアン ターンオーヴァー レイト）

PIVKA–II ビタミンK欠乏誘導タンパクII　protein induced by vitamin K absence or antagonist–II（プロテイン インデュースト バイ ヴァイタミン ケー アブセンス オア アンタゴニスト ツー）

PJ 膵管空腸吻合法　pancreatojejunostomy（パンクリアトジェ ジュノストミー）

PJC 結節性期外収縮　premature junctional contraction（プリ マチュア ジャンクショナル コントラクション）

PK 膵（臓）がん　pancreatic carcinoma, Pankreaskrebs（パン クリエイティック カーシノーマ，パンクレアクレブス）

PKC プロテインキナーゼC　protein kinase C（プロテイン カイネイ ス シー）

PKD 多発性嚢胞腎　polycystic kidney disease（ポリシスティック キドニィ ディジーズ）

PKK 膵頭部がん　Pankreaskopfkrebs（パンクレアスコプフクレ ブス）

PKN パーキソニズム　parkinsonism（パーキンソニズム）

PKP 全層角膜移植　penetrating keratoplasty（ペネトレイティング ケラトプラスティ）→LKP

PKU フェニルケトン尿症　phenylketonuria（フェニルケトンウリア）

pl 胸膜（肋膜）　pleura（プルーラ）

PL 偽薬　placebo（プラシーボ）

PL 血小板　platelet（プレイトレット）→PLT

PL 光覚　perception of light（パーセプション オブ ライト）

PL プラスミン　plasmin（プラスミン）

PL リン脂質　phospholipid（フォスフォリピッド）

PL–B ポリミキシンB（ポリミキシンB硫酸塩）　polymyxin B（ポリミ キシン ビー）

PLC 原発性肝がん primary liver carcinoma（プライマリー リヴァー カーシノーマ）

PLC ホスホリパーゼC phospholipase C（フォスフォウライペイスシー）

PLEVA 急性痘瘡状苔癬状粃糠疹 pityriasis lichenoides et varioliformis acuta（ピティリアシス リヘンノイデス エト ヴァイオリホーミス アクタ）

PLF 後側方固定術 posterior-lateral fusion（ポステリア ラテラル フュージョン）

PLGE タンパク漏出性胃腸疾患〈タンパク喪失性胃腸疾患, 滲出性腸炎, 本態性低タンパク血症〉 protein-losing gastroenteropathy（プロテイン ルージング ガストロエンテロパシィ）

PLIF 後方腰椎椎間固定術 posterior lumbar interbody fusion（ポステリア ランバー インターボディ フュージョン）

PLL 後縦靱帯 posterior longitudinal ligament（ポステリア ロンギテュディナル リガメント）

PLL 前リンパ球性白血病 prolymphocytic leukemia（プロリンフォサイティック リューケミア）

PLPHA 腰椎穿刺後頭痛 post-lumbar puncture headaches（ポスト ランバー パンクチャー ヘッデェックス）

PLS 小児救命処置 pediatric life support（ペディアトリック ライフ サポート）→ BLS, ALS

PLS 長期救命処置 prolonged life support（プロロングド ライフ サポート）

PLSVC 左上大静脈遺残 persistent left superior vena cava（パーシステント レフト スーペリア ヴェナ カヴァ）

PLTP リン脂質転送タンパク phospholipid transfer protein（フォスホリピッド トランスファー プロテイン）

PLT, plt 血小板 platelet（プレートリット）

PM 小発作 petit mal（ペティット マル）

PM 多発筋炎 polymyositis（ポリマイオサイティス）

PM ペースメーカー pacemaker（ペイスメイカー）

PM2.5 微小粒子状物質 particulate matter 2.5（パーティキュレイト マター 2.5）

PMA 下顎前方移動スプリント prosthetic mandibular advancement（プロステティック マンディビュラー アドヴァンスメント）

PMA 進行性筋萎縮症 progressive muscular atrophy（プログレッシヴ マスキュラー アトロフィ）

Pmab パニツムマブ panitumumab（パニツムマブ）

PMC 偽膜性腸炎 pseudomembranous colitis（スードメンブラナス コライティス）

PMC 橋排尿中枢 pontine micturition center（ポンティン ミクチュリッション センター）

PMCT 経皮的マイクロ波凝固療法 percutaneous microwave coagulation therapy（パーキュテイニアス マイクロウェイヴ コアギュレイション セラピィ）

PMD 原発性心筋症 primary myocardial disease（プライマリー マイオカーディアル ディジーズ）

PMD 進行性筋ジストロフィー〈進行性筋異栄養症〉 progressive muscular dystrophy（プログレッシヴ マスキュラー ディストロフィ）

pMDI 加圧式定量噴霧器 pressurized metered dose inhaler（プレッシャライズド メータード ドーズ インヘラー）

PMI 死後画像 postmortem imaging（ポウストゥモーテム イメージング）

PMI 周術期心筋梗塞 perioperative myocardial infarction（ペリオペラティヴ マイオカーディアル インファークション）

PMI 心筋梗塞後症候群 post-myocardial infarction (syndrome)（ポスト マイオカーディアル インファークション (シンドローム)）

PML 進行性多巣性白質脳症 progressive multifocal leukoencephalopathy（プログレッシヴ マルティフォーカル リューコエンセファロパシィ）

PMMA ポリメチルメタクリレート polymethyl methacrylate（ポリィミシル メサクリレイト）

PMMC flap 大胸筋皮弁 pectoralis major musculocutaneous flap（ペクトラリス メジャー マスキュロキュテイニアス フラップ）

PMN 多形核白血球 polymorphonuclear leukocyte（ポリモーフォニュークリア リューコサイト）

PMR ピマリシン pimaricin（ピマリシン）

PMR リウマチ性多発筋痛症 polymyalgia rheumatica（ポリマイアルジア ルーマティカ）

PMS 月経前症候群 premenstrual syndrome（プレメンストルアル シンドローム）

PMS 閉経後症候群 postmenstrual syndrome（ポストメンストルアル シンドローム）

PMTC 歯科医師や歯科衛生士による専門機器を用いた歯石除去〈歯面清掃〉 professional mechanical tooth cleaning（プロフェッショナル メカニカル テウース クリーニング）

PN 経皮的腎瘻造設術 percutaneous nephrostomy（パーキュテイニアス ネフロストミィ）→PNS

PN 結節性動脈周囲炎〈結節性多発動脈炎，多発性動脈炎〉 periarteritis nodosa（ペリアーテリティス ノドウサ）

PN 准看護師 practical nurse（プラクティカル ナース）

PN 静脈栄養 parenteral nutrition（パレンテラル ニュートリション）

PN 腎盂腎炎〈腎盂炎，腎炎〉 pyelonephritis（ピエロネフライティス）

PN 多発神経炎 polyneuritis（ポリニューリティス）

PN–cutting 経皮的腎盂尿管移行部切開 percutaneous nephrostomy-cutting（パーキュテイニアス ネフロストミー カッティング）

PNC 皮膚結節性多発性動脈炎 polyarteritis nodosa cutanea（ポリアーテリティス ノードサ キュタニア）

PND 発作性夜間呼吸困難 paroxysmal nocturnal dyspnea（パロキシズマル ノクターナル ディスプニア）

PNE 偽膜性壊疽性腸炎 pseudomembranous necrotizing enterocolitis（スードメンブレナス ネクロタイジング エンテロコライティス）

PNET 原始神経外胚葉腫瘍 primitive neuroectodermal tumor（プリミティヴ ニューロエクトダーマル テューマー）

PNF 固有受容体神経筋促進法 proprioceptive neuromuscular facilitation（プロプリオセプティヴ ニューロマスキュラー ファシリテイション）

PNH 発作性夜間ヘモグロビン尿症〈発作性夜間血色素尿症〉 paroxysmal nocturnal hemoglobinuria（パロキシズマル ノクターナル ヘモグロビヌリア）

PNI がん神経周囲浸潤 perineural invasion（ペリニューラル インベイジョン）

PNI 予後栄養指数 prognostic nutritional index（プログノスティック ニュトリショナル インデックス）

PNL 経皮的腎結石除去術 percutaneous nephrolithotripsy（パーキュテイニアス ネフロリソトリプシィ）

PNP 末梢神経障害 peripheral neuropathy（ペリフェラル ニューロパシィ）

PNPV （自動）陽陰圧呼吸装置 positive negative pressure ventilator（ポジティヴ ネガティヴ プレッシャー ヴェンティレーター）

PNS 経皮的腎瘻造設術 percutaneous nephrostomy（パーキュティニアス ネフロストミィ）

PNS パートナーシップ・ナーシング・システム partnership nursing system（パートナーシップ ナーシング システム）

PNS 副交感神経系 parasympathetic nervous system（パラシンパセティック ナーヴァス システム）

PNS 傍腫瘍性神経症候群 paraneoplastic neurological syndrome（パラニーアプラスティク ニューロロジカル シンドローム）

PNS 末梢神経系 peripheral nervous system（ペリフェラル ナーヴァス システム）

PNT ポナチニブ ponatinib（ポナチニブ）

Pnx 気胸 pneumothorax（ニューモソラックス）

p/o 指摘 pointed out（ポインティッド アウト）

PO 義肢装具士 prosthetist and orthotist（プロスセティスト アンド オルソティスト）

PO 手術後 postoperative（ポストオペラティヴ）

PO 人工心肺 pump-oxygenator（ポンプ オキシジェネイター）

PO₂ 酸素分圧 oxygen partial pressure（オキシジェン パーシャル プレッシャー）

POAG 原発性開放隅角緑内障 primary open angle glaucoma（プライマリー オープン アングル グラウコーマ）

POB フェノキシベンザミン phenoxybenzamine（フェノキシベンザミン）

POBA 経皮的古典的バルーン血管形成術 percutaneous plain old ballon angiopathy (パーキュテイニアス プレイン オールド バルーン アンジオパシー)

POCT 臨床現場即時検査 point of care testing (ポイント オブ ケア テスティング)

POD 術後日数 post operative day (ポスト オペレイティヴ デイ)

POD ペルオキシダーゼ peroxidase (ペルオクシデイス)

POEMS syndrome POEMS症候群 polyneuropathy, organomegaly, endocrinopathy, M-protein, skin (ポリニューロパシィ, オルガノメガリー, エンドクリノパシィ, エム プロテイン, スキン)

POF 早発閉経 premature ovarian failure (プリマチュア オバリアン フェイリュア)

polio ポリオ〈急性灰白髄炎, 急性脊髄前角炎, ハイネーメジン病〉 poliomyelitis (ポリオマイエライティス)

POMR 問題志向型診断記録 problem-oriented medical record (プロブレム オリエンテッド メディカル レコード) →POS

POP 骨盤臓器脱 pelvic organ prolapse (ペルヴィック オーガン プロラプス)

POP 膝窩動脈 popliteal artery (ポプリテール アーテリー)

POP-Q 性器脱の進行期分類 pelvic organ prolapse quantification (ペルヴィック オーガン プロラプス クアンティフィケイション)

por 低分化腺がん poorly differentiated adenocarcinoma (プアリー ディフェレンシエイティッド アデノカーシノーマ)

POS 問題志向型システム problem-oriented system (プロブレム オリエンティッド システム)

Posm 血漿浸透圧 plasma osmolality (プラズマ オスモラリティ)

PP 血漿灌流 plasma perfusion (プラズマ パーフュージョン)

PP 血漿タンパク〔質〕 plasma protein (プラズマ プロテイン)

PP 周期性四肢麻痺 periodic paralysis (ペリオディック パラライシス)

PP 前置胎盤 placenta previa (プラセンタ プレヴィア)

PP プロトポルフィリン症 protoporphyria (プロトポルフィリア)

PP 脈圧 pulse pressure (パルス プレッシャー)

PPA 原発性進行性失語 primary progressive aphasia (プライマリー プログレッシヴ アファジア)

PPA 純型肺動脈閉鎖 pure pulmonary atresia (ピュア パルモナリィ アトレジア)

PPA ピペミド酸 pipemidic acid (ピペミディック アシッド)

PPARγ ペルオキシゾーム増殖活性化受容体γ peroxisome proliferator-activated receptor γ (パラキシゾーム プロリファレイター アクティヴァイティッド レセプター ガンマ)

PPC 心嚢気腫 pneumopericardium (ニューモペリカーディアム)

PPC 段階的患者管理 progressive patient care (プログレッシヴ ペイシェント ケア)

PPD 指腹手間距離 pulp palm distance (プルップ パーム ディスタンス)

PPD 精製ツベルクリン purified protein derivative of tuberculin (ピューリファイド プロテイン デリヴァーティヴ オブ チューバキュリン)

PPDR 前増殖糖尿病網膜症 preproliferative diabetic retinopathy (プレプロリフェラティヴ ダイアベティック レティノパシィ)

PPE 個人曝露防護具 personal protective equipment (パーソナル プロテクティヴ エクイップメント)

PPF 血漿タンパク分画 plasma protein fraction (プラズマ プロテイン フラクション)

PPG 幽門輪温存胃切除術 pylorus-preserving gastrectomy (パイロラス プリザーヴィング ガストレクトミー)

PPH 下垂体後葉ホルモン posterior pituitary hormone (ポステリアー ピチュイタリー ホーモン)

PPH 原発性肺高血圧症 primary pulmonary hypertension (プライマリー バルモナリィ ハイパーテンション)

PPH 分娩後出血 postpartum hemorrhage (ポストパータム ヘモリッジ)

PPHN 新生児持続性肺高血圧症 persistent pulmonary hypertension of the newborn (パーシステント バルモナリィ ハイパーテンション オブ ザ ニューボーン)

PPI プロトンポンプ阻害薬 proton pump inhibitors (プロトン ポンプ インヒビターズ)

PPL 経毛様体扁平部水晶体切除術　pars plana lensectomy（パース プラナ レンセクトミィ）

ppm 100万分率　parts per million（パーツ パー ミリオン）

PPM プリシード・プロシードモデル　precede-proceed model（プリシード プロシード モデル）

PPN 末梢静脈栄養　peripheral parenteral nutrition（ペリフェラル パレンテラル ニュートリション）→PN

PPP 掌蹠膿疱症　palmoplantar pustulosis（パルモプランター パスチュローシス）

PpPD 全胃温存膵頭十二指腸切除　pylorus-preserving pancreatoduodenectomy（パイロラス プリザーヴィング パンクリアトデュオデネクトミィ）

PPRF 傍正中橋網様体　pontine paramedian reticular formation（ポンタイン パラミディアン レティキュラー フォーメイション）

PPS 緩和医療行動スケール　Palliative Performance Scale（パリアティヴ パフォーマンス スケイル）

PPS 発痛物質　pain producing substance（ペイン プロデューシング サブスタンス）

PPS 末梢性肺動脈狭窄　peripheral pulmonary stenosis（ペリフェラル パルモナリィ ステノシス）

PPS 予見支払いシステム　prospective payment system（プロスペクティヴ ペイメント システム）

PPT 血漿プロトロンビン時間　plasma prothrombin time（プラズマ プロトロンビン タイム）

PQ time PQ時間　PQ time（ピーキュー タイム）→PR時間

pQCT法 末梢骨用定量的CT法　peripheral quantitative CT（ペリフェラル クオンティタティヴ シーティー）

PQRST 痛みの問診項目　provocative/palliative factors, quality, region/radiation, severity, temporal characteristics/time（プロヴォカティヴ/パリエイティヴ ファクターズ, クオリティ, リージャン/レイディエイション, シヴィリティ, テンポラル キャラクタリスティクス/タイム）

Pr 老視〈老眼〉　presbyopia（プレズビオペア）

pre-medi 麻酔の前投薬　preanesthetic medication（プリアネスセティック メディケーション）

PR 肺動脈弁閉鎖不全症　pulmonary regurgitation（パルモナリィ リガージテイション）

PR 部分寛解　partial response（パーシャル レスポンス）

PR 脈拍数　pulse rate（パルス レイト）

PR時間 PR時間　PR interval（ピーアール インターバル）→PQ時間

PRA 血漿レニン活性　plasma renin activity（プラズマ レニン アクティヴィティ）

PRC 濃縮赤血球　packed red cells（パックト レッド セルズ）

PRCA 赤芽球癆　pure red cell aplasia（ピュア レッド セル アプレイジア）

preg 妊娠　pregnancy（プレグナンシー）

PRES 可逆性後頭葉白質脳症　posterior reversible encephalopathy syndrome（ポステリア リヴァーシブル エンセファロパシィ シンドローム）

PRF プロラクチン放出因子　prolactin-releasing factor（プロラクチン リリーシング ファクター）

PRIND 遷延性可逆性虚血性神経症候　prolonged reversible ischemic neurological deficit（プロロングド リヴァーシブル イスキミック ニューロロジカル ディフィシット）

PRH プロラクチン放出ホルモン　prolactin-releasing hormone（プロラクチン リリーシング ホーモン）

PRK レーザー屈折矯正角膜切除術　photorefractive keratectomy（フォトレフラクティヴ ケラテクトミィ）

PRL プロラクチン〈黄体刺激ホルモン, 乳腺刺激ホルモン〉　prolactin（プロラクチン）

PRM パロモマイシン　paromomycin（パロモマイシン）

PRO 患者報告アウトカム　patient-reported outcome（ペイシェント リポーティッド アウトカム）

Prof 教授　professor（プロフェッサー）

PROG 下顎前突症　prognathism（プログナシズム）

PROM 前期破水　premature rupture of membranes（プリマチュア ラプチャー オブ メンブレインズ）

PRP 後腹膜気体造影法 pneumoretroperitoneum（ニューモレトロペリトネウム）

PRP 多血小板血漿 platelet-rich plasma（プレートレット リッチ プラズマ）

PRP ダブルプロダクト pressure rate product（プレッシャー レイト プロダクト）

PRP 汎網膜光凝固 panretinal photocoagulation（パンレティナル フォトコアギュレイション）

PRPP ホスホリボシルピロリン酸 phosphoribosyl pyrophosphate（ホスホリボシル ピロホスフェイト）

PRSP ペニシリン耐性肺炎球菌 penicillin resistant *Streptococcus pneumoniae*（ペニシリン レジスタント ストレプトコッカス ニューモニア）

PRVC 圧補正従量式換気 pressure regulated volume control ventilation（プレッシャー レギュレイティッド ヴォリューム コントロール ヴェンチレイション）

PS 患者満足度 patient satisfaction（ペイシェント サティスファクション）

PS 処方箋 prescription（プレスクリプション）

PS 全身状態 performance status（パフォーマンス ステイタス）

PS 肺動脈弁狭窄症 pulmonary stenosis（パルモナリィ ステノーシス）

PS パフォーマンスステータス performance status（パフォーマンス ステイタス）

PS 光刺激 photic stimulation（フォティック スティミュレイション）

PS プレッシャーサポート pressure support（プレッシャー サポート）

PS ポリスルフォン polysulfone（ポリスルフォン）

PS 幽門狭窄〔症〕 pyloric stenosis（パイロリック ステノーシス）

PS test パンクレオザイミン-セクレチンテスト〈セクレチン試験〉 pancreozymin secretin test（パンクレオザイミン セクレティン テスト）

PSA 前立腺特異抗原 prostate specific antigen（プロステイト スペシフィック アンティジェン）

217

PSC 原発性硬化性胆管炎 primary sclerosing cholangitis （プライマリー スクレロシング コランジャイティス）

PSC 後嚢下白内障 posterior subcapsular cataract （ポステリア サブカプスラー カタラクト）

PSD 心身症 psychosomatic disease （サイコソマティック ディジーズ）

PSE 部分的脾動脈塞栓術 partial splenic embolization （パーシャル スプレニック エンボリゼイション）

PSG 睡眠ポリグラフィー polysomnography （ポリソムノグラフィ）

PSK かわらたけ多糖体製剤 polysaccharide-Kureha （ポリサッカライド クレハ）

PSL プレドニゾロン prednisolone （プレドニゾロン）

PSLS 脳卒中病院前救護 prehospital stroke life support （プレホスピタル ストローク ライフ サポート）

PSM 心身医学 psychosomatic medicine （サイコソマティック メディシン）

PSMA 進行性脊髄性筋萎縮症 progressive spinal muscular atrophy （プログレッシヴ スパイナル マスキュラー アトロフィ） →SPMA

PSO 尋常性乾癬 psoriasis vulgaris （プソリアシス ヴァルガリス）

PSP 進行性核上性麻痺 progressive supranuclear palsy （プログレッシヴ サプラニュークレア パルシィ）

PSP test PSP試験〈フェノールスルホンフタレインテスト〉 phenol-sulfonphthalein test （フェノルサルホンフタレイン テスト）

PSPD 後上膵十二指腸動脈 posterior superior pancreaticoduodenal artery （ポステリア スーペリア パンクリアティコデュオディナル アーテリー）

PSS 進行性全身性硬化症 progressive systemic sclerosis （プログレッシヴ システミック スクレローシス）

PSS 生理食塩水 physical saline solution （フィジカル セイリン ソリューション）

PSSP ペニシリン感受性肺炎球菌 penicillin sensitive *Streptococcus pneumoniae* （ペニシリン センシティヴ ストレプトコッカス ニューモニア）

PSST 褥瘡状態判定用具 pressure sore status tool（プレッシャー ソア ステイタス トゥール）

PST パンクレオザイミン・セクレチン試験 pancreozymin-secretin test（パンクレオザイミン セクレチン テスト）

PSTI 膵分泌性トリプシンインヒビター pancreatic secretory trypsin inhibitor（パンクリアティック シクリートリィ トリプシン インヒビター）

PSV 圧支持換気 pressure support ventilation（プレッシャー サポート ヴェンチレイション）

PSVT 発作性上室性頻拍 paroxysmal supraventricular tachy-cardia（パロキシズマル サプラヴェントリキュラー タキカーディア）

PSW 精神保健福祉士〈精神科ソーシャルワーカー〉 psychiatric social worker（サイキアトリック ソーシャル ワーカー）

Psy 精神医学 psychiatry（サイキアトリィ）

Psy 精神科 psychologie（サイコロギィ）

Pt 患者 patient（ペイシェント）

PT プロトロンビン時間〔法〕 prothrombin time（プロトロンビン タイム）

PT 発作性頻拍 paroxysmal tachycardia（パロキシズマル タキカーディア）

PT 理学療法 physical therapy（フィジカル セラピィ）

PT 理学療法士 physical therapist（フィジカル セラピスト）

PT-INR プロトロンビン時間国際標準化比 prothrombin time-international normalized ratio（プロスロンビン タイム インターナショナル ノーマライズド レイシオ）

PTA 外傷後健忘 posttraumatic amnesia（ポストトラウマティック アムニージア）

PTA 経皮的血管形成術 percutaneous transluminal angio-plasty（パーキュテイニアス トランスルミナル アンジオプラスティ）

PTA 純音聴力検査 pure tone audiometry（ピュア トーン オーディオメトリィ）

PTA 扁桃周囲炎 peritonsillar abscess（ペリトンシラー アブセス）

PTAD 経皮的経肝膿瘍ドレナージ percutaneous transhepatic abscess drainage（パーキュテイニアス トランスヘパティック アブセス ドレイニジ）

PTB 膝蓋腱荷重式 patellar tendon bearing（パテラー テンドン ベアリング）

PTBD 経皮経管胆道ドレナージ percutaneous transhepatic biliary drainage（パーキュテイニアス トランスヘパティック ビリアリィ ドレイニジ）

PTC 経皮経肝胆道造影（法） percutaneous transhepatic cholangiography（パーキュテイニアス トランスヘパティック コランジオグラフィ）

PTCA 経皮（経管）冠動脈形成術 percutaneous transluminal coronary angioplasty（パーキュテイニアス トランスルミナル コロナリー アンジオプラスティ）

PTCC 経皮的経肝胆嚢造影 percutaneous transhepatic cholecystography（パーキュテイニアス トランスヘパティック コレシストグラフィ）

PTCD 経皮的経肝胆管ドレナージ percutaneous transhepatic cholangio drainage（パキュテイニアス トランスヘパティック コランジオ ドレイニジ）

PTCL 経皮的経肝胆道鏡切石術 percutaneous transhepatic cholangioscopic lithotomy（パーキュテイニアス トランスヘパティック コランジオスコーピック リソトミィ）

PtcO₂ 経皮酸素分圧 partial pressure of transcutaneous oxygen（パーシャル プレッシャー オブ トランスキュテイニアス オキシジェン）

PTCR 経皮的冠動脈再開通療法〈経皮的冠動脈内血栓溶解療法〉 percutaneous transluminal coronary recanalization（パーキュテイニアス トランスルミナル コロナリー リカナリゼイション）

PTCRA 経皮的冠動脈回転性アブレーション percutaneous transluminal coronary rotational ablation（パーキュティニアス トランスルミナル コロナリー ローテイショナル アプレイション）

PTCS 経皮的経肝胆道鏡検査 percutaneous transhepatic cholangioscopy（パーキュテイニアス トランスヘパティック コランジオスコピィ）

PTD 防ぎえた外傷死 preventable trauma death（プレヴェンタブル トラウマ デス）

PTE 肺動脈血栓塞栓症〈旅行者血栓症, 深部静脈血栓症〉 pulmonary thromboembolism (パルモナリィ スロンボエンボリズム)

PTEG 経皮的経食道胃管挿入術 percutaneous trans-esophageal gastro-tubing (パーキュテイニアス トランス エソファジーアル ガストロ テュービング)

PTFE ポリテトラフルオロエチレン糸 polytetrafluoroethylene (ポリテトラフルオロエチレン)

PTG 眼圧計 pneumatometry (ニューマトメトリィ)

PTG 上皮小体〈副甲状腺〉 parathyroid gland (パラサイロイド グランド)

PTGBD 経皮的経肝胆嚢ドレナージ percutaneous transhepatic gallbladder drainage (パーキュテイニアス トランスヘパティック ゴールブラダー ドレイニジ)

PTH 副甲状腺ホルモン parathyroid hormone (パラサイロイド ホーモン)

PTH 輸血後肝炎〈血清肝炎〉 post-transfusion hepatitis (ポスト トランスフュージョン ヘパタイティス)

PTHrP 副甲状腺ホルモン関連タンパク parathyroid hormone-related protein (パラサイロイド ホーモン リレイティッド プロテイン)

PTMC 経皮的経静脈的僧帽弁交連切開術 percutaneous transvenous mitral commissurotomy (パーキュテイニアス トランス ヴィーナス マイトラル コミシュロトミィ)

PTO 経皮経肝門脈側副血行路塞栓術 percutaneous transhepatic obliteration (パーキュテイニアス トランスヘパティック オブリタレイション)

PTP 圧迫包装 press through pack (プレス スルー パック)

PTP 経皮的経肝門脈造影 percutaneous transhepatic portography (パーキュテイニアス トランスヘパティック ポートグラフィ)

PTP 輸血後紫斑病 post-transfusion purpura (ポスト トランス フュージョン パービュラ)

PTPC 経皮的経肝門脈カテーテル法 percutaneous transhepatic portal catheterization (パーキュティニアス トランスヘパティック ポータル キャセテリゼイション) →PTPE

PTPE 経皮的経肝門脈塞栓術 percutaneous transhepatic portal embolization (パーキュテイニアス トランスヘパティック ポータル エンボリゼイション)

PTR 膝蓋〔腱〕反射 patellar tendon reflex (パテラー テンドン レフレックス)

PTRA 経皮的経管腎血管形成術 percutaneous transluminal renal angioplasty (パーキュテイニアス トランスルミナル リーナル アンジオプラスティ)

PTS 血栓後遺症候群 post-thrombotic syndrome (ポスト スロンボティック シンドローム)

PTSD （心的）外傷後ストレス障害 post-traumatic stress disorder (ポスト トラウマティック ストレス ディスオーダー)

PTSMA 経皮的中隔心筋焼灼術 percutaneous transluminal septal myocardial ablation (パーキュテイニアス トランスルミナル セプタル マイオカーディアル アブレイション)

PTT 部分トロンボプラスチン時間 partial thromboplastin time (パーシャル スロンボプラスティン タイム)

PTU プロピルチオウラシル propylthiouracil (プロピルチオウラシル)

PTV 計画標的体積 planning target volume (プランニング ターゲット ヴォリューム)

PTX パクリタキセル paclitaxel (パクリタキセル)

PTX 副甲状腺摘出術 parathyroidectomy (パラサイロイデクトミィ)

PU 消化性潰瘍 peptic ulcer (ペプティック アルサー)

PUFA 多価不飽和脂肪酸〈高度不飽和脂肪酸〉 polyunsaturated fatty acids (ポリアンサチュレイティッド ファッティ アシッズ)

PUFX プルリフロキサシン prulifloxacin (プルリフロキサシン)

Pul 歯髄炎 pulpitis (パルピティス)

pulv. 散剤〈粉末〉 pulvis (プルヴィス)

Punk, punc 穿刺 punktion(独), puncture(英) (プンクツィオン (独)、パンクチャー(英))

PUPPP 妊娠性瘙痒性丘疹 pruritic urticarial papules and plaques of pregnancy (プリューリティック アーティカーリアル パプレス アンド プラークス オブ プレグナンシィ)

PUVA ソラレン紫外線療法 psoralen ultraviolet A therapy
（ソラーレン ウルトラヴァイオレット エイ セラピィ）

PV 真性赤血球増多症 polycythemia vera（ポリサイセミア ヴェラ）

PV 肺静脈 pulmonary vein（パルモナリィ ヴェイン）

PV 門脈 portal vein（ポータル ヴェイン）

PVC 心室期外収縮 premature ventricular contraction（プリマチュア ヴェントリキュラー コントラクション）

PVC ポリ塩化ビニル polyvinyl chloride（ポリヴィニル クローライド）

PVCO₂ 混合静脈血二酸化炭素分圧 mixed venous carbon dioxide pressure（ミックスド ヴィーナス カーボン ダイオキサイド プレッシャー）

PVD 後部硝子体剥離 posterior vitreous detachment（ポステリア ヴィトリアス ディタッチメント）

PVG 気体脳室造影 pneumoventriculography（ニューモヴェントリキュログラフィ）

PVH 脳室周囲出血 periventricular hemorrhage（ペリヴェントリキュラー ヘモレッジ）

PVL 脳室周囲白質軟化症 periventricular leukomalacia（ペリヴェントリキュラー リューコマレイシア）

PVN 末梢静脈栄養 peripheral venous nutrition（ペリフェラル ヴィーナス ニュートリション）

PVO 肺静脈閉塞 pulmonary venous obstruction（パルモナリィ ヴィーナス オブストラクション）

PVO₂ 混合静脈血酸素分圧 mixed venous oxygen pressure（ミックスド ヴィーナス オキシジェン プレッシャー）

PVP 門脈圧 portal vein pressure（ポータル ヴェイン プレッシャー）

PVR 増殖性硝子体網膜症 proliferative vitreoretinopathy（プロリフェラティヴ ヴィトレオレティノパシィ）

PVR 肺血管抵抗 pulmonary vascular resistance（パルモナリィ ヴァスキュラー レジスタンス）

PVR 肺動脈弁置換術 pulmonary valve replacement（パルモナリィ ヴァルヴ リプレイスメント）

PVRI 肺血管抵抗係数 pulmonary vascular resistance index（パルモナリィ ヴァスキュラー レジスタンス インデックス）

P

PVS 色素性絨毛性滑膜炎　pigmented villonodular synovitis（ピグメンティッド ヴィロノデュラー サイノヴァイティス）

PVS 肺動脈弁狭窄症　pulmonary valve stenosis（パルモナリィ ヴァルヴ ステノシス）

PVT 発作性心室頻拍　paroxysmal ventricular tachycardia（パロキシズマル ヴェントリキュラー タキアーディア）

PVTT 門脈腫瘍栓　portal vein tumor thrombosis（ポータル ヴェイン テューマー スロンボシス）

PWB 部分荷重　partial weight bearing（パーシャル ウェイト ベアリング）

PWC 身体作業能力　physical working capacity（フィジカル ワーキング キャパシティ）

PWI 灌流強調画像　perfusion-weighted image（パーフュージョン ウェイテッド イメージ）

PWP 肺動脈楔入圧　pulmonary wedge pressure（パルモナリィ ウェッジ プレッシャー）→PAWP

PWS プラダー・ウィリー症候群　Prader-Willi syndrome（プラダー・ウィリー シンドローム）

PWV 脈波伝播速度　pulse wave velocity（パルス ウェイヴ ベロシティ）

Px 既往歴　past history（パスト ヒストリィ）→PH

Px 予後　prognosis（プログノシス）

PX 気胸　pneumothorax（ニューモソラックス）

PX 身体検査　physical examination（フィジカル イグザミネーション）

Pyr ピリミジン　pyrimidine（ピリミジン）

PZ パンクレオザイミン　pancreozymin（パンクリオザイミン）

PZA ピラジナミド　pyrazinamide（ピラジナミド）

PZD 卵透明帯開窓法　partial zona dissection（パーシャル ゾーナ ディセクション）

PZFX パズフロキサシン　pazufloxacin（パズフロキサシン）

PZI プロタミン亜鉛インスリン　protamine zinc insulin（プロタミン ジンク インスリン）

Q Q波 Q-wave（キュー ウェイヴ）

Q-n ユビキノン ubiquinone（ユービクウィノウン）

Q–test クェッケンシュテット試験 Queckenstedt test（クエッケン
シュテット テスト）

Q角 Qアングル Q angle（キュー アングル）

Q熱 Q熱 Q fever（キュー フィーヴァー）

q.a.d. 隔日 quaque altera die(ラ)（クゥアクゥエ アルテラ ディエ）

q.a.m. 毎朝 quaque ante meridiem(ラ)（クゥアクゥエ アンテ
メリディエム）

q.i.d. 1日4回 quarter in die(ラ)（クゥアルテル イン ディエ）

QAS クイーデルアレルギースクリーン QUIDEL allergy screen
（クイーデル アラージー スクリーン）

Qave 平均尿流率 average urinary flow rate（アヴェレイジ ユリ
ナリィ フロー レイト）

QB 血液流量 blood flow rate（ブラッド フロウ レイト）

QC 品質管理 quality control（クオリティ コントロール）

QCT 定量的骨塩量測定法 quantitative computed tomography
（クオンティタティヴ コンピューティッド トモグラフィ）

QD 透析液流量 dialysate flow rate（ダイアリゼイト フロウ レイト）

Qmax 最大尿流率 maximum urinary flow rate（マキシマム ユリ
ナリィ フロウ レイト）

QMI Q波梗塞 Q-wave myocardial infarction（キュー ウェイヴ
マイオカーディアル インファークション）

QOL クオリティ・オブ・ライフ quality of life（クアリティ オブ ライフ）

QPA 肺動脈血流量 pulmonary arterial flow（パルモナリィ アー
テリアル フロウ）

Qp/Qs 肺−体血流比 ratio of pulmonary to systemic blood
flow（レイシオ オブ パルモナリィ トゥ システミック ブラッド フロー）

QRS QRS波 QRS-wave（キューアールエス ウェイヴ）

QRS群 初期動揺〈初期合成〉 QRS complex（キューアールエス
コンプレックス）

Qs 十分量　quantum sufficit（クアンタム サフィシット）

QS QS間隔　QS interval（キューエス インターヴァル）

QS QSパターン　QS pattern（キューエス パターン）

QSE 大腿四頭筋セッティング運動　quadriceps setting exercise（クアドリセプス セッティング エクササイズ）

QS/QT 肺内シャント率　right to left shunt ratio（ライト トゥ レフト シャント レイシオ）

qt クォート　quart（クォート）

Qt 心拍出量　total blood flow（トータル ブラッド フロウ）→CO

QT QT時間　QT interval（キューティー インターヴァル）

QT クイック試験　quick test（クイック テスト）→PT

QT延長 QT延長　long QT（ロング キューティー）

quad 四肢麻痺　quadriplegia（クアドリプリジア）

QUEST問診表 QUEST問診表　questionnaire（クエスチョネイアー）

QUS 定量的超音波　quantitative ultrasound（クオンティタティヴ ウルトラサウンド）

Memo

R R波　R-wave（アール ウェイヴ）

R ガス交換率　respiratory exchange ratio（レスピラトリー エクスチェンジ レイシオ）

R 呼吸　respiration（レスピレイション）

R リケッチア　rickettsia（リケッツィア）

R 薬剤耐性　resistance（レジスタンス）

R レントゲン　röntgen/roentgen（ロントガン）

R. [Rp] 処方　recipe（レシピ）

R/T, R/t 〜に関連した　related to（リレイティッド トゥー）

R on T R on T型期外収縮　R on T（アール オン ティー）

6R 誤薬を避ける6原則　（right drugs, right dose, right route, right time, right patient, right purpose）（ライト ドラッグス, ライト ドーズ, ライト ルート, ライト タイム, ライト ペイシェント, ライト パーパス）

Ra 上部直腸　rectum above the peritoneal reflection（レクタム アバーヴ ザ ペリトニアル リフレクション）

RA 安静時狭心症　rest angina（レスト アンジャイナ）

RA 右心房　right atrium（ライト アトリウム）

RA 関節リウマチ　rheumatoid arthritis（リューマトイド アースライティス）

RA 受容体拮抗薬　receptor antagonist（レセプター アンタゴニスト）

RA 橈骨動脈　radial artery（レディアル アーテリー）

RA 不応性貧血　refractory anemia（リフラクトリィ アネミア）

RA法 X線吸収測定　radiographic absorptiometry（リレイディオウグラフィク アブソープティオメトリー）

RA test リウマチ因子テスト　rheumatoid arthritis test（リューマトイド アースライティス テスト）

RAA 右心耳　right atrial appendage（ライト エイトリアル アペンデイジ）

RAA レニン―アンジオテンシン―アルドステロン系 renin-angiotensin-aldosterone system（レニン アンジオテンシン アルドステロン システム）

RAD 右軸偏位 right axis deviation（ライト アクシス ディヴィエイション）

Rad Dx 放射線学的診断 radiological diagnosis（レイディオロジカル ダイアグノシス）

rad op 根治手術 radical operation（ラディカル オペレーション）

Rad, Rad Ther 放射線治療 radiation therapy（レイディエイション セラピー）

RAEB 芽球増加型不応性貧血 refractory anemia with excess of blasts（リフラクトリー アニーミア ウィズ イクセス オブ ブラスツ）

RAEB-T 移行型芽球増加型不応性貧血 RAEB in transformation（アールエーイービー イン トランスフォーメイション）

RAG 腎動脈撮影 renal arteriography（リーナル アーテリオグラフィ）

RAGE系 AGE受容体系 receptor for advanced glycation end products（レセプター フォー アドヴァンスト グリケーション エンド プロダクツ）

RAH 右房肥大 right atrial hypertrophy（ライト アトリアル ハイパートロフィ）

RAHA 関節リウマチ赤血球凝集反応 rheumatoid arthritis hemagglutination（リューマトイド アースライティス ヘマグルティネイション）

RAIU 放射性ヨード摂取試験 radioactive iodine uptake test（レイディオアクティヴ アイオダイン アップテイク テスト）

RAL ラルテグラビルカリウム錠 raltegravir potassium（ラルテグラビル ポタシウム）

RALS 遠隔制御方式密封小線源治療装置 remote after controlled loading system（リモート アフター コントロールド ローディング システム）

RAO 右前斜位 right anterior oblique（ライト アンテリア オブリーク）

RAO 寛骨臼回転骨切り術 rotational acetabular osteotomy（ローテイショナル アセタビュラー オステオトミィ）

RAP 右心房圧 right atrial pressure (ライト アトリアル プレッシャー)

RAP 反復性腹痛 recurrent abdominal pain (リカレント アブドミナル ペイン)

RAPA リウマチ受け身凝集反応 rheumatoid arthritis passive agglutination (リューマトイド アースライティス パッシヴ アグルティネイション)

RAPD 相対的入力瞳孔反射異常 relative afferent pupillary defect (レラティヴ アフェレント ピュビュラリー ディフェクト)

RARS 鉄芽球性不応性貧血 refractory anemia with ringed sideroblasts (リフラクトリィ アニーミア ウィズ リングド サイドロブラスツ)

RAS 再発性アフタ性口内炎 recurrent aphthous stomatitis (リカレント アフサウス ストマタイティス)

RAS 腎動脈狭窄 renal artery stenosis (リーナル アーテリー ステノシス)

RAS 網様体賦活系〈上行性網様体賦活系，脳幹網様体賦活系〉 reticular activating system (レティキュラー アクティヴェイティング システム)

RAS レニンーアンジオテンシン系 renin-angiotensin system (レニン アンジオテンシン システム)

RASS リッチモンド興奮ー鎮静スケール richmond agitation sedation scale (リッチモンド アジテイション スィディション スケイル)

RAST 放射性アレルゲン吸着試験 radioallergosorbent test (レイディオアラーゴソーベント テスト)

Raw (RAW) 気道抵抗 airway resistance (エアウェイ レジスタンス)

Rb 下部直腸 rectum below the peritoneal reflection (レクタム ビロー ザ ペリトニアル リフレクション)

RB ゲル(先天性股間接脱臼治療用の装置) riemenbugel (リーメンビューゲル)

RB 神経根ブロック root block (ルート ブロック)

RB レギュラーベベル regular bevel (レギュラー ベヴェル)

RB 網膜芽(細胞)腫〈神経膠腫〉 retinoblastoma (レチノブラストーマ)

RB 網様体 reticular formation (レティキュラー フォーメイション)

RB 腎生検〈腎バイオプシー〉 renal biopsy / kidney biopsy
（リーナル バイオプシィ／キドニー バイオプシィ）

RBBB 右脚ブロック right bundle branch block（ライト バンドル
ブランチ ブロック）

RBC 赤血球 erythrocyte, red blood cell（エリスロサイト, レッド
ブラッド セル）

RBC（count） 赤血球算定 red blood cell count（レッド ブラッド
セル カウント）

RBF 腎血流量 renal blood flow（リーナル ブラッド フロウ）

RBMT リバーミード行動記憶検査 Rivermead Behavioural
Memory Test（リバーミード ベヘイヴィオラル メモリー テスト）

RBP レチノール結合タンパク retinol binding protein（レチノー
ル バインディング プロテイン）

RBT リファブチン rifabutin（リファブチン）

RC 呼吸中枢 respiratory center（レスピラトリー センター）

RC 呼吸停止 respiration cease（レスピレイション シーズ）

RC-MAP MAP加赤血球濃厚液 red cells mannitol, adenine,
phosphate（レッド セルズ マンニトール, アデニン, ホスフェイト）

Rca 直腸がん rectal cancer（レクタル キャンサー）

RCA 右冠(状)動脈 right coronary artery（ライト コロナリィ アー
テリー）

RCA 根本原因分析 root cause analysis（ルート コーズ アナラ
イシス）

rCBF 局所脳血流(量) regional cerebral blood flow（リージョ
ナル セレブラル ブラッド フロウ）

RCC 右冠尖 right coronary cusp（ライト コロナリィ カスプ）

RCC 腎細胞がん〈グラウィッツ腫瘍, 副腎腫〉 renal cell carcinoma
（リーナル セル カーシノーマ）

RCC 赤血球濃厚液 red cell concentrate（レッド セル コンセント
レイト）

RCF 根管充填 root canal filling（ルート カナル フィリング）

RCM 拘束型心筋症 restrictive cardiomyopathy（リストリクティヴ
カーディオマイオパシィ）

RCP 呼吸性代償点 respiratory compensation point (レスピラトリー コンペンセイション ポイント)

RCS 細網肉腫症 reticulum cell sarcoma (レティキュラム セル サルコマ)

RC sign 発赤所見 red color sign (レッド カラー サイン)

RCT 根管治療 root canal treatment (ルート カナル トリートメント)

RCT ランダム化比較試験 randomised controlled trial (ランダマイズド コントロールド トライアル)

%RCU 赤血球鉄利用率 % red cell utilization (パーセント レッド セル ユティリゼイション)

RCU 呼吸集中治療室 respiratory care unit (レスピラトリー ケア ユニット)

RCV 赤血球容積 red blood cell volume (レッド ブラッド セル ヴォリューム)

RD 網膜剥離 retinal detachment (レチナル デタッチメント)

RD リウマチ性疾患 rheumatic disease (リューマティック ディジーズ)

RD レイノー病 Raynaud's disease (レイノーズ ディジーズ)

RDC 急速破壊型股関節症 rapidly destructive coxarthropathy (ラピッドリィ ディストラクティヴ コクサースロパシィ)

rDNA 組み換えDNA recombinant DNA (リコンビナント ディーエヌエー)

RDS 呼吸窮迫症候群〈呼吸促迫症候群〉 respiratory distress syndrome (レスピラトリー ディストレス シンドローム)

RE 逆流性食道炎 reflux esophagitis (リフラックス イソファジャイティス)

RE レチノール当量 retinol equivalent (レチノール エクィヴァレント)

REAL REAL分類 revised european-american lymphoma classification (リヴァイスド ユーロピアン アメリカン リンフォウマ クラシィフィケイション)

RECIST 固形がんの治療効果判定法 response evaluation criteria in solid tumors (レスポンス エヴァルエイション クライテリア イン ソリッド テューマズン)

R

REE 安静時エネルギー消費量　resting energy expenditure（レスティング エナジィ エクスペンディテュア）

ref 反射　reflex（リーフレクス）

ref. 文献　reference（レファランス）

reg 規則的　regular（レギュラー）

REG レゴラフェニブ　regorafenib（レゴラフェニブ）

Reha, Rehabili リハビリテーション　rehabilitation（リハビリテーション）

rem レム　roentgen equivalent man（ロントガン エクィヴァレント マン）

REM sleep レム睡眠　rapid eye movement sleep（ラピッド アイ ムーヴメント スリープ）

REPE 再膨張性肺水腫　reexpansion pulmonary edema（リエクスパンション パルモナリィ イディーマ）

RES 細網内皮系　reticuloendothelial system（レティキュロエンドセリアル システム）

RESIM 蘇生訓練用生体シミュレーター　resuscitation simulator（リサシティション シミュレイター）

resp 呼吸　respiration（レスピレイション）

Ret 網状赤血球　reticulocyte（レティキュロサイト）

RETRO レトロウイルス　retrovirus（レトロヴァイラス）

RF 呼吸不全　respiratory failure（レスピラトリー フェイリュア）

RF 腎不全　renal failure（リーナル フェイリュア）

RF ラジオ波　radio frequency wave（レイディオ フリークエンシー ウェイヴ）

RF リウマチ熱〈急性関節リウマチ〉　rheumatic fever（リューマティック フィーヴァー）

RF リウマトイド因子　rheumatoid factor（リューマトイド ファクター）

RF リスク要因〈危険因子〉　risk factor（リスク ファクター）

RF レジン充填　resin filling（レジン フィリング）

RFA ラジオ波焼灼療法　radiofrequency ablation（ラディオフレクエンシィ アプレイション）

RFP リファンピシン　rifampicin（リファンピシン）

RGEA 右胃大網動脈 gastroepiploic artery（ガストロエピプロイック アーテリ）

rh ラ音 rhonchus（ロンカス）

Rh リウマチ rheumatism（リウマチス）

RH 放出ホルモン releasing hormone（リリーシング ホルモン）

RH 網膜出血 retinal hemorrhage（レティナル ヒモリッジ）

Rh factor Rh因子〈赤毛ザル因子〉 rhesus factor（リーサス ファクター）

RHC 右心カテーテル right heart catheterization（ライト ハート キャセテリゼイション）

RHD リウマチ性心疾患 rheumatic heart disease（リューマティック ハート ディジーズ）

RHF 右心不全 right (sided) heart failure（ライト（サイディッド）ハート フェイリュア）

RI 遠隔感染 remote infection（リモート インフェクション）

RI 核医学検査 radioisotope (examination)（レイディオアイソトープ（イグザミネイション））

RI 放射性同位元素〈ラジオアイソトープ〉 radioisotope, radioactive isotope（ラディオアイソトープ, ラディオアクティヴ アイソトープ）

RI レギュラーインスリン regular insulin（レギュラー インスリン）

RIA 放射免疫測定法〈ラジオイムノアッセイ〉 radioimmunoassay（レイディオイミュノアッセイ）

RICE 安静, 冷却, 圧迫, 挙上 (rest, ice, compression, elevation)（レスト, アイス, コンプレッション, エレヴェイション）

RICU 呼吸器疾患集中治療室 respiratory intensive care unit（レスピラトリー インテンシヴ ケア ユニット）→RCU

RIND 可逆性虚血性神経障害 reversible ischemic neurological deficit（リヴァーシブル イスキミック ニューロロジカル デフィシット）

RIS 放射線科情報システム radiology information system（レイディオロジィ インフォメーション システム）

RIST 骨髄非破壊的移植 reduced-intensity stem cell transplantation（リデュースト インテンシティ ステム セル トランスプランテイション）

R

RIST 放射性免疫吸着試験 radioimmunosorbent test (レイディオイミュノソーベント テスト)

RIT 赤血球鉄交代率 red cell iron turnover rate (レッド セル アイアン ターンオーヴァー レイト)

RITA 右内胸動脈 right internal thoracic artery (ライト インターナル ソラシック アーテリー)

RK 角膜前面放射状切開術 radial keratotomy (レディアル ケラトトミィ)

RK 直腸がん rectumkrebs (独)(レクタムクリープス)

RLF 水晶体後部線維増殖症 retrolental fibroplasia (レトロレンタル ファイブロプレイジア)

RLH 反応性リンパ細網細胞増殖症 reactive lymphoreticular hyperplasia (リアクティヴ リンフォレティキュラー ハイパープレイジア)

RLP レムナントリポタンパク remnant lipoprotein (レムナント リポプロテイン)

RLQ 右下腹部 right lower quadrant (ライト ロウワー クアドラント)

RLS レストレスレッグ症候群〈下肢静止不能症候群,むずむず脚症候群〉 restless legs syndrome (レストレス レッグス シンドローム)

RM リクルートメント手技 recruitment maneuvers(リクルートメント マニューヴァ)

1RM 1回最大負荷量 1 repetition maximum (1 リピティション マキシマム)

Rmab ラムシルマブ ramucirumab (ラムシルマブ)

RMI 亜急性心筋梗塞 recent myocardial infarction (リーセント マイオカーディアル インファークション)

RML 右肺中葉 right middle lobe of lung (ライト ミドル ローブ オブ ラング)

RMR 安静時代謝量 resting metabolic rate (レスティング メタボリック レイト)

RMR エネルギー代謝率〈労作量指数〉 relative metabolic rate (リレイティヴ メタボリック レイト)

RMS 遠隔モニタリングシステム remote monitoring system (リモート モニタリング システム)

RMS 横紋筋肉腫 rhabdomyosarcoma (ラブドマイオサルコーマ)

RMSF ロッキー山紅斑熱　Rocky Mountain spotted fever（ロッキー マウンテン スポッティド フィーヴァー）

RMV 分時呼吸量　respiratory minute volume（レスピラトリー ミニット ヴォリューム）

Rn ラドン　radon（レイドン）

RN 逆流性腎症　reflex nephropathy（リフレックス ネフロパシィ）

RN 登録看護師　registered nurse（レジスタード ナース）

RNA リボ核酸　ribonucleic acid（リボニュークリック アシッド）

RND 根治的頸部郭清術　radical neck dissection（ラディカル ネック ディセクション）

RNP リボ核タンパク　ribonucleoprotein（リボニュークレオプロテイン）

RO リアリティオリエンテーション　reality orientation（リアリティ オリエンテイション）

ROCFT レイ複雑図形検査　Rey-Osterrieth Complex Figure Test（レイ オステライト コンプレックス フィギュア テスト）

ROD 腎性骨異栄養症　renal osteodystrophy（リーナル オステオディストロフィ）

ROI 関心領域　region of interest（リージョン オブ インタレスト）

ROM 関節可動域　range of motion（レンジ オブ モーション）

ROM 破水　rupture of the membranes（ラプチャー オブ ザ メンブランス）

ROME 関節可動域訓練　range of motion exercise（レンジ オブ モーション エクササイズ）

Rome III ローマIII　Rome III（ローマ スリー）

ROMT 関節可動域テスト　range of motion test（レンジ オブ モーション テスト）

ROP 未熟児網膜症〈水晶体後部線維増殖症〉　retinopathy of prematurity（レチノパシィ オブ プレマーチャリティ）

Ror ロールシャッハテスト　Rorschach's test（ロールシャッハズ テスト）

ROR/O, RO 除外診断　rule out（ルール アウト）

ROS 系統的レビュー　review of systems（レヴュー オブ システムズ）

ROSC 心拍再開 return of spontaneous circulation (リターン オブ スパンティニアス サーキュレイション)

ROT 右後頭横位〈第2頭位〉 right occiput transverse position (ライト オクシブット トランスヴァース ポジション)

Rp 処方箋 recipe (レシピ)

RP 逆行性腎盂造影〈法〉 retrograde pyelography (レトログレイド パイエログラフィ)

RP レセプト〈診療報酬明細書〉 rezept (独) (レツェプト)

RPA 右肺動脈 right pulmonary artery (ライト パルモナリィ アーテリー)

RPE 網膜色素上皮 retinal pigment epithelium (レティナル ピグメント エピセリウム)

RPF 腎血漿流量 renal plasma flow (リーナル プラズマ フロウ)

RPGN 急速進行性糸球体腎炎 rapidly progressive glomerulonephritis (ラピッドリー プログレッシヴ グロメルロネフライティス)

RPLS 後頭葉皮質下白質の可逆性病変 reversible posterior leukoencephalopathy syndrome (リヴァーシブル ポステリアー リューコエンセファロパシィ シンドローム)

RPO 右後斜位 right posterior obliquet (ライト ポステリア オブリーク)

RPR 迅速血漿レアギン試験 rapid plasma reagin test (ラピッド プラズマ リエイジン テスト)

RQ 呼吸商 respiratory quotient (レスピラトリー クオシェント)

RR RR間隔 RR interval (アールアール インターヴァル)

RR 回復室〈リカバリールーム〉 recovery room (リカヴァリー ルーム)

RR 呼吸 respiration (レスピレイション)

RR 呼吸数 respiratory rate (レスピラトリー レイト)

RR 相対リスク relative risk (リレイティヴ リスク)

RR 放射線効果 radiation response (レイディエイション レスポンス)

RRA 放射受容体測定法 radioreceptor assay (レイディオレセプター アッセイ) →RIA法，CPBA法

RRD 裂孔原性網膜剥離　rhegmatogenous retinal detachment（レグマトジーナス レティナル デイタッチメント）

rRNA リボソームリボ核酸　ribosomal ribonucleic acid（リボソーマル リボニュークレイック アシッド）

RRPM 心拍応答型ペースメーカー　rate responsive pacemaker（レイト レスポンスィヴ ペースメーカー）

RRS 院内迅速対応システム　rapid response system（ラピッド レスポンス システム）

RRT 腎代謝療法　renal replacement therapy（リーナル リプレイスメント セラピィ）

RRT 前処置関連毒性　regimen related toxicity（レジメン リレイティッド トキシシティ）

Rs 直腸S状部　rectosigmoid（レクトシグモイド）

RS 呼吸音　respiratory sound（レスピラトリー サウンド）

RS ライター症候群　Reiter's syndrome（ライター シンドローム）

RS レイノー症候群　Raynaud syndrome（レイノウド シンドローム）

RS ローター症候群　Rotor syndrome（ローター シンドローム）

RSBI 浅速呼吸係数　rapid-shallow breathing index（ラピッド シャロー ブリージング インデックス）

RSD 反射性交感神経性ジストロフィー　reflex sympathetic dystrophy（リフレックス シンパセティック ディストロフィ）

RSM リボスタマイシン　ribostamycin（リボスタマイシン）

RSST 反復唾液嚥下テスト　repetitive saliva swallowing test（リペティティヴ サリヴァ スワローイング テスト）

RST 呼吸サポートチーム　respiration support team（レスピレイション サポート ティーム）

RSV RSウイルス　respiratory syncytial virus（レスピラトリー シンシアル ヴァイラス）

rt 右側臥位　right lateral position（ライト ラタラル ポジション）

RT 呼吸療法　respiratory therapy（レスピラトリー セラピー）

RT 腎（臓）移植　renal transplantation（リーナル トランスプランテイション）

RT 直腸温　rectal temperature（レクタル テンペラチャー）

RT 放射線療法 radiotherapy, radiation therapy (ラディオセラピィ, レイディエイション セラピィ)

rt-PA 組織プラスミノーゲン活性化因子 recombinant tissue-type plasminogen activator (リコンビナント ティシュー タイプ プラスミナジェン アクティヴェータ)

RT-PCR リアルタイム・ポリメラーゼ連鎖反応 real-time polymerase chain reaction (リアル タイム ポリメラーゼ チェイン リアクション)

RTA 腎尿細管性アシドーシス renal tubular acidosis (リーナル テューブラー アシドーシス)

RTBD 逆行性経肝胆道ドレナージ retrograde transhepatic biliary drainage (レトログレイド トランスヘパティック ビリアリー ドレイニジ)

RTC ラウンド・ザ・クロック療法 round the clock (therapy) (ラウンド ザ クロック (セラピィ))

RTH 広汎(性)子宮全摘出術 radical hysterectomy, radical total hysterectomy (ラディカル ヒステレクトミー, ラディカル トータル ヒステレクトミィ)

RTI 呼吸器感染 respiratory tract infection (レストピラトリー トラクト インフェクション)

RTP 急速代謝回転タンパク質 rapid turnover protein (ラビッド ターンオーヴァー プロテイン)

RTV リトナビル ritonavir (リトナヴィル)

RTx 放射線治療 radiation therapy (レイディエイション セラピィ)

RTX 腎移植 renal transplantation (リーナル トランスプランテーション)

RTX リツキシマブ rituximab (リツキシマブ)

RUE 右上肢 right upper extremity (ライト アッパー エクストリミティー)

RUL 右肺上葉 right upper lobe of lung (ライト アッパー ローブ オブ ラング)

RUM 残尿測定 residual urine measurement (リジデュアル ユーリン メジャーメント)

RUML 右上中葉切除 right upper-middle lobectomy (ライト アッパー ミドル ロウベクトミー)

RUQ 右上腹部 right upper quadrant (ライト アッパー クアドラント)

RV 右心室 right ventricle (ライト ヴェントリクル)

RV 残気量 residual volume (レジデュアル ヴォリューム)

RVAD 右心補助人工心臓 right ventricular assist device (ライト ヴェントリキュラー アシスト ディヴァイス)

RVEDP 右室拡張末期圧 right ventricular end-diastolic pressure (ライト ヴェントリキュラー エンド ダイアストリック プレッシャー)

RVET 右室駆出時間 right ventricular ejection time (ライト ヴェントリキュラー イジェクション タイム)

RVF 右室不全 right ventricular failure (ライト ヴェントリキュラー フェイリュア)

RVG 右室造影 right ventriculography (ライト ヴェントリキュロ グラフィ)

RVH 右室肥大 right ventricular hypertrophy (ライト ヴェント リキュラー ハイパートロフィ)

RVH 腎血管性高血圧 renovascular hypertension (レノヴァス キュラー ハイパーテンション)

RVOT 右室流出路 right ventricular outflow tract (ライト ヴェ ントリキュラー アウトフロー トラクト)

RVP 右室圧 right ventricular pressure (ライト ヴェントリキュ ラー プレッシャー)

RVRR 腎静脈血レニン比 renal vein renin ratio (リーナル ヴェイ ン レニン レイシオ)

RVT 腎静脈血栓症 renal vein thrombosis (リーナル ヴェイン ス ロンボシス)

RXM ロキシスロマイシン roxithromycin (ロキシスロマイシン)

RX 処方〈投薬〉 recipe (レシピ)

R-Y ルーワイ吻合術 Roux-en-Y anastomosis (ルー エン ワイ アナ ストモウシス)

RYR-Y ルーワイ法 Roux-en-Y anastomosis (ルー エン ワイ ア ナストマーシス)

R

S

S S状結腸　sigmoid colon（シグモイド コロン）

S S波　S-wave（エス ウエイブ）

S 血清　serum（シアラム）

S 主観的情報　subjective data（サブジェクティヴ デイタ）

S 仙骨神経　sacral nerve（サイクラル ナーヴ）

S 統合失調症　schizophrenia（スキッツォフリーニア）

S 老人（性）の〈老年の〉　senile（シニール）

S–1 テガフール・ギメラシル・オテラシルカリウム　Tegafur, Gimeracil, Oteracil Potassium（テガフール, ギメラシル, オテラシル ポタシウム）

S–B tube ゼングスターケン－ブレークモアチューブ　Sengstaken-Blakemore tube（ゼングスターケン ブレイクモア テューブ）

S-IgA 分泌型免疫グロブリンA　secretory-immunoglobulin A（セクレタリー イムノグロブリン エー）

S. O. シリコンオイル　silicone oil（シリコン オイル）

s/o 〜の疑い　suspicious of（サスピシャウス オブ）

S–P 硬膜下腹腔短絡術　subdural peritoneal shunt（サブデュラル ペリトニアル シャント）

S–PA 標準言語性対連合学習検査　Standard Verbal Paired-Associate Learning Test（スタンダード ヴァーバル ペアード アソシエイテッド ラーニング テスト）

S–P shunt 硬膜下腹腔シャント　subdural-peritoneal shunt（サブデュラル ペリトニアル シャント）

SS₁ 第I心音　first heart sound（ファースト ハート サウンド）

S₂ 第II心音　second heart sound（セカンド ハート サウンド）

S₃ 第III心音　third heart sound（サード ハート サウンド）

S₄ 第IV心音　fourth heart sound（フォース ハート サウンド）

SA 安静型狭心症　stable angina（ステイブル アンジャイナ）

SA 感覚性失語　sensory aphasia（センサリィ アフェイジア）

SA 血清アルブミン　serum albumin（シラム アルビューマン）

SA 自殺企図　suicide attempt（スイサイド アテンプト）

SA 自然流産 spontaneous abortion（スパンティニアス アボーション）

SA 体表面積 surface area（サーフェイス エリア）

SA 単心房 single atrium（シングル エイトリウム ）

SA 鉄芽球性貧血 sideroblastic anemia（サイドロブラスティック アニーミア）

SA 肉腫 sarcoma（サルコーマ）

SA block 洞房ブロック sinoatrial block（シノアテリアル ブロック）

SA node 洞房結節(静脈洞結節) sinoatrial node（シノアテリアル ノード）

SAA 血清アミロイドAタンパク serum amyloid A protein（シアラム アミロイド エー プロテイン）

SAA ストークス・アダムス発作 Stokes-Adams attack（ストークス アダムス アタック）

SAB 選択的肺胞気管支造影 selective alveolobronchography（セレクティヴ アルヴェオロブロンコグラフィー）

SABA 選短時間作用型 β_2 刺激薬 short acting β_2 agonist（ショート アクティング ベータツー アゴニスト）

SAC 短上肢ギプス包帯 short arm cast（ショート アーム キャスト）

SACT 洞房伝導時間 sinoatrial conduction time（サイノアトリアル コンダクション タイム）

SAD（サッド） 季節型感情障害 seasonal affective disorder（シーズネル アフェクティヴ ディスオーダー）

SAD 社交不安障害 social anxiety disorder（ソーシャル アングザイエティ ディスオーダー）

SAH（ザー） くも膜下出血 subarachnoid hemorrhage（サブアラクノイド ヘマリッジ）

SAM（サム） 収縮期前方移動 systolic anterior movement（シストリック アンテリア ムーヴメント）

SAMPLE サンプル （symptom, allergies, medication, past history, last meal, events）（シンプトン， アラージーズ， メディケイション， パスト ヒストリー， ラスト ミール， イベンツ）

SAN（サン） 洞房結節 sinoatrial node（シノアテリアル ノード）

S

SaO₂ 動脈血酸素飽和度　arterial O₂ saturation（アーテリアル オーツー サチュレイション）

SAP 血清アミロイドP成分　serum amyloid P component（シアラム アミロイド ピー コンポウネント）

SAP 全身的動脈圧　systemic arterial pressure（システミック アーテリアル プレッシャー）

SAP リアルタイム持続皮下グルコース測定機能付きインスリンポンプ　sensor augmented pump（センサー オーグメンティッド ポンプ）

Sar サルコイドーシス　sarcoidosis（サルコイドウシス）

SARA 小脳性運動失調の重症度評価スケール　scale for the assessment and rating of ataxia（スケイル フォー ザ アセスメント アンド レイティング オブ アタクシア）

SARS（サーズ）　重症急性呼吸器症候群　severe acute respiratory syndrome（シヴィアー アキュート レスピラトリー シンドローム）

SARS-CoV-2 新型コロナウイルス　severe acute respiratory distress syndrome coronavirus 2（シヴィアー アキュート レスピラトリィ ディストレス シンドローム コロナヴァイラス 2）

SAS くも膜下腔　subarachnoid space（サブアラクノイド スペイス）

SAS 身体活動能力指標〈質問表〉　specific activity scale（スペシフィック アクティヴィティ スケイル）

SAS（サス）　睡眠時無呼吸症候群　sleep apnea syndrome（スリープ アプニア シンドローム）

SASP サラゾスルファピリジン　salazosulfapyridine（サラゾスル ファピリジン）

SAT 亜急性甲状腺炎　subacute thyroiditis（サブアキュート サイロイディティス）

SAT 亜急性ステント血栓症　subacute stent thrombosis（サブアキュート ステント スロンボーシス）

SAT 酸素飽和度　saturation（サチュレイション）

SAT 自発覚醒トライアル　spontaneous awakening trial（スパンティニアス アウェイクニング トライアル）

SB 自発呼吸　spontaneous breathing（スパンテイニアス ブリージング）

SB ショートベベル　short bevel（ショート ベヴェル）

SB 石鹸清拭　soap bath（ソープ バス）

SB 日光皮膚炎　solar dermatitis（ソーラー ダーマタイティス）

SBAR 状況，背景，評価，提案　Situation, Background, Assessment, Recommendation（シチュエイション，バックグラウンド，アセスメント，レコメンデイション）

SBB染色 スダンブラックB染色　sudan black B stain（スーダン ブラック ビー ステイン）

SBC 単発性骨嚢腫　solitary bone cyst（ソリタリー ボーン シスト）

SBD 老人性脳疾患　senile brain disease（シニール ブレイン ディジーズ）

SBE 亜急性細菌性心内膜炎　subacute bacterial endocarditis（サブアキュート バクテリアル エンドカーディティス）

SBE 乳房自己検査法　self-breast examination（セルフ ブレスト イグザミネーション）

SBE 労作時息切れ　shortness of breath on exertion（ショートネス オブ ブレス オン イグザーション ）

SBO 小腸閉塞症　small bowel obstruction（スモール バウエル オブストラクション）

SBP 収縮期血圧　systolic blood pressure（システリック ブラッド プレッシャー）

SBR 小腸大量切除術　small bowel massive resection（スモール バウエル マッシヴ リセクション）

SBS 脊髄延髄脊髄反射　spino-bulbo-spinal (reflex)（スピノ ブルボ スパイナル（リフレックス））

SBS 副鼻腔気管支症候群　sinobronchial syndrome（シノブロンキアル シンドローム）

SBSP サラゾスルファピリジン　salazosulfapyridine（サラゾスル ファピリジン）

SBT 自発呼吸トライアル　spontaneous breathing trial（スポンティニアス ブリージング トライアル）

SBT スルバクタム　sulbactam（スルバクタム）

SBT/CPZ スルバクタム・セフォペラゾン　sulbactam/cefoperazone（スルバクタム／セフォペラゾン）

SBTPC スルタミシリン　sultamicillin（スルタミシリン）

S

Sc 肩甲骨 scapula（スカピュラ）

Sc 統合失調症 schizophrenia（スキゾフリーニア）

SC 脊髄 spinal cord（スパイナル コード）

SC 皮下（注射） subcutaneous (injection)（サブキュテイニアス（インジェクション））

SCA 鎌状赤血球貧血 sickle cell anemia（シックル セル アニーミア）

SCA 鎖骨下動脈 subclavian artery（サブクラヴィアン アーテリー）

SCA 上小脳動脈 superior cerebellar artery（スーペリア セレベラー アーテリー）

SCA 選択的腹腔動脈造影法 selective celiac angiography（セレクティヴ セリアク アンジオグラフィ）

SCA 突然の心停止 sudden cardiac arrest（サドン カーディアック アレスト）

SCC サクシニルコリン succinyl choline chloride（サクシニル コウリン クローライド）

SCC 小細胞がん small cell carcinoma（スモール セル カーシノウマ）

SCC 扁平上皮がん squamous cell carcinoma（スクウェイマス セル カーシノーマ）

SCC抗原 扁平上皮がん関連抗原 squamous cell carcinoma-related antigen（スクウェイマス セル カーシノーマ リレイティッド アンティゲン）

SCCO 瘢痕拘縮 scar contracture（スカー コントラクチャー）

SCD 脊髄小脳変性症 spinocerebellar degeneration（スパイノセレブラー デジェネレイション）

SCD 全身性カルニチン欠乏症 systemic carnitine deficiency（システミック カルニチン ディフィシエンシィ）

SCDC 亜急性連合性脊髄変性症 subacute combined degeneration of spinal cord（サブアキュート コンバインド デジェネレイション オブ スパイナル コード）

SCE 皮下気腫 subcutaneous emphysema（サブキュテイニアス エンフィセーマ）

SCFA 短鎖脂肪酸 short chain fatty acid (ショート チェイン ファッティ アシッド) →MCFA, LCFA

SCFE 大腿骨頭すべり症 slipped capital femoral epiphysis (スリップト キャピタル フェモラル エピフィシス)

SCI 脊髄損傷 spinal cord injury (スパイナル コード インジャリー)

Scicti シンチレーション〈シンチグラム〉 scintillation (scintigram) (シンチレーション〈シンチグラム〉)

SCID (スチッド) 重症複合型免疫不全症 severe combined immunodeficiency (サヴィア コンバインド イミュノディフィシエンシィ)

SCIS 重症複合型免疫不全症候群 severe combined immunodeficiency syndrome (シヴィア コンバインド イミュノディフィシエンシィ シンドローム)

SCJ 扁平円柱上皮接合部 squamocolumnar junction (スクアモコルムナー ジャンクション)

SCL 鎖骨下 subclavian (サブクラヴィアン)

SCLC 小細胞肺がん small cell lung carcinoma (スモール セル ラング カーシノーマ)

SCLE 亜急性皮膚エリテマトーデス subacute cutaneous lupus erythematosus (サブアキュート キュテイニアス ループス エリテマトーサス)

SCM 胸鎖乳突筋 sternocleidomastoid muscle (スターノクレイドマストイド マッスル)

SCN 漿液性嚢胞腫瘍 serous cystic neoplasm (セラス システィック ネオプラズム)

Scr, SCr 血清クレアチニン serum creatinine (セラム クレアチニン) →Cr

SCT スパイラル(脊髄)CT spiral computed tomography (スパイラル コンピューテッド トモグラフィー)

SCT 文章完成法 sentence completion test (センテンス コンプリーション テスト)

sCu 血清銅 serum copper (セラム コッパー)

SCU 軽症病棟 self care unit (セルフ ケア ユニット)

SCV 知覚神経伝導速度 sensory nerve conduction velocity (センセリー ナーブ コンダクション ベロシティ)

ScvO₂ 中心静脈血酸素飽和度 central venous oxygen saturation（セントラル ヴィーナス オキシジェン サテュレイション）

SD 安定 stable disease（ステーブル ディジーズ）

SD 強皮症〈硬皮症〉 scleroderma（スケレロダーマ）

SD 統合失調感情障害 schizoaffective disorder（スキゾアフェクティブ ディスオーダー）

SD 突然死 sudden death（サドン デス）

SD 突発性難聴 sudden deafness（サドン デフネス）

SD 標準偏差 standard deviation（スタンダード デヴィエイション）

SD 老年期認知症(アルツハイマー型老年認知症) senile dementia（セニル ディメンシャ）

SDA セロトニン・ドパミン拮抗薬 serotonin-dopamine antagonist（セロトニン ドパミン アンタゴニスト）

SDB 皮膚浅層熱傷〈Ⅱ度熱傷〉 superficial dermal burn（スーパーフィシャル ダーマル バーン）

SDD 選択的消化管内殺菌法 selective digestive decontamination（セレクティヴ ダイジェスティヴ ディコンタミネイション）

SDH 硬膜下血腫 subdural hematoma（サブドゥーアル ヘマトーマ）

SDM 共同意思決定 shared decision making（シェアード デシジョン メイキング）

SDMD 老人性円板状黄斑変性症 senile disciform macular degeneration（シーナイル ディスシフォーム マキュラー ディジェネレイション）

SDR 単純糖尿病網膜症 simple diabetic retinopathy（シンプル ダイアベティック レチノパシィ）

SDS うつ病自己評価尺度 self-rating depression scale（セルフ レイティング デプレッション スケイル）

SDS シャイ・ドレーガー症候群 Shy-Drager syndrome（シャイ ドレイガー シンドローム）

SE 漿膜露出 serosa exposure（セロサ エクスポージャー）

SE 副作用 side effect（サイド エフェクト）

Sed 尿沈渣検査 sedimentation（セディメンテイション）

SEP 硬化性被囊性腹膜炎　sclerosing encapsulating peritonitis
（スクレロシング インキャプシュレイティング ペリトナイティス）

SEP 体性感覚誘発電位　somatosensory evoked potential
（ソマトセンソリィ イヴォークト ポテンシャル）→AEP, VEP

SF ストレス係数　stress factor（ストレス ファクター）

Ser セリン　serine（セリン）

SEV セボフルラン　sevoflurane（セボフルラン）

SF 滑液　synovial fluid（シノビィアル フルイド）

SF 猩紅熱　scarlet fever（スカーレット フィーバー）

SF 髄液　spinal fluid（スパイナル フルイド）

SF 特発(性)骨折　spontaneous fracture（スパンティニアス フラク
チャー）

SF36 SF健康調査票　MOS short-from 36-item health survey
（エムオーエス ショート フロム サーティーシックス アイテム ヘルス
サーヴェイ）

SFA 飽和脂肪酸　saturated fatty acid（サテュレイティッド ファッ
ティ アシッド）

SFD児 不当軽量児　small for dates infant（スモール フォー デ
イツ インファント）→SGA

sFe 血清鉄　serum iron（セラム アイアン）

SG スワン-ガンツカテーテル　Swan-Ganz catheter（スワン ガンツ
キャスィタ）

SG 比重　specific gravity（スペシフィック グラヴィティ）

SG 皮膚移植　skin graft（スキン グラフト）

SGA 主観的包括的アセスメント　subjective global assessment
（サブジェクティヴ グローバル アセスメント）

SGA児 妊娠期間に比して小さい新生児　small for gestational
age（スモール フォー ジェステイショナル エイジ）

SGB 星状神経節ブロック　stellate ganglion block（ステレイト
ガングリオン ブロック）

SGC スワン-ガンツカテーテル　Swan-Ganz catheter（スワン ガ
ンツ キャスィタ）→SG

S

SGLT ナトリウム・グルコース共役輸送体 sodium glucose transporter (ソディウム グルコース トランスポーター)

s-GPT, S-GPT 血清グルタミン酸ピルビン酸アミノ基転移酵素 serum glutamic-pyruvic transaminase (シーラム グルタミック ピルビック トランスアマネイス) →ALT

SH 血清肝炎 serum hepatitis (シアラム ヘパタイティス)

SH ステロイドホルモン steroid hormone (ステロイド ホルモン)

SH 性ホルモン sex hormone (セックス ホルモン)

SHA 感作血球凝集反応 sensitized haemagglutination (センシタイズド ヘマグルティネイション)

SHEL SHELモデル Software, Hardware, Environment, Liveware (ソフトウエア, ハードウエア, エンヴァイロメント, ライヴウエア)

SHR ステロイドホルモン受容体 steroid hormone receptor (ステロイド ホルモン レセプター)

SHS 仰臥位低血圧症候群 supine hypotensive syndrome (シュパイン ハイポテンシブ シンドローム)

SHVS 睡眠時低換気症候群 sleep hypoventilation syndrome (スリープ ハイポヴェンティレイション シンドローム)

SI 一回心拍出係数 stroke index (ストローク インデックス)

SI 他臓器浸潤 serosa infiltrating (セロサ インフィルトレイティング)

SI 感覚統合療法 sensory integration (センサリィ インテグレイション)

SI 小腸 small intestine (スモール インテスティン)

SI ショックインデックス shock index (ショック インデックス)

SIADH 抗利尿ホルモン不適合分泌症候群 syndrome of inappropriate secretion of antidiuretic hormone (シンドローム オブ インアポロプリエト セクレイション オブ アンチジウレティック ホーモン)

SIAS(サイアス) 脳卒中機能評価法 stroke impairment assessment set (ストローク インペアメント アセスメント セット)

SIDS(シッズ) 乳幼児突然死症候群 sudden infant death syndrome (サドン インファント デス シンドローム)

Sig-Ca S状結腸がん sigmoid colon cancer (シグモイド コロン キャンサー)

SIMV 同期式間欠的強制換気　synchronized intermittent mandatory ventilation（シンクロナイズド インターミッテント マンダトリー ヴェンチレイション）

SIRS（サース）　全身性炎症反応症候群　systemic inflammatory response syndrome（システミック インフレイメトリィ レスポンス シンドローム）

SIT スタンフォード知能テスト　Stanford intelligence test（スタンフォード インテリジェンス テスト）

SIT 精子不動化試験　sperm immobilization test（スパーム イモビライゼイション テスト）

SjO₂ 内頸静脈血酸素飽和度　oxygen saturation in the jugular venous blood（オキシジェン サテュレイション イン ザ ジャグラー ヴィーナス ブラッド）

SjS シェーグレン症候群　Sjögren's syndrome（シェーグレン シンドローム）

SJS スティーブンス-ジョンソン症候群　Stevens-Johnson syndrome（スティーヴンス ジョンソン シンドローム）

SI 血清鉄　serum iron（シアラム アイアン）

SK ストレプトキナーゼ　streptokinase（ストレプトカイネイス）

SKA装具 長下肢装具　supra knee ankle (orthosis)（スープラ ニー アンクル（オーソウシス））→KAFO

SKI 皮膚　skin（スキン）

SL ストレプトリジン　streptolysin（ストレプトリジン）

SLAMF7 シグナル伝達リンパ活性化分子ファミリー7　signaling lymphocytic activation molecule family member 7（スィグナリング リンフォサイティック アクティヴェイション マリキュール ファミリー ナンバー 7）

SLAP lesion 上前後関節唇損傷　superior labrum anterior and posterior lesion（スーペリア ラブラム アンテリア アンド ポステリア リージョン）

SLB 短下肢装具　short leg brace（ショート レッグ ブレイス）

SLC 短下肢ギプス包帯　short-leg cast（ショート レッグ キャスト）

SLD シンプルリンパドレナージ　simple lymphatic drainage（シンプル リムファティック ドレイニジ）

249

SLE 全身性エリテマトーデス systemic lupus erythematosus（システミック ループス エリテマトーサス）

SLNB センチネルリンパ節生検 sentinel lymph node biopsy（センチネル リンフ ノード バイオプシィ）

SLO ストレプトリジンO streptolysin O（ストレプトリジン オー）

SLR 下肢伸展挙上 straight leg raise（ストレイト レッグ レイズ）

SLR exercise 下肢伸展挙上訓練 straight leg raising exercise（ストレイト レッグ ライジング エクササイズ）

SLR test 下肢伸展挙上テスト straight leg raising test（ストレイト レッグ ライジング テスト）

SLS 短下肢副子 short leg splint（ショート レッグ スプリント）

SLTA 標準失語症検査 Standard Language Test of Aphasia（スタンダード ラングウィッヂ テスト オブ アフェイジア）

SLV 単左室 single left ventricle（シングル レフト ヴェントゥリクル）→SRV（単右室）

SLWC 短下肢歩行用ギプス包帯 short leg walking cast（ショート レッグ ウォーキング キャスト）

SM 収縮期雑音 systolic murmur（システリック マーマー）

SM ストレプトマイシン streptomycin（ストレプトマイシン）

SM ソマトメジン somatomedin（ソマトメジン）

SM 粘膜下層までのがん submucosa（サブミュコサ）

SM 平滑筋 smooth muscle（スムース マッスル）

SMA 上腸間膜動脈 superior mesenteric artery（スーペリア メセンテリック アーテリー）

SMAO 上腸間膜動脈閉塞症 superior mesenteric artery occlusion（スーペリア メセンテリック アーテリー オクルージョン）

SMAS 上腸間膜動脈症候群 superior mesenteric artery syndrome（スーペリア メセンテリック アーテリー シンドローム）

SMBG 血糖自己測定 self-monitoring of blood glucose（セルフ モニタリング オブ ブラッド グルコース）

SMDS 成人突然死症候群 sudden manhood death syndrome（サドン マンフッド デス シンドローム）

SMI 無症候性心筋虚血 silent myocardial ischemia（サイレント マイオカーデアル イスケミア）

SMON（スモン） スモン（亜急性脊髄視神経障害） subacute mye-lo-optico-neuropathy（サブアキュート マイエロ オプティコ ニューロパシィ）

SMS ソマトスタチン somatostatin（ソマトスタチン）

SMT 胃粘膜下腫瘍 submucosal tumor of the stomach（サブミューコサル テューマー オブ ザ ストマック）

SMV 自殺企図 Selbst Mord Versuch（独）（セルブスト モード ヴァサッチ）

SMV 上腸間膜静脈 superior mesenteric venous（スーペリア メセンテリック ヴィーナス）

SMX スルファメトキサゾール sulfamethoxazole（スルファメトキサゾール）

SN 看護学生 student nurse（ステューデント ナース）

SN 自発眼振 spontaneous nystagmus（スパンティニアス ニスタグムス）

SN 手洗い看護師〈清潔看護師〉 scrub nurse（スクラブ ナース）

SN 洞房結節 sinoatrial node（サイノアトリアル ノウド）

SNARE 可溶性NSF接着タンパク質受容体 soluble NSF at-tachment protein receptor（サリャブル エヌエスエフ アタッチメント プロテイン レセプター）

SND 線条体黒質変性症 striatonigral degeneration（ストリアトニグラル デジェネレイション）

SNHL 感音性難聴 sensorineural hearing loss（センサリニューラル ヒアリング ロス）

SNMC 強力ネオミノファーゲンシー（商品名） stronger neo-mi-nophagen C（ストロング ネオ ミノファーゲン シー）

SNP ニトロプルシド sodium nitroprusside（ソディウム ニトロプルシド）

SNPs（スニップ） 単一ヌクレオチド多型 single nucleotide poly-morphism(s)（シングル ニューイークレオチド ポリモーフィズム）

S

SNRI セロトニン-ノルアドレナリン再取込み阻害薬 serotonin-noradrenaline reuptake inhibitor (セロトニン ノルアドレナリン リアップテイク インヒビター)

SNS 交感神経系 sympathetic nervous system (シンパセティック ナーバス システム)

SO 上斜筋 superior oblique (スーペリア オブリーク)

SO₂ 酸素飽和度 oxygen saturation (オキシジェン サチュレイション)

SOAP(ソープ) 問題志向型叙述の経過記録 subjective data, objective data, assessment of patient response, plan of action (サブジェクティヴ データ, オブジェクティヴ データ, アセスメント オブ ペイシェント レスポンス, プラン オブ アクション)

SOB 息切れ shortness of breath (ショートネス オブ ブレス)

SOD 活性酸素分解酵素〈スーパーオキシド・ジスムターゼ〉 superoxide dismutase (スーパーオキサイド ディスムライズ)

SOFA score SOFAスコア sequential, organ failure assessment score (シークエンシャル オーガン フェイリュア アセスメント)

sol. 溶液 solution (ソリューション)

SOL 占拠性病変 space occupying lesion (スペイス オキュパイ イング リージョン)

SOM 滲出性中耳炎 secretory otitis media (シークレトリィ オウタ イティス メディア)

SoU 日光蕁麻疹 solar urticaria (ソウラー アーティケアリア)

Sp 棘波 spike (スパイク)

Sp 脊椎麻酔 spinal anesthesia (スパイナル アネシージア)

SP サブスタンスP substance P (サブスタンス ピー)

SP 脊椎 spinal (スパイナル)

SP 痰 sputum (スピュータム)

SP 模擬患者〈標準模擬患者〉 standardized patient (スタンダー ダイズド ペイシェント)

Sp & W 棘徐波結合 spike and wave complex (スパイク アンド ウェイヴ コンプレックス)

SPA 脾動脈 splenic artery (スプレニック アーテリー)

SPAC シタラビンオクホスファート cytarabine ocfosfate (シタラビン オクフォスフォート)

SPCM スペクチノマイシン spectinomycin (スペクチノマイシン)

SPE 緩徐血漿交換 slow plasma exchange (スロウ プラズマ エクスチェンジ)

SPECT (スペクト) シングルフォトンエミッションCT〈単一光子放射型コンピュータ断層撮影〉 single photon emission computed tomography (シングル フォトン エミッション コンピューティッド トモグラフィ)

SPF 血清タンパク分画 serum protein fraction (セラム プロテイン フラクション)

SPG シゾフィラン sizofiran (シゾフィラン)

SPIDDM 緩徐進行型インスリン依存性糖尿病 slowly progressive insulin dependent diabetes mellitus (スロウリー プログレッシヴ インスリン ディペンデント ダイアビーティーズ メリタス)

SpiPas スピリチュアルペイン・アセスメントシート Spiritual Pain Assessment Sheet (スピリチュアル ペイン アセスメント シート)

SPK 膵腎同時移植術 simultaneous pancreas-kidney transplantation (シマルティネアス パンクリアス キドニー トランスプランテイション)

SPK 表在性点状角膜炎 superficial punctate keratitis (スーパーフィシャル パンクテイト ケラタイティス)

SPL 音圧レベル sound pressure level (サウンド プレッシャー レヴェル)

SPM スピラマイシン spiramycin (スピラマイシン)

SPMA 脊髄性進行性筋萎縮症 spinal progressive muscular atrophy (スパイナル プログレッシヴ マスキュラー アトロフィ)

SpO₂ 経皮的動脈血酸素飽和度 saturation of percutaneous oxygen (サチュレイション オブ パーキュテイニアス オキシジェン)

SPP 皮膚組織灌流圧 skin perfusion pressure (スキン パーフュージョン プレッシャー)

SPR シグナル識別粒子 signal recognition particle (シグナル リコグニッション パーティカル)

SPT 皮膚プリックテスト skin prick test (スキン プリック テスト)

SPTA 標準高次動作性検査 standard performance test for apraxia (スタンダード パフォーマンス テスト フォー アプラクスィア)

SPV 選択的近位胃迷走神経切断術 selective proximal vagotomy (セレクティヴ プロキシマル ヴァゴトミィ)

sq 扁平上皮がん squamous cell carcinoma (スクウェイマス セル カーシノーマ)

SQI シグナルクオリティインジケーター signal quality indicator (シグナル クオリティ インディケイター)

SQV サキナビルメシル酸塩 saquinavir mesilate (サキナヴル メシレート)

SR システマティック・レビュー systematic review (システマティック レヴュー)

SR 上直筋 superior rectus muscle (スーペリア レクタス マッスル)

SR 赤血球沈降速度 sedimentation rate (セディメンテイション レイト) →ESR

SR 洞調律 sinus rhythm (サイナス リズム)

SR 抜糸 sutures removed (サチュアー リムーヴド)

SRRD 睡眠関連呼吸障害 sleep related respiratory disturbance (スリープ リレイティッド レスピラトリー ディスターバンス)

SRS 性転換手術 sex reassignment surgery (セックス リアサインメント サージェリィ)

SRS 定位手術的照射 stereotactic radiosurgery (ステレオタクティック レイディーオウサージャリィ)

SRT 語音聴取閾値 speech reception threshold (スピーチ レセプション スレショールド)

SRT 定位放射線治療 stereotactic radiotherapy (ステレオタクティック ラディオセラピィ)

SRT 中隔縮小治療 septal reduction therapy (セプタル レデュクション セラピィ)

SRV 単右室 single right ventricle (シングル ライト ヴェントリクル) →SLV

SS 漿膜下層までのがん subserosa (サブセロサ)

SS スライディングスケール sliding scale (スライディング スケイル)

SS 生理食塩液 saline solution（セイレン ソリューション）

SS 妊娠 schwangerschaft（独）（シュヴァンゲルシャフト）

SS-A(B)抗体 SS-A(B)抗体 SS-A(B) antibody（エスエス エー（ビー）アンティボディ）

SSA スルホサリチル酸 sulfosalicylic acid（スルフォサリチル アシッド）

SSc 全身性硬化症（強皮症） systemic sclerosis（システミック スクレローシス）

ssDNA 一本鎖DNA single-stranded DNA（シングル ストランディド ディーエヌエー）

SSEP 短潜時体性感覚誘発電位 shortlatency somatosensory evoked potential（ショートレイテンシー ソマトセンソリィ イヴォークト ポテンシャル）

SSF 肩甲骨下部皮下脂肪厚 subscapular skinfold thickness（サブスカプラー スキンフォルド シックネス）

SSI 手術部位感染 surgical site infection（サージカル サイト インフェクション）

SSP 痙性脊髄麻痺 spastic spinal paralysis（スパスティック スパイナル パラライシス）

SSPE 亜急性硬化性全脳炎 subacute sclerosing panencephalitis（サブアキュート スクローシング パンエンセファライティス）

SSRI 選択的セロトニン再取込み阻害薬 serotonin selective reuptake inhibitor（セロトニン セレクティヴ リアップテイク インヒビター）

SSS（スリーエス） 上矢状静脈洞 superior sagittal sinus（スーペリア サジタル サイナス）

SSS（スリーエス） 洞機能不全症候群（シックサイナス症候群） sick sinus syndrome（シック サイナス シンドローム）

SSSS ブドウ球菌性皮膚剥脱症候群 staphylococcal scalded skin syndrome（スタフィロコッカル スコールディッド スキン シンドローム）

SST 社会生活技能訓練 social skill training（ソーシャル スキル トレイニング）

St 便 stool（ストゥール）

ST ST部分　ST-segment（エスティ セグメント）

ST 感受性訓練　sensitivity training（センシティヴィティ トレイニング）

ST 言語聴覚士　speech therapist（スピーチ セラピスト）

ST 支持的精神療法　supportive psychotherapy（サポーティヴ サイコセラピィ）

ST スルファメトキサゾール/トリメトプリム　sulfamethoxazole/trimethoprim（スルファメトキサゾール/トリメトプリム）

ST 洞性頻脈　sinus tachycardia（サイナス タキカーディア）

ST 皮膚試験　skin test（スキン テスト）

STA 浅側頭動脈　superficial temporal artery（スーパーフィシャル テンポラル アーテリー）

STA–MCA 浅側頭動脈－中大脳動脈吻合術　superficial temporal artery-middle cerebral artery anastomosis（スーパーフィシャル テンポラル アーテリー ミドル セレブラル アーテリー アナストモシス）

STA–SCA 浅側頭動脈－上小脳動脈吻合術　superficial temporal artery-superior cerebellar artery anastomosis（スーパーフィシャル テンポラル アーテリー スーペリア セレベラー アーテリー アナストモシス）

STAI 状態・特性不安尺度　state-trait anxiety inventory（ステイト トレイト アングザイアティ インヴェントリー）

stat. ただちに　statim（ラ）（スタティム）

STD 性感染症　sexually transmitted diseases（セクシャリィ トランスミッテッド ディジーズズ）

STEMI ST上昇型心筋梗塞　ST-elevation myocardial infarction（エスティ エレベイション マイオカーディアル）

Stereo 定位脳手術　stereotaxic surgery（ステレオタキシック サージェリィ）

S test セクレチン試験　secretin test（セクレチン テスト）

STFX シタフロキサシン　sitafloxacin（シタフロキサシン）

STH 子宮単純全摘術　simple total hysterectomy（シンプル トータル ヒステーレクトミ）

STH ステロイドホルモン　steroid hormone（ステロイド ホーモン）

STI 収縮時間(指数) systolic time interval (index) (システリック タイム インターバル (インデックス))

STN シアリルTn抗原 sialyl-Tn antigen (シアリル ティエヌ アンティジェン)

strept 連鎖球菌 *Streptococcus* (ストレプトコッカス)

STRT 定位的放射線療法 stereotactic radiotherapy (ステレオタクティック ラディオセラピィ)

STS 梅毒血清反応 serological test for syphilis (セロロジカル テスト フォー シフィルス)

STSG 分層植皮術 split thickness skin graft (スプリット シックネス スキン グラフト)

STX サキシトキシン saxitoxin (サキシトクシン)

SU スルホニル尿素 sulfonylurea (サルホニルウレア)

SUD 単回使用器具 single use device (シングル ユーズ ディヴァイス)

SUDs シングルユース器材 single umbilical devices (シングル アンビリカル ディヴァイシス)

SUI 腹圧性尿失禁 stress urinary incontinence (ストレス ウリナリー インコンチネンス)

sum. 服用せよ sumendus (ラ) (スメンドゥス)

SUN 血清尿素窒素 serum urea nitrogen (セラム ウレア ナイトロジェン)

SUN スニチニブ sunitinib (スニチニブ)

supp. (サポ) 坐薬 suppository (サポジトリィ)

sut 縫合 suture (スーチャー)

SUZI 囲卵腔内精子注入法 subzonal insemination (サブゾーナル インセミネイション)

Sv シーベルト sievert (シーヴェルト)

SV 一回心拍出量 stroke volume (ストローク ヴォリューム)

SV 単心室 single ventricle (シングル ヴェントリクル) →SLV, SRV

SVC 上大静脈 superior vena cava (スーペリア ヴェナ カヴァ)

SVCG 上大静脈造影 superior vena cavography (スーペリア ヴェナ カヴォグラフィ)

SVCS, SVC syndrome 上大静脈閉塞症候群 superior vena cava syndrome (スーペリア ヴェナ カヴァ シンドローム)

SVD 一枝病変 single vessel disease (シングル ヴィッセル ディジーズ)

SVD 自然経腟分娩 spontaneous vaginal delivery (スパンティニアス ヴァギナル デリバリィ)

SVG 大伏在静脈移植グラフト saphenous vein graft (サフェナウス ヴェイン グラフト)

SVI 一回心拍出量係数 stroke volume index (ストローク ヴォリューム インデックス) →SI

SVI 遅発ウイルス感染症 slow virus infection (スロー ヴァイラス インフェクション)

SvO₂ 混合静脈血酸素飽和度 venous oxygen saturation (ヴェナス オキシジェン サチュレイション)

SVPC 上室性期外収縮 supraventricular premature contraction (スプラヴェントリキュラー プレマーチャー コントラクション)

SVR 全身血管抵抗 systemic vascular resistance (システミック ヴァスキュラー レジスタンス)

SVRI, SVRi 体血管抵抗係数〈全末梢血管抵抗係数〉 systemic vascular resistance index (システミック ヴァスキュラー レジスタンス インデックス)

SVT 上室性頻拍 supraventricular tachycardia (スプラヴェントリキュラー タキカーディア)

SVV 1回拍出量変化量 stroke volume variation (ストローク ヴォリューム ヴァリエイション)

SW 一回仕事量 stroke work (ストローク ワーク)

SW ソーシャルワーカー social worker (ソーシャル ワーカー)

SWS 徐波睡眠 slow wave sleep (スロウ ウエイヴ スリープ)

SWT シャトルウォーキング試験 Shuttle Walking Test (シャトル ウォーキング テスト)

SXA 単一エネルギーX線吸収法 single energy x-ray absorptiometry (シングル エナジー エックス レイ アブソープティオメトリー)

syr シロップ syrup (シラップ)

syst. 収縮期 systolic (システリック)

T

T 横行結腸 transverse colon (トランスヴァース コロン)

T 胸郭 thorax (ソラックス)

T 胸椎 thoracic vertebra (ソラシック ヴァーテブラ)

T T細胞 thymus derived cell (サイマス ディライヴド セル)

T 腫瘍 tumor (テューマー)

T 体温 temperature (テンパラチャー)

T チミン tthymine (サイミーン)

T T波 T-wave (ティー ウエイヴ)

T–Bil 総ビリルビン total bilirubin (トータル ビリルビン)

T & C 体位変換と咳嗽 turn and cough (ターン アンド コフ)

T cell T細胞 thymus derived cell (サイマス デライヴド セル)

T–CHO 総コレステロール total cholesterol (トータル コレステロール) →TC

T–DM1 トラスツズマブエムタンシン trastuzumab emtansine (トラスツズマブ エムタンシン)

t–PA 組織プラスミノゲン活性化酵素 tissue plasminogen activator (ティッシュー プラスミナジェン アクティヴェイター)

T1/2, t1/2 半減期 half life (ハーフ ライフ)

T1WI T1強調画像 T1-weighted image (ティワン ウェイティッド イメージ)

T2WI T2強調画像 T2-weighted image (ティツー ウェイティッド イメージ)

T3 トリヨードサイロニン triiodothyronine (トライヨードサイロニン)

T4 テトラヨードサイロニン tetraiodothyronine (テトラヨードサイロニン)

TA 腋窩温 axillary temperature (アキシラリー テンペラチャー)

TA 交流分析 transactional analysis (トランサクショナル アナライシス)

TA 三尖弁閉鎖 (症) tricuspid atresia (トライカスピッド アトレイジア)

TA 歯痛 toothache (トゥースエイク)

TA 側頭動脈炎 temporal arteritis (テンポラル アーテライティス)

TA 腸チフス typhus abdominalis (ラ) (タイファス アブドミナリス)

~~**TA** 毒素・抗毒素 toxin-antitoxin (トクシン アンティトクシン)~~

TA-GVHD 輸血関連移植片対宿主病 transfusion associated graft versus host disease (トランスフュージョン アソシエイティッド グラフト ヴァーサス ホスト ディジーズ)

TAA 胸部大動脈瘤 thoracic aortic aneurysm (ソラシック エイオーティック アニュリズム)

TAA 腫瘍関連抗原 tumor associated antigen (チューマー アソシエイティッド アンティジェン)

TAAA 胸腹部大動脈瘤 thoraco-abdominal aortic aneurysm (ソラコ アブドミナル エイオーティック アニュリズム)

tab. 錠剤 tablet (タブレット)

TAB アンドロゲン完全遮断 total androgen blockade (トータル アンドロジェン ブロックエイド)

TACE 肝動脈化学塞栓術 transcatheter arterial chemoembolization (トランスカテーテル アーテリアル キーモウエムバラゼイション)

tachy (タキ) 頻脈 tachycardia (タキカーディア)

TACO 輸血関連循環過負荷 transfusion-associated circulatory overload (トランスフュージョン アソシエイティッド サーキュラトリィ オーヴァーロード)

TACT 自己骨髄単核球細胞移植 therapeutic angiogenesis by cell transplantation (セラピューティック アンジオジェネシス バイ セル トランスプランテイション)

TAE 経カテーテル肝動脈塞栓術 transcatheter arterial embolization (トランスキャスィタ アーテリアル エンボリゼイション)

TAH 完全人工心臓 total artificial heart (トータル アーティフィシャル ハート)

TAH 腹式子宮全摘出術 total abdominal hysterectomy (トータル アブドミナル ヒステレクトミー)

TAI 経カテーテル的動注療法 transcatheter arterial infusion (トランスキャスィタ アーテリアル インフュージョン)

TAM タモキシフェン　tamoxifen（タモキシフェン）

TAO 閉塞性血栓性血管炎　thromboangiitis obliterans（スロンボアンジァイティス オブリテランズ）

TAP（タップ）　三尖弁形成術　tricuspid annuloplasty（トライカスピド アニュロプラスティ）

TAPVR 総肺静脈還流異常　total anomalous pulmonary venous return（トータル アノマロウス パルモナリィ ヴィーナス リターン）

TAR 人工足関節置換術　total ankle replacement（トータル アンクル リプレイスメント）

TAT（タット）　絵画統覚テスト　thematic apperception test（セマティック アパーセプション テスト）

TAVI（R） 経カテーテル大動脈弁留置術〈経カテーテル的大動脈弁置換術〉　transcatheter aortic valve implantation（replacement）（トランスキャスィタ エイオーティック（リプレイスメント））

TAZ/PIPC タゾバクタム/ピペラシリン　tazobactam/piperacillin（タゾバクタム/ピペラシリン）

TB 結核菌感染症　tuberculosis（独）（トゥーベルクローゼ）

TBAB 経気管支吸引針生検　transbronchial aspiration biopsy（トランスブロンキアル アスピレイション バイオプシー）

Tbc 結核　tuberculosis（テューバーキュロウシス）

TBF 体脂肪量　total body fat（トータル ボディ ファット）

TBG サイロキシン結合グロブリン　thyroxine binding globulin（サイロキシン バインディング グラビュリン）

TBI 全身放射線照射　total body irradiation（トータル ボディ イレディエイション）

TBI 足趾上腕血圧比　toe brachial index（トウ ブラキアル インデックス）

TBII TSH結合阻害免疫型グロブリン　TSH binding inhibitory immunoglobulin（ティーエスエイチ バインディング インヒビトリィ イミュノグロブリン）

TBLB 経気管支肺生検　transbronchial lung biopsy（トランスブロンキアル ラング バイオプシィ）

TBPM-PI テビペネム ピボキシル　tebipenem pivoxil（テビペネム ピボキシル）

TBT トロンボテスト thrombo test (スロンボ テスト) → TT

TBV 全血液量 total blood volume (トータル ブラッド ヴォリューム)

TBW 体内総水分(量) total body water (トータル ボディ ウォーター)

Tc テクネチウム technetium (テクネチウム)

TC 総コレステロール total cholesterol (トータル コレステロール)

TC テトラサイクリン tetracycline (テトラサイクリン)

3TC ラミブジン lamivudine (ラミブジン)

TCA 三環系抗うつ薬 tricyclic antidepressant (トライサイクリック アンチデプレッサント)

TCA cycle トリカルボン酸回路 tricarboxylic acid cycle (トライカーボキシリック アシッド サイクル)

TcB 黄疸計〈経皮的ビリルビン濃度測定法〉 transcutaneous bilirubinometry (トランスキュテイニアス ビリルビノメトリィ)

TCC 移行上皮がん transitional cell carcinoma (トランジショナル セル カーシノマ)

TCD 経頭蓋超音波ドップラー法 transcranial doppler (トランス クラニアル ドプラー)

TCIA 一過性脳虚血発作 transient cerebral ischemic attack (トランジエント セレブラル イスケミック アタック)

TCP 経皮的ペーシング transcutaneous pacing (トランスキュテイニアス ペイシング)

tcPO₂ 経皮的酸素分圧 transcutaneous arterial oxygen pressure (トランスキュティニアス アーテリアル オキシジェン プレッシャー)

TCS 全大腸内視鏡検査 total colonoscopy (トータル コロノスコピィ)

TD 遅発性ジスキネジア tardive dyskinesia (ターディヴ ディスキネージア)

TD 耐容線量 tolerance dose (トレランス ドーズ)

TDDS 経皮吸引型ドラッグデリバリーシステム transdermal drug delivery system (トランスダーマル ドラッグ デリヴァリィ システム)

TDE 1日のエネルギー消費量 total daily energy expenditure (トータル デイリー エナジー イクスペンディチュア)

TDF テノホビル ジソプロキシルフマル酸塩 tenofovir disoproxil fumarate（テノホヴィル ジソプロキシル フューマレイト）

TDI 耐容1日摂取量 tolerable daily intake（トレラブル デイリー インテイク）

TDLU 終末乳管小葉単位 terminal ductal-lobular unit（ターミナル ダクタル ロブラー ユニット）

TDM 薬物血中濃度モニタリング therapeutic drug monitoring（セラピューティック ドラッグ モニタリング）

TDP トルサード・ド・ポアンツ Torsades de Pointes（トルサード・ド・ポアンツ）

TDS たばこ依存症スクリーニング tobacco dependence screener（タバコ デペンデンス スクリーナー）

Te 胸部食道 thoracic esophagus（ソラシック エソファガス）
　→Ce, Ae

Te 呼気時間 expiration time（エクスピレイション タイム）

TE 破傷風 tetanus（テタナス）

TEA 血栓内膜摘除術 thromboendarterectomy（スロンボエンダーテレクトミー）

TEA 人工肘関節全置換術 total elbow arthroplasty（トータル エルボウ アスロプラスティ）

TEE 経食道的心エコー法 transesophageal echocardiograph（トランスエソファージェル エコカーディオグラフ）

TEE 総エネルギー消費量 total energy expenditure（トータル エナジー イクスペンディチュア）

TEF 気管食道瘻 tracheo-esophageal fistula（トラキオ イソファジーアル フィスチュラ）

TEG トロンボエラストグラム thromboelastogram（スロンボエラストグラム）

TEIC テイコプラニン teicoplanin（テイコプラニン）

TEM テムシロリムス temsirolimus（テムシロリムス）

temp 温度〈体温〉 temperature（テンパラチュア）

TEN 中毒性表皮壊死剥離症 toxic epidermal necrolysis（トクシック エピダーマル ネクロライシス）

TENS（テンス） 経皮的電気刺激法 transcutaneous electrical nerve stimulation（トランスキュテイニアス エレクトリカル ナーヴ スティミュレイション）

TES 治療的電気刺激法 therapeutic electrical stimulation（セラピューティック エレクトリカル スティミュレイション）

TET トレッドミル運動負荷試験 treadmill exercise test（トレッドミル エクササイズ テスト）

tetra 四肢麻痺 tetraplegia（テトラプリジア）

TEV 内反足 talipes equinovarus（タリピーズ イクイノヴァラス）

TEVAR 胸部ステントグラフト内挿術 thoracic endovascular aortic repair（ソラシック エンドヴァスキュラ エイオーティック リペア）

Tf トランスフェリン transferrin（トランスフェリン）

TF 経管栄養 tube feeding（チューブ フィーディング）

TF トランスファーテクニック transfer technique（トランスファ テクニーク）

TF, T/F ファロー四徴（症） tetralogy of Fallot（テトラロジィ オブ ファロー）→TOF

TFLX トスフロキサシン tosufloxacin（トスフロキサシン）

TFPI 組織因子経路インヒビター tissue factor pathway inhibitor（ティシュー ファクター パスウエー インヒビター）

TFT 甲状腺機能検査 thyroid function test（サイロイド ファンクション テスト）

TG 腱移植 tendon graft（テンドン グラフト）

TG 断層撮影法 tomography（トモグラフィー）

TG トリグリセリド triglyceride（トライグリサライド）

TGA 一過性全健忘 transient global amnesia（トランジェント グローバル アムニージア）

TGA 大血管転位症 transposition of great arteries（トランスポジション オブ グレイト アーテリーズ）

TGA, Tgab サイログロブリン抗体 thyroglobulin antibody（サイログロブリン アンティボディ）

TGF 形質転換成長因子 transforming growth factor（トランスフォーミング グロース ファクター）

TGF テガフール tegafur（テガフール）→FT

TGN トランスゴルジネットワーク trans-Golgi network（トランス ゴルジ ネットワーク）

TGV 大血管転位（症） transposition of great artery（トランス ポジション オブ グレイト アーテリー）

Th 胸神経 thoracic nerve（ソラシック ナーヴ）

TH 甲状腺ホルモン thyroid hormone（サイロイド ホーモン）

THA 人工股関節全置換術 total hip arthroplast（トータル ヒップ アスロプラスト）

THP トータルヘルスプロモーションプラン total health promotion plan（トータル ヘルス プロモーション プラン）

THP ピラルビシン pirarubicin（ピラルビシン）

Thr スレオニン threonine（スレオニン）

THR 人工股関節全置換術 total hip replacement（トータル ヒップ リプレイスメント）→THA

TI 吸気時間 inspiratory time（インスピラトリィ タイム）

TIA 一過性脳虚血発作 transient ischemic attack（トランジエ ント イスキミック アタック）

TIBC 総鉄結合能 total iron binding capacity（トータル アイアン バインディング キャパシティ）

TIG（ティグ） 破傷風免疫グロブリン tetanus immunoglobulin（テタヌス イミュノグロブリン）

TIM4 T細胞免疫グロブリン・ムチンドメイン含有タンパク質4 T-cell immunoglobulin and mucin domaincontaining protein 4（ティー セル イムノグロブリン アンド ミュースィン ドメインコンテイニ ング プロテイン 4）

TIME タイム tissue non-viable or deficient, infection or inflam-mation, moisture imbalance, edge of wound-nonadvancing or undermined（ティシュー ノン ヴァイアブル オア ディフィシェント, インフェクション オア インフラメイション, モイスチャー インバランス, エッジ オブ ウーンド ノンアドヴァンシング オア アンダーマインド）

TIMI（ティミイ）**grade** TIMI分類 thrombolysis in myocardial infarction grade（スロムボライシス イン マイオカーディアル イン ファークション グレイド）

T

TIN（ティン）　尿細管間質性腎炎　tubulo interstitial nephritis
（テューブロ インタースティシャル ネフライティス）

TINU syndrome　間質性腎炎ブドウ膜炎症候群　tubulointerstitial
nephritis and uveitis syndrome（テュブロインタースティシャル
ネフライティス アンド ユヴェイティス シンドローム）

TIPS　経皮的肝内門脈静脈短絡術　transjugular intrahepatic
portosystemic shunt（トランスジャギュラー イントラヘパティック
ポートシステミック シャント）

TIR　タイムインレンジ　time in range（タイム イン レンジ）

TIVA　完全静脈麻酔　total intravenous anesthesia（トータル イ
ントラヴィナス アネスシージア）

TJ　タイトジャンクション　tight junction（タイト ジャンクション）

TJ　パクリタキセル＋カルボプラチン　paclitaxel + carboplatin
（パクリタキセル カルボプラチン）

TKA　人工膝関節全置換術　total knee arthroplasty（トータル
ニー アスロプラスティ）

TKR　人工膝関節全置換術　total knee replacement（トータル
ニー リプレイスメント）

TL　側頭葉　temporal lobe（テンポラル ロウブ）

TL　卵管結紮　tubal ligation（テューバル リガーション）

TLC　全肺気量　total lung capacity（トータル ラング キャパシティ）

TLC　総リンパ球数　total lymphocyte count（トータル リンフォサ
イト カウント）

TLC　トリプルルーメンカテーテル　triple lumen catheter（トリプル
ルーメン キャスィタ）

TLC　薄層クロマトグラフィー　thin-layer chromatography（シン
レイヤー クロマトグラフィ）

TLE　側頭葉てんかん　temporal lobe epilepsy（テンポラル ロープ
エピレプシィ）

TLE　トラベクレクトミー　trabeculectomy（トラベクレクトミー）

TLI　全身リンパ節照射　total lymphnode irradiation（トータル
リンホノード イレディエイション）

TLO　トラベクロトミー　trabeculotomy（トラベクロトミー）

TLS 腫瘍崩壊症候群 tumor lysis syndrome (テューマー ライシス シンドローム)

TLV 全肺容量 total lung volume (トータル ラング ヴォリューム) →TLC

Tm 腫瘍マーカー tumor marker (チューモア マーカー)

Tm 尿細管最大輸送量 tubular transport maximum (チューブラー トランスポート マキシマム)

TM 口腔温 temperature by mouth (テンパラチャー バイ マウス)

TM 鼓膜 tympanotomy (ティンパノトミィ)

TMA 血栓性微小血管症 thrombotic microangiopathy (スロンボティック マイクロアンジオパシー)

TMJ 顎関節 temporomandibular joint (テンポロマンディビュラー ジョイント)

TMO トリメタジオン trimethadione (トリメタジオン)

TMP 膜間圧力差 transmembrane pressure (トランスメムブレイン プレッシャー)

TMS 経頭蓋磁気刺激法 transcranial magnetic stimulation (トランスクラニアル マグネティック スティミュレイション)

TMT トレイル・メイキング・テスト Trail Making Test (トレイル メイキング テスト)

TMZ テモゾロミド temozolomide (テモゾロミド)

TN 三叉神経 trigeminal nerve (トライジェミナル ナーヴ)

TN チームナーシング team nursing (チーム ナーシング)

TN トロポニン troponin (トロポニン)

TNF 腫瘍壊死因子 tumor necrosis factor (テューマー ネクロシス ファクター)

TNI 全リンパ節照射 total nodal irradiation (トータル ノウダル イレディエイション)

TNM TNM分類 tumor, node and metastasis classification (テューモア, ノウド アンド メタスタシス クラシフィケイション)

TOB トブラマイシン tobramycin (トブラマイシン)

Tod 右眼眼圧 tensio oculi dextri(ラ) (テンシオ オクリ デグズトリ)

T

TOF ファロー四徴症 tetralogy of Fallot (テトラロジィ オブ ファロー) →TF

TOM ミトコンドリア外膜透過装置 translocase of the outer mitochondrial membrane (トランスロケイス オブ ジ アウタ マイトコンドリアル メンブレン)

TORCH syndrome トーチ症候群 TORCH syndrome (トーチ シンドローム)

Torr トール Torr (トール)

Tos 左眼眼圧 tensio oculi sinistri(ラ) (テンシオ オクリ シニストリ)

TOS 胸郭出口症候群 thoracic outlet syndrome (ソラシック アウトレット シンドローム)

TP 血栓性静脈炎 thrombophlebitis (スロンボフレバイティス)

TP 総タンパク total protein (トータル プロテイン)

TP パクリタキセル+シスプラチン paclitaxel + cisplatin (パクリタキセル シスプラチン)

TPD test 2点識別テスト two point discrimination test (ツーポイント ディスクリミネイション テスト)

TPE 治療的血漿交換 therapeutic plasma exchange (セラピューティック プラズマ エクスチェンジ)

TPHA 梅毒トレポネーマ赤血球凝集反応 *treponema pallidum* hemagglutination assay (トレポネーマ パリダム ヘマグルティネイション アッセイ)

TPN 完全静脈栄養 total parenteral nutrition (トータル パレンテラル ニュートリション) → IVH

TPO 甲状腺ペルオキシダーゼ thyroid peroxidase (サイロイド ペルオクシデイス)

TPO トロンボポエチン thrombopoietin (スロンボポエティン)

TPP 血栓性血小板減少性紫斑病 thrombotic thrombocytopenic purpura (スロンボティック スロンボサイトペニック パープュラ)

TPPV 気管切開下陽圧換気療法 tracheostomy intermittent positive pressure ventilation (トラキオストミー インターミッテント ポジティヴ プレッシャー ヴェンチレイション)

TPR 体温, 脈拍, 呼吸 temperature, pulse, respiration (テンパラチャー, パルス, レスピレイション)

Tr トラコーマ trachoma（トラコウマ）

TR 三尖弁閉鎖不全 tricuspid regurgitation（トライカスピド リガージテイション）

TR 治療可能比 therapeutic ratio（セラピューティック レティオ）

TR ツベルクリン反応 tuberculin reaction（テューバーキュリン リアクション）

TRAb 甲状腺刺激ホルモン受容体抗体 thyroid stimulating hormone receptor antibody（サイロイド スティミュレイティング ホーモン レセプター アンティボディ）

TRALI 輸血関連急性肺障害 transfusion-related acute lung injury（トランスフュージョン リレイティッド アキュート ラング インジャリー）

TRD 牽引性網膜剥離 traction retinal detachment（トラクション レティナル ディタッチメント）

TRH 甲状腺刺激ホルモン放出ホルモン thyrotropin-releasing hormone（サイロトロピン リリージング ホーモン）

tRNA 転移RNA transfer RNA（トランスファー アールエヌエー）

Trot 全呼吸時間 total respiration time（トータル レスピレイション タイム）

Ts サプレッサーT細胞 suppressor T cell（サプレッサー ティーセル）

TSA 腫瘍特異抗原 tumor specific antigen thyroid-stimulating antibody（チューモア スペシフィック アンチジェン サイロイド スティミュレイティング アンティボディ）

TSAb 甲状腺刺激抗体 thyroid-stimulating antibody（サイロイド スティミュレーティング アンティボディ）

TSBAb 甲状腺刺激阻止抗体 thyroid stimulation blocking antibody（サイロイド スティミュレイション ブロッキング アンティボディ）

tsDMARDs 分子標的型抗リウマチ薬 targeted synthetic DMARDs（ターゲッティド スィンセティク ディーマーズ）

TSE 伝達性海綿状脳症 transmissible spongiform encephalopathies（トランスミシブル スポンジフォーム エンセファロパシーズ）

TSF 上腕三頭筋皮下脂肪厚 triceps skinfold（トライセプス スキンフォウルド）

TSF 人工肩関節全置換術　total shoulder replacement（トータル ショルダー リプレイスメント）

TSH 甲状腺刺激ホルモン　thyroid stimulating hormone（サイロイド スティミュレイティング ホーモン）

~~**TSI** 甲状腺刺激免疫グロブリン　thyroid stimulating immuno-globulin（サイロイド スティミュレイティング イムノグロブリン）~~

TSP 熱帯性痙性対麻痺　tropical spastic paraparesis（トロピカル スパスティック パラパレシス）

TSR 人工肩関節全置換術　total shoulder replacement（トータル ショルダー リプレイスメント）

TSS 経蝶骨洞手術　trans-sphenoidal surgery（トランス スフィーノイダル サージェリー）

TSS トキシックショック症候群　toxic shock syndrome（トキシック ショック シンドローム）

TT トロンビン時間　thrombin time（スロンビン タイム）→PT

TT トロンボテスト　thrombo test（スロンボ テスト）

TTA 経気管吸引法　transtracheal aspiration（トランストラキアル アスピレイション）

TTE 経胸壁心エコー法　transthoracic echocardiography（トランスソラシック エコカーディオグラフィ）

TTH 緊張型頭痛　tension-type headache（テンション タイプ ヘッドエイク）

TTM トランスセオレティカル・モデル　transtheoretical model（トランスセオレティカル モデル）

TTN(B) 新生児一過性頻(多)呼吸　transient tachypnea of the newborn（トランジェント タキプニア オブ ザ ニューボーン）

TTP 血栓性血小板減少性紫斑病　thrombotic thrombocytopenic purpura（スロンボティック スロンボサイトペニック パービュラ）

TTR 上腕三頭筋腱反射　triceps tendon reflex（トライセプス テンドン リフレックス）

TTR トランスサイレチン　transthyretin（トランスサイレチン）

TTS 経皮吸収治療システム　transdermal therapeutic system（トランスダーマル セラピューティック システム）→TDDS

TTS 足根管症候群 tarsal tunnel syndrome（タルサル トンネル シンドローム）

TTT チモール混濁試験 thymol turbidity test（サイモウル タービディティ テスト）

TTT トルブタミド負荷試験 tolbutamide tolerance test（トルビュータマイド トレランス テスト）

TTTS 双胎間輸血症候群 twin to twin transfusion syndrome（ツイン トゥ ツイン トランスフュージョン シンドローム）

TTX テトロドトキシン tetrodotoxin（テトロドトキシン）

tub 管状腺がん tubular adenocarcinoma（チューブラー アデノカーシノーマ）

TUG タイムアップアンドゴーテスト timed up and go test（タイム アップ アンド ゴー テスト）

TUI 経尿道的切開術 transurethral incision（トランスユレスラル インシジョン）

TUL 経尿道的尿管結石破砕術 transurethral ureterolithotripsy（トランスユレスラル ユレテロリソトリプシィ）

TUR 経尿道的切除術 transurethral resection（トランスユレスラル レセクション）→TUR－BT

TUR－BT 経尿道的膀胱腫瘍切除術 transurethral resection of bladder tumor（トランスユレスラル レセクション オブ ブラッダー テューマー）→TUR

TUR－P 経尿道的前立腺切除術 transurethral resection of prostate（トランスユレスラル リセクション オブ プロステイト）

TUV 全(24時間)尿量 total urine volume（トータル ウリン ヴォリューム）

TV 一回換気量 tidal volume（タイダル ヴォリューム）

TV 三尖弁 tricuspid valve（トライカスピッド ヴァルヴ）

TV 標的体積 target volume（ターゲット ヴォリューム）

TVD 三枝病変 triple vessel disease（トリプル ヴィッセル ディジーズ）

TVH 膣式子宮全摘術 total vaginal hysterectomy（トータル ヴァギナル ヒステレクトミィ）

TVM手術 メッシュ手術 tension-free vaginal mesh (テンション フリー ヴァギナル メッシュ)

TVP 経尿道的前立腺電気蒸散術 transurethral vaporization of prostate (トランスユレスラル ヴェイポラゼイション オブ プロステイト)

TVP 三尖弁形成術 tricuspid valve plasty (トライカスピッド ヴァルヴ プラスティ)

TVR 三尖弁置換術 tricuspid valve replacement (トライカスピッド ヴァルヴ リプレイスメント)

TVT TVTスリング手術 tension-free vaginal tape sling (テンション フリー ヴァギナル テープ スリング)

TWL 経皮水分喪失 transepidermal water loss (トランスエピダーマル ウォーター ロス)

Tx 治療 treatment (トリートメント)

TX 牽引 traction (トラクション)

TX トロンボキサン thromboxane (スロンボキサン)

TXA₂ トロンボキサンA₂ thromboxane A₂ (スロンボキサン エーツー)

TXL パクリタキセル paclitaxel (パクリタキセル)

TXT ドセタキセル docetaxel (ドセタキセル)

Tym ティンパノグラム tympanogram (ティンパノグラム)

TZD チアゾリジン thiazolidine (チアゾリディン)

Memo

U 胃上部 upper third of the stomach（アッパー サード オブ ザ ストマック）

U ウラシル uracil（ウラシル）→ Ura

U ウロビリノゲン urobilinogen（ウラバイリノジェン）

U 尿 urine（ユーリン）

U 尿素 urea（ユーリア）

U/O 尿量 urinary output（ユリナリー アウトプット）

u–PA ウロキナーゼ型プラスミノゲンアクチベーター urokinase-type plasminogen activator（ユロウカイネイズ タイプ プラスミナジェン アクティヴェーター）

UA 臍動脈 umbilical artery（アンビリカル アーテリー）

UA 尿酸 uric acid（ユリック アシッド）

UAB アンダーアームブレース under arm brace（アンダー アーム ブレイス）

UAE 子宮動脈塞栓術 uterine artery embolization（ユテリン アーテリー エンボリゼイション）

U-AMY 尿中アミラーゼ urine amylase（ユーリン アミレイス）

UAP 不安定狭心症 unstable angina pectoris（アンステイブル アンジャイナ ペクトリス）

UB 尿潜血 urine occult blood（ユーリン オカルト ブラッド）

UB 膀胱 urinary bladder（ユリナリー ブラッダー）

UBI 紫外線血液照射法 ultraviolet blood irradiation（ウルトラ ヴァイオレット ブラッド イレディエイション）

UBI 上半身照射 upper body irradiation（アッパー ボディ イレディエイション）

UBM 超音波生体顕微鏡 ultrasound biomicroscope（ウルトラ サウンド バイオマイクロスコープ）

UBW 平常時体重 usual body weight（ユージャル ボディ ウェイト）

UC 潰瘍性大腸炎 ulcerative colitis（アルセラティヴ コライティス）

UC 子宮収縮 uterine contraction（ユテリン コントラクション）

U

UC 尿道カテーテル urinary catheter (ユリナリー キャスィタ)

UCG 心エコー ultrasonic cardiography (ウルトラソニック カーディオグラフィ)

UCG 尿道膀胱撮影法 urethrocystography (ユレスロシストグラフィ)

UCL 尿素クリアランス urea clearance (ユーリア クリアランス)

UCPs 脱共役タンパク質 uncoupling proteins (アンカップリング プロテインズ)

UCT 心断層エコー図 ultrasonic cardiotomogram (ウルトラソニック カーディオトモグラム)

ud 未分化がん undifferentiated carcinoma (アンディフェレンシェイティッド カーシノーマ)

UD 十二指腸潰瘍 ulcus duodeni (ラ) (ウルクス デゥオデニ)

UDCA ウルソデオキシコール酸 ursode oxycholic acid (ウルソデ オキシコリック アシッド)

UDS 尿流動態検査 urodynamic study (ユロダイナミック スタディ)

UDT 停留睾丸 undescended testicle (アンディセンディッド テスティクル)

UF 限外ろ過 ultra filtration (ウルトラ フィルトレイション)

UFA 遊離脂肪酸 unesterified fatty acid (アンエステリファイド ファッティ アシッド)

UFM 尿流量測定〈ウロフロメトリー検査〉 uroflowmetry (ユロフローメトリィ)

UFR 限外ろ過率 ultrafiltration rate (ウルトラフィルトレイション レイト)

UFT テガフール・ウラシル配合剤 tegafur-uracil (テガフール ウラシル)

UFTM ユーエフティ＋マイトマイシンC UFT [tegafur/uracil] + mitomycin C (ユウエフティ [テガフール/ウラシル] マイトマイシン シー)

UG 尿道造影 urethrography (ユレスログラフィ)

UGI 上部消化管 upper gastrointestinal tract (アッパー ガストロインテスティナル トラクト)

UGT UDP-グルクロン酸転移酵素 UDP-glucuronosyltransferase (ユーディービー グルクロニシルトランスファレイス)

UH 臍ヘルニア umbilical hernia (アンビリカル ヘルニア)

UHD 不安定ヘモグロビン症 unstable hemoglobin disease (アンスティブル ヘモグロビン ディジーズ)

UHR 人工骨頭置換術 universal hip replacement (ユニヴァーサル ヒップ リプレイスメント)

UI 切迫性尿失禁 urgent incontinence (アージェント インコンティネンス)

UIBC 不飽和鉄結合能 unsaturated iron binding capacity (アンサチュレーテッド アイアン バインディング キャパシティ)

UIC 無抑制収縮 uninhibited contraction (アンインヒビテッド コントラクション)

UIP 通常型間質性肺炎 usual interstitial pneumonia (ユージャル インターステイシャル ニューモニア)

UK ウロキナーゼ urokinase (ユアロウカイネイス)

UKA 人工膝単顆置換術 unicompartmental knee arthroplasty (ユニコンパートメンタル ニー アスロプラスティ)

UKK 下顎がん Unterkieferkrebs (独)(ウンターキーファークレブス)

Ul(アルサー) 潰瘍 ulcer (アルサー)

ULP 潰瘍様突像 ulcer-like projection (アルサー ライク プロジェクション)

ULSB 胸骨左縁上部 upper left sternal border (アッパー レフト スターナル ボーダー)

uMDD 単極性大うつ病性障害 unipolar major depressive disorder (ユニポラー メジャー ディプレッシヴ ディスオーダー)

UMN 上位運動ニューロン upper motor neuron (アッパー モーター ニューロン)

UN 尺骨神経 ulnar nerve (アルナー ナーヴ)

UN 尿素窒素 urea nitrogen (ユリア ナイトロジェン)

UP 尿タンパク uric protein (ユリック プロテイン)

UP ユニバーサルプリコーション universal precaution (ユニヴァーサル プリコーション)

UPDRS パーキンソン病統一スケール Unified Parkinson's rating scale（ユニファイド パーキンソンズ レイティング スケイル）

UPI 子宮胎盤機能不全 uretoplacental insufficiency（ユレトプラセンタル インサフィシュエンシィ）

UPJ 腎盂尿管接合部 ureteropelvic junction（ユレテロペルヴィック ジャンクション）

UPP 尿道内圧測定 urethral pressure profile（ユレセラル プレッシャー プロファイル）

UPPP 口蓋垂軟口蓋咽頭形成術 uvulopalatopharyngoplasty（ユヴァロパラトファリンゴプラスティ）

UPR 小胞体ストレス応答 unfolded protein response（アンフォウルディド プロテイン レスポンス）

UQ 尿量 urine quantity（ユーリン クォンティティ）

Ur 尿 urine（ユーリン）

Ura ウラシル uracil（ウラシル）→U

URI 上気道感染 upper respiratory infection（アッパー レスピラトリー インフェクション）

URSB 胸骨右縁上部 upper right sternal border（アッパー ライト スターナル ボーダー）

Uro（ウロ） 泌尿器科 urology（ユロロジー）

US 超音波 ultrasound（ウルトラサウンド）

US 超音波検査 ultrasonography（ウルトラソノグラフィ）

US 尿糖 uric sugar（ユリック シュガー）

USL 超音波砕石術 ultrasonic lithotripsy（ウルトラソニック リソトリプシィ）

USN 超音波ネブライザー ultrasonic nebulizer（ウルトラソニック ネブライザー）

UST 超音波断層法 ultrasound tomography（ウルトラサウンド トモグラフィ）

Ut 胸部上部食道 upper thoracic（アッパー ソラシック）

UT 尿路 urinary tract（ユリナリー トラクト）

UTI （腎）尿路感染症 urinary tract infections（ユリナリー トラクト インフェクションズ）

UTS 尿路結石（症） urinary tract stones（ユリナリー トラクト ストーンズ）

UU 尿ウロビリノゲン urinary urobilinogen（ユリナリー ウラウバイリノジェン）

UV 胃潰瘍 ulcus ventriculi（ラ）（ウルクス ベントリクリ）→GU

UV 紫外線 ultraviolet（ウルトラヴァイオレット）

UVA 長波長紫外線 ultraviolet A（ウルトラヴァイオレット エー）

UVB 中波長紫外線 ultraviolet B（ウルトラヴァイオレット ビー）

UVC 短波長紫外線 ultraviolet C（ウルトラヴァイオレット シー）

UVI 紫外線放散 ultraviolet irradiation（ウルトラヴァイオレット イレディエイション）

UVJ 尿管膀胱接合部 ureterovesical junction（ユレテロヴェシカル ジャンクション）

Memo

U

V

V 換気　ventilation（ヴェンチレイション）

V 静脈　vein（ヴェイン）

V 虫垂　vermiform appendix（ヴァーミフォーム アペンディックス）

V バイアル　vial（ヴァイアル）

V ビタミン　vitamin（ヴァイタミン）

V-A shunt 脳室心房シャント〈V-Aシャント〉　ventriculoatrial shunt（ヴェントリキュロアーテリアル シャント）

v.d. 右眼視力　visus dexter（ラ）（ヴィースス デクスタァ）

V-line 静脈ライン　venous line（ヴィーナス ライン）

V-P shunt 脳室腹腔シャント〈V-Pシャント〉　ventriculo-peritoneal shunt（ヴェントリキュロ ペリトニアル シャント）

v.s. 左眼視力　visus sinister（ラ）（ヴィースス シニスタァ）

VA 視覚失認　optic agnosia, visual agnosia（オプティック アグノジア, ヴィジュアル アグノジア）

VA 視力　visual acuity（ヴィジュアル アキュイティ）

VA 椎骨動脈　vertebral artery（ヴァーテブラル アーテリー）

VA 肺胞気量　alveolar ventilation（アルヴィオラー ヴェンチレイション）

VAC ビンクリスチン＋アクチノマイシンD＋シクロホスファミド　vincristine + actinomycin D + cyclophosphamide（ヴィンクリスティン アクチノマイスン ディー + サイクロフォスファマイド）

VACV バラシクロビル　valaciclovir（ヴァラシクロヴィル）

VAD（バッド）補助人工心臓　ventricular assist device（ヴェントリキュラー アシスト デヴァイス）

VAG（バグ）椎骨動脈撮影　vertebral angiography（ヴァーテブラル アンジオグラフィ）

VA/Q 肺換気・血流比　ventilation-perfusion quotient (ratio)（ヴェンチレイション パーフュージョン クオシェント（レイシオ））

VAHS ウイルス関連血球貪食症候群　virus-associated hemophagocytic syndrome（ヴァイラス アソシエイティッド ヘモファゴサイティック シンドローム）

VAIA ビンクリスチン＋アドリアマイシン＋イホスファミド＋アクチノマイシンD　vincristine + adriamycin + ifosfamide + actinomycin D（ヴィンクリスティン アドリアマイスン アイフォスファマイド アクチノマイスン ディー）

VAIVT バスキュラーアクセスインターベンション治療　vascular access interventional therapy（ヴァスキュラー アクセス インターヴェンショナル セラピー）

Val バリン　valine（ヴァリン）

VALI 人工呼吸器関連肺傷（障）害　ventilator associated lung injury（ヴェンティレイター アソシエイティッド ラング インジャリー）

VAP 異型狭心症　variant angina pectoris（ヴァリアント アンジャイナ ペクトリス）→VSA

VAP 人工呼吸(器)関連肺炎　ventilator associated pneumonia（ヴェンティレイター アソシエイティッド ニューモニア）

VAPS（バップス）　量保証支持換気　volume assured pressure support ventilation（ヴォリューム アシュード プレッシャー サポート ヴェンチレイション）

VAPEC-B ビンクリスチン＋ドキソルビシン（アドリアマイシン）＋プレドニゾロン＋エトポシド＋シクロホスファミド＋ブレオマイシン　vincristine + doxorubicin[adriamycin] + prednisolone + etoposide + cyclophosphamide + bleomycin（ヴィンクリスティン ドキソルビシン（アドリアマイシン）プレドニゾロン エトポシド サイクロフォスファマイド ブレオマイスン）

VAPP ワクチン関連麻痺性ポリオ　vaccine-associated paralytic poliomyelitis（ヴァクシーン アソシエイティッド パラリティック ポウリオウマイアライティス）

VAR 水痘ワクチン　varicella vaccine（ヴァリセラ ヴァクシーン）

VAS（バス）　視覚アナログスケール　visual analogue scale（ヴィジュアル アナログ スケイル）

VAS 補助人工心臓　ventricular assist system（ヴェントリキュラー アシスト システム）→VAD

VAST（バステスト）　VASテスト〈振動刺激テスト，FASテスト〉　vibro-acoustic stimulation test（ヴァイブロ アコースティック スティミュレイション テスト）

VAT（バット）　心室興奮到達時間　ventricular activation time（ヴェントリキュラー アクティヴェイション タイム）

VAT（バット）　P波同期型心室ペーシング　ventricle atrium trigger（ヴェントリクル アトリウム トリガー）

VATS　ビデオ補助下胸腔鏡下手術　video assisted thoracic surgery（ヴィデオ アシスティッド ソラシック サージェリィ）

VB　静脈血　venous blood（ヴェーナス ブラッド）

VB　ベクロニウム　vecuronium（ベクロニウム）

VBAC　帝王切開後の経腟分娩　vaginal birth after cesarean section（ヴァージナル バース アフター シザリアン セクション）

VBAP　ビンクリスチン＋カルムスチン（BCNU）＋アドリアマイシン＋プレドニゾロン　vincristine + carmustine + adriamycin + prednisolone（ヴィンクリスティン カルムスティン アドリアマイスン プレドニゾロン）

VBI　椎骨脳底動脈循環不全　vertebrobasilar insufficiency（ヴァーテブロバシラー インサフィシエンシィ）

VBL　ビンブラスチン　vinblastine（ヴィンブラスティン）

VBMCP　ビンクリスチン＋カルムスチン（BCNU）＋メルファラン＋シクロホスファミド＋プレドニゾロン　vincristine + carmustine + melphalan + cyclophosphamide + prednisolone（ヴィンクリスティン カルムスティン メルファラン サイクロフォスファマイド プレドニゾロン）

VC　嘔吐中枢　vomiting center（ヴォミティング センター）

VC　声帯　vocal cord（ヴォウカル コード）

VC　大静脈　vena cava（ヴェナ カヴァ）

VC　肺活量　vital capacity（ヴァイタル キャパシティ）

%VC　パーセント肺活量　percent vital capacity（パーセント ヴァイタル キャパシティ）

VCA　ウイルスカプシド抗原　viral capsid antigen（ヴァイラル カプシド アンティジェン）

VCAP　ビンクリスチン＋シクロホスファミド＋アドリアマイシン＋プレドニゾロン　vincristine + cyclophosphamide + adriamycin + prednisolone（ヴィンクリスティン サイクロフォスファマイド アドリアマイスン プレドニゾロン）

VCG　排尿時膀胱造影法　voiding cystography（ヴォイディング シストグラフィ）

VCG ベクトル心電図　vectorcardiogram（ヴェクターカーディオグラム）

VCM バンコマイシン　vancomycin（バンコマイシン）

V̇CO₂（ヴィドット シーオーツー）　二酸化炭素産生量　CO_2 production（シーオーツー プロダクション）

VCR 血管収縮率　vasoconstriction rate（ヴェイソコンストリクション レイト）

VCR ビンクリスチン　vincristine（ヴィンクリスチン）

VCV 量制御換気　volume control ventilation（ヴォリューム コントロール ヴェンチレイション）

VD 血管拡張薬　vasodilators（ヴァーソディレイターズ）

VD 死腔換気量　volume of dead space gas（ヴォリューム オブ デッド スペイス ガス）

VD 死腔量　volume of dead space（ヴォリューム オブ デッド スペイス）

VD 性病〈花柳病〉　venereal disease（ヴェニアリアル ディジーズ）

VD 脳血管性認知症〈血管性認知症〉　vascular dementia, cerebrovascular dementia（ヴァスキュラ ディメンシャ，セレブロヴァスキュラ ディメンシャ）

VDA 肺胞死腔量　alveolar dead space volume（アルヴィオラー デッド スペイス ヴォリューム）

VDAC 電位依存性アニオンチャネル　voltage-dependent anion channel（ヴォルテージ ディペンデント アニオン チャネル）

VDD 心房同期心室抑制型心室ペーシング　ventricle double double（ヴェントリクル ダブル ダブル）

VDH 心臓弁膜症　valvular disease of heart（ヴァルヴュラー ディジーズ オブ ハート）

VDRL 法 米国性病研究所テスト　Venereal Disease Research Laboratory（ヴェニアリアル ディジーズ リサーチ ラボラトリィ）

VDS ビンデシン　vindesine（ヴィンデシン）

VDT syndrome VDT症候群　visual display terminal syndrome（ヴィジュアル ディスプレイ ターミナル シンドローム）

VE 嚥下内視鏡検査　videoendoscopic evaluation of swallowing（ヴィデオエンドスコーピック エヴァルエイション オブ スワローイング）

VE 吸引分娩 vacuum extraction (ヴァキューム エクストラクション)

VE ワクチン有効率 vaccine efficacy (ヴァクシーン エフィカシー)

V̇E(ヴィ ドット イー) 分時呼気量 expiratory minute volume (エクスピラトリー ミニッツ ヴォリューム)

VEGF 血管内皮細胞増殖因子 vascular endothelial growth factor (ヴァスキュラー エンドセリアル グロース ファクター)

VeIP ビンクリスチン＋イホスファミド＋シスプラチン＋メスナ vincristine + ifosfamide + cisplatin + mesna (ヴィンクリスチン アイフォスファマイド シスプラチン メスナ)

VEM ベムラフェニブ vemurafenib (ベムラフェニブ)

VEP 視覚誘発電位 visual evoked potential (ヴィジュアル イヴォークト ポテンシャル)

VER 体積塞栓率 volume embolization ratio (ヴォリューム エンボリゼイション レイシオ)

VF 嚥下造影検査 videofluoroscopic examination of swallowing (ヴィデオフルオロスコーピック イグザミネイション オブ スワローイング)

VF(G) 嚥下ビデオX線撮影 video fluorography (ヴィデオ フルオログラフィ)

VF 換気不全 ventilatory failure (ヴェンチレイトリー フェイリュア)

VF 視野 visual field (ヴィジュアル フィールド)

VF 心室細動 ventricular fibrillation (ヴェントリキュラー フィブリレイション)

VF 心室粗動 ventricular flutter (ヴェントリキュラー フラッター)

VFP 硝子体蛍光測定 vitreous fluorophotometry (ヴィトレアス フルオロフォトメトリィ)

VG 脳室造影 ventriculography (ヴェントリキュログラフィ)

VGCC 電位依存性カルシウムチャネル voltage-dependent calcium channel (ヴォルテージ ディペンデント キャルシウム チャネル)

VGCV バルガンシクロビル valganciclovir (バルガンシクロヴィル)

VH ウイルス性肝炎 viral hepatitis (ヴァイラル ヘパタイティス)

VHD 心弁膜疾患 valvular heart disease (ヴァルヴュラー ハート ディジーズ) →VDH

VHDL 超高比重リポタンパク　very high density lipoprotein （ヴェリー ハイ デンシティ リポプロテイン）

VHF ウイルス性出血熱　viral hemorrhagic fever （ヴァイラル ヘモラジック フィーヴァー）

V̇i(ヴィ ドット アイ)　分時吸気量　inspired volume （インスパイアード ヴォリューム）

VI 換気指数　ventilation index （ヴェンチレイション インデックス）

VILI 人工呼吸器関連肺傷(障)害　ventilator induced lung injury （ヴェンティレイター インデュースド ラング インジャリー）→VALI

VIP エトポシド(VP-16)+イホスファミド+シスプラチン　etoposide + ifosfamide + cisplatin （エトポシド アイフォスファマイド シスプラチン）

VIP 血管作動性腸ポリペプチド　vasoactive intestinal polypeptide （ヴァソアクティブ インテスティナル ポリペプタイド）

Vit ビタミン　vitamin （ヴァイタミン）

VLB ビンブラスチン　vinblastine （ビンブラスティン）

VLBW 超低出生体重児　very low birth weight infant （ヴェリー ロー バース ウェイト インファント）

VLCD 超低カロリー食療法　very low calorie diet （ヴェリー ロウ キャロリ ダイエット）

VLDL 超低比重リポタンパク　very low density lipoprotein （ヴェリー ロー デンシティ リポプロテイン）

VMA バニリルマンデル酸　vanillyl mandelic acid （ヴァニリル マンデリック アシッド）

Vmax(ヴィ マックス)　最大呼気速度　maximum expiratory flow （マキシマム エクスピラトリー フロー）

VMCP ビンクリスチン+メルファラン+シクロホスファミド+プレドニゾロン　vincristine + melphalan + cyclophosphamide + prednisolone （ヴィンクリスティン メルファラン サイクロフォスファマイド プレドニゾロン）

VNB ビノレルビン　vinorelbine （ヴィノレルビン）

VNR ビノレルビン　vinorelbine （ヴィノレルビン）

VNS 迷走神経刺激法　vagus nerve stimulation （ヴァガス ナーヴ スティミュレイション）

V

V̇O₂（ヴィ ドット オーツー） 酸素消費量　oxygen consumption
（オキシジェン コンサンプション）

VO₂ max　最大酸素摂取量　maximal oxygen uptake（マキシマ
ル オキシジェン アップテイク）

VOCA　携帯用会話補助装置　voice output communication aid
（ヴォイス アウトプット コミュニケイション エイド）

VOD　多臓器不全　various organ disorder（ヴェリアス オーガン
ディスオーダー）→MOF

VOD　肝静脈閉塞症　veno-occlusive disease（ヴェノ オクルーシヴ
ディジーズ）

Vol　容量　volume（ヴォリューム）

VOR　前庭眼反射　vestibulo-ocular reflex（ヴェスティビューロ
オキュラー リフレックス）

VP　静脈圧　venous pressure（ヴィーナス プレッシャー）

VP　腸炎ビブリオ　vibrio parahaemolyticus（ヴィブリオ パラヒー
モウライティカス）

VP　バゾプレシン　vasopressin（ヴァソプレシン）

VP　ビンデシン＋シスプラチン（プラチノール）　vindesine + cisplatin
[platinol]（ヴィンデサン シスプラチン [プラチノール]）

VP-16　エトポシド　etoposide（エトポウサイド）

VP療法　VP療法　VP (chemo) therapy（ヴイピー（ケモ）セラピイ）

VPA　バルプロ酸ナトリウム　sodium valproate（ソディウム ヴァル
プロエイト）

VPC　異型ポルフィリン症　variegate porphyria（ヴァリエゲイト ポル
フィリア）

VPC　心室性期外収縮　ventricular premature contraction
（ヴェントリィキュラー プリマチュア コントラクション）

VPTA　標準高次視知覚検査　visual perception test for agno-
sia（ヴィジュアル パーセプション テスト フォー アグノジア）

VRCZ　ボリコナゾール　voriconazole（ヴォリコナゾール）

VRD　ウイルス性呼吸器疾患　viral respiratory disease（ヴァイ
ラル レスピラトリー ディジーズ）

VRE　バンコマイシン耐性腸球菌　vancomycin resistant *Entero-
coccus*（ヴァンコマイシン レジスタント エンテロコッカス）

VRI ウイルス性呼吸器感染症 viral respiratory infection（ヴァイラル ラスピラトリー インフェクション）

VRS 口頭式5段階評価尺度〈口頭評価スケール〉 verbal rating scale（ヴァーバル レイティング スケイル）

VRS 容量減少手術 volume reduction surgery（ヴォリューム リダクション サージェリィ）→LVRS

VRSA バンコマイシン耐性黄色ブドウ球菌 vancomycin resistant *Staphylococcus aureus*（ヴァンコマイシン レジスタント スタフィロコッカス アウレウス）

VS バイタルサイン vital sign（ヴァイタル サイン）

VSA 血管攣縮性狭心症 vasospastic angina（ヴァソスパスティック アンジャイナ）

VSD 心室中隔欠損〔症〕 ventricular septal defect（ヴェントリキュラー セプタル ディフェクト）

VSP 心室中隔穿孔 ventricular septal perforation（ヴェントリキュラー セプタル パーフォレイション）

VSR 心室中隔破裂 ventricular septal rupture（ヴェントリキュラー セプタル ラプチャー）

VSRAD 早期アルツハイマー病診断支援システム voxel-based specific regional analysis system for Alzheimer's disease（ヴォクセル ベイスド スペシフィック リージョナル アナライシス システム フォー アルツハイマーズ ディジーズ）

VSV 量支持換気 volume support ventilation（ヴォリューム サポート ヴェンチレイション）

V

VT 心室性頻拍 ventricular tachycardia（ヴェントリキュラー タキカーディア）

V̇T（ヴィ ドット ティー） 一回換気量 tidal volume（タイダル ヴォリューム）

VT ベロ毒素 verotoxin（ヴェロトキシン）

VTE 静脈血栓塞栓症 venous thromboembolism（ヴィーナス スロンボエンボリズム）

VTEC ベロ毒素産生性大腸菌 verotoxin-producing *Escherichia coli*（ベロトキシン プロデューシング エスケリキア コリ）

VTH 腟式子宮全摘出術 vaginal total hysterectomy（ヴァギナル トータル ヒステレクトミー）→TVH

VUR 膀胱尿管逆流 vesicoureteral reflux（ヴェシコユレーテラル リフラックス）

VVI 心室抑制型心室ペーシング ventricle ventricle inhibit（ヴェントリクル ヴェントリクル インヒビット）

VVR 迷走神経反応 vasovagal reaction（ヴァソヴァガル リアクション）

VW 血管壁 vessel wall（ヴェスル ウォール）

vWF フォン・ウィルブランド因子 von Willebrand factor（フォン ウィルブランド ファクター）

VWF 白蝋病 vibration-induced white finger（ヴァイブレイション インデュースト ホワイト フィンガー）

VZV 水痘・帯状疱疹ウイルス varicella-zoster virus（ヴァリセラ ザスター ヴァイラス）

Memo

W トリプトファン tryptophan（トリプトファン）

W 重量〈体重〉 weight（ウェイト）

W, w 創傷 wound（ウーンド）

w/c 車椅子 wheel chair（ホィール チェア）

W/O 油中水型 water in oil（ウォーター イン オイル）

W-P W形成術 W [wound] plasty（ダブリュ [ウーンド] プラスティ）

WAB WAB失語症検査 Western Aphasia Battery（ウエスタン アフェイジア バッテリー）

WAIS ウェクスラー成人知能検査 Wechsler adult intelligence scale（ウェクスラー アダルト インテリジェンス スケイル）

Wa-R ワッセルマン反応 Wassermann reaction（ワッセルマン リアクション）

WAS ウィスコット・アルドリッチ症候群 Wiskott-Aldrich syndrome（ウィスコット オールドリッチ シンドローム）

WB 全血液 whole blood（ホール ブラッド）

WB-F 新鮮保存血 whole-blood fresh（ホール ブラッド フレッシュ）

WBC 白血球（数） white blood cell, leukocyte（ホワイト ブラッド セル，リューコサイト）

WBH 全身温熱療法 whole body hyperthermia（ホウル ボディ ハイパーサーミア）

WBP 創床環境調整 wound bed preparation（ウーンド ベッド プレパレイション）

WCD ウェーバー・クリスチャン病 Weber-Christian disease（ウェーバー クリスチャン ディジーズ）

WCST ウィスコンシンカード分類テスト Wisconsin Card Sorting Test（ウィスコンシン カード ソーティング テスト）

Wd 病棟 ward（ウォード）

WD 湿布〈罨法〉 wet dressing（ウェット ドレッシング）

WDHA症候群 WDHA症候群 watery diarrhea, hypokalemia and achlorhydria syndrome（ウォータリー ダイアリーア，ハイポカレミア アンド アクローハイドリア シンドローム）

W

WDS 離脱症候群 withdrawal syndrome（ウィズドローワル シンドローム）

WF ワルファリン〈ワルファリンカリウム〉 warfarin（ワーファリン）

WFI 注射用水 water for injection（ウォーター フォア インジェクション）

WG ウェゲナー肉芽腫症 Wegener granulomatosis（ウェゲナー グラニュロマトシス）

WHD ウェルドニッヒ・ホフマン病 Werdnig-Hoffmann disease（ウェルドニッヒ ホフマン ディジーズ）

WHO 世界保健機関 World Health Organization（ワールド ヘルス オーガニゼイション）

WISC（ウィスク） ウェクスラー児童知能検査 Wechsler intelligence scale for children（ウェクスラー インテリジェンス スケイル フォー チルドレン）

WK ウェルニッケ・コルサコフ症候群 Wernicke-Korsakoff (syndrome)（ウェルニッケ コルサコフ（シンドローム））

WL ウインドウレベル window level（ウィンドゥ レベル）

WL 水負荷試験 waterload test（ウォーターロウド テスト）

WMS ウィルソン - ミキティ症候群 Wilson-Mikity syndrome（ウィルソン ミキティ シンドローム）

WMS-R ウェクスラー記憶検査 Wechsler Memory Scale-Revised（ウェクスラー メモリー スケイル リヴァイスド）

WNL 正常範囲内 within normal limits（ウィズイン ノーマル リミッツ）

WOB 呼吸仕事量 work of breathing（ワーク オブ ブリージング）

WOC（ウォック）**nurse** ウォックナース wound, ostomy, continence nurse（ウーンド，オストミー，コンティネンス ナース）

WP 肺動脈楔入圧 wedge pressure（ウェッジ プレッシャー）

WPPSI 幼児用ウェクスラー知能検査 Wechsler preschool and primary school of intelligence（ウェクスラー プレスクール アンド プライマリー スクール オブ インテリジェンス）

WPW症候群 ウォルフ・パーキンソン・ホワイト症候群 Wolff-Parkinson-White syndrome（ウォルフ パーキンソン ホワイト シンドローム）

WRC 洗浄赤血球　washed red cells（ウォッシュド レッド セルズ）

WT ウィルムス腫瘍　Wilms tumor（ウィルムス テューマー）

WT 作業療法　work therapy（ワーク セラピー）

WT, wt 体重　weight（ウェイト）

WW ウインドウ幅　window width（ウィンドウ ウィッズ）

Memo

Xan キサンチン xanthine（ザンシーン）

Xanth 黄色腫 xanthomatosis（ザンソマトウシス）

Xc X染色体 X chromosome（エックス クローモサム）

XCT X線コンピュータ断層撮影法 X-ray transmission computed tomography（エックス レイ トランスミッション コンピューティッド トモグラフィー）

XD 伴性優性遺伝 X-linked dominant（エックス リンクト ドミナント）

XIP ギプス固定のままでのX線撮影 X-ray in plaster（examination）（エックス レイ イン プラスター（イグザミネーション））

XLI 伴性遺伝性魚鱗癬 X-linked ichthyosis（エックス リンクト イクシオウシス）

XLP X連鎖リンパ増殖症候群 X-linked lymphoproliferative syndrome（エックス リンクト リンフォプロリフェラティヴ シンドローム）

X-mat 交差試験 cross-matching（クロス マッチング）

XOP ギプスを外した状態でのX線写真 X-ray out of plaster（エックス レイ アウト オブ プラスター）

XP 外斜位 exophoria（エクソフォリア）

XP 色素性乾皮症 xeroderma pigmentosum（キセロダーマ ピグメントゥサム）

X–P X線写真 X-ray photograph（エックス レイ フォトグラフ）

X-rays レントゲン線〈X線〉 X-rays, roentgen rays（エックス レイ，ロントゥガン レイ）

XR ゼロラジオグラフィ装置 xeroradiographic equipment（キセロレイディオグラフィック エクィップメント）

XR 伴性劣性遺伝 X-linked recessive（エックス リンクト リセッシヴ）

XRT X線照射治療 X-ray radiation treatment（エックス レイ レイディエイション トリートメント）

XSCID X連鎖重症複合免疫不全症 X-linked severe combined immunodeficiency（エックス リンクト シヴィアー コンバインド イミュノディフィシェンシー）

XT 外斜視 exotropia（エクソトロピア）

XU　排泄性尿路造影（法）　excretory urography（イクスクリートリー ユーログラフィー）

XXX症候群　トリプルX症候群　XXX syndrome（トリプルエックス シンドローム）

Xyl　キシロース　xylose（キシロウス）

Memo

_____

_____

_____

_____

_____

_____

_____

_____

_____

_____

_____

_____

X

_____

_____

_____

YAG（ヤグ）　ヤグレーザー　yttrium aluminum garnet laser
（イットリウム アルミニウム ガーネット レイザー）

YB　出生年　year born（イアー ボーン）

YC　Y染色体　Y chromosome（ワイ クローモサム）

Y-G test　矢田部–ギルフォード検査〈Y-Gテスト〉　Yatabe-Guilford test（ヤタベ ギルフォード テスト）

YO　年齢　year old（イアー オールド）

YOD　死亡年　year of death（イアー オブ デス）

ys　網膜黄斑　yellow spot of retina（イエロー スポット オブ レティナ）

YST　卵黄嚢腫瘍　yolk sac tumor（ヨウク サック テューマー）

Memo

Z

ZdE 毎食間　zwischen dem essen（独）（ツヴィッシェン デム エッセン）

ZDS 亜鉛欠乏症候群　zinc deficiency syndrome（ズィンク ディフィシエンシィ シンドローム）

ZDS ツングうつ病評価尺度　Zung depression scale（ズィング デプレッション スケイル）

ZDV ジドブジン　zidovudine（ジドブジン）

ZEEP（ズィープ）　呼気終末平圧換気　zero end expiratory pressure（ゼロ エンド エクスピレートリー プレッシャー）

ZES ゾリンジャー・エリソン症候群　Zollinger-Ellison syndrome（ゾリンジャー エリソン シンドローム）

ZIFT（ズィフト）　接合子卵管内移植　zygote intrafallopian tube transfer（ジゴート イントラファロピアン チューブ トランスファー）

ZIG 帯状疱疹免疫グロブリン　zoster immune globulin（ゾスター イミューン グラビュリン）

ZIG-V 静注用帯状疱疹免疫グロブリン　venous zoster immune globulin（ヴィーナス ザスター イミューン グラビュリン）

ZK 子宮頸がん　zervixkrebs（独）（ツェルフィクスクレブス）

ZK 舌がん　zungenkrebs（独）（ツンゲンクレブス）

ZKS 中枢性協調障害　zentrale koordinatsions-storung（独）（ツェントラレ コオルディナツィオーンズ ストルング）

Z-line 食道胃粘膜接合部　zigzag line（ジグザグ ライン）

Zn 亜鉛　zinc（ズィンク）

ZNS ゾニサミド　zonisamide（ゾニサミド）

ZNS 中枢神経　zentral Nerve（独）（ツェントラル ネルフ）

ZOL ゴセレリン酢酸塩　goserelin acetate（ゴセレリン アセテート）

ZOS 帯状疱疹ワクチン　zoster vaccine（ザスター ヴァクシーン）

Zp 坐剤　Zäpfchen（独）（ツェップフヒェン）

ZS 亜鉛華軟膏　Zinc salbe（独）（ジンク ザルベ）

ZTT, ZST 硫酸亜鉛混濁試験〈クンケル試験〉　zinc sulfate turbidity test（ズィンク サルフェイト タービディティ テスト）

■抗菌薬・抗真菌薬・抗ウイルス薬一覧

略語	和文	英語	薬物の種類
ABC	アバカビル	abacavir	抗HIV薬
ABC/3TC	ラミブジン・アバカビル硫酸塩配合	lamivudine/abacavir sulfate	抗HIV薬
ABK	アルベカシン	arbekacin	アミノグリコシド系抗菌薬
ABPC	アンピシリン	ampicillin	広域ペニシリン系抗菌薬
ABPC/MCIPC	アンピシリン・クロキサシリン	ampicillin/cloxacillin	複合ペニシリン系抗菌薬
ABPC/SBT	アンピシリン・スルバクタム	ampicillin/sulbactam	β-ラクタマーゼ阻害薬配合ペニシリン系抗菌薬
ACV	アシクロビル	aciclovir	抗ヘルペスウイルス薬
AMB	アムホテリシンB	amphotericin B	ポリエンマクロライド系深在性抗真菌薬
AMK	アミカシン	amikacin	アミノグリコシド系抗菌薬
AMPC	アモキシシリン	amoxicillin	広域ペニシリン系抗菌薬
AMPH-B	アムホテリシンB	amphotericin B	ポリエンマクロライド系深在性抗真菌薬
Ara-A	ビダラビン	vidarabine	抗ヘルペスウイルス薬
ATV	アタザナビル	atazanavir	抗HIV薬
AZM	アジスロマイシン	azithromycin hydrate	マクロライド系抗菌薬
AZT	アズトレオナム	aztreonam	モノバクタム系抗菌薬
AZT	アジドチミジン（ジドブジン）	azidothymidine	抗HIV薬
AZT/3TC	ジドブジン・ラミブジン配合	azidothymidine/lamivudine	抗HIV薬
BAPC	バカンピシリン	bacampicillin	広域ペニシリン系抗菌薬

BC・FRM	バシトラシン・フラジオマイシン硫酸塩配合	bacitracin・fradiomycin sulfate	ポリペプチド系抗菌薬
BDQ	ベダキリン	bedaquiline	抗結核薬
BIPM	ビアペネム	biapenem	カルバペネム系抗菌薬
CAM	クラリスロマイシン	clarithromycin	マクロライド系抗菌薬
CAZ	セフタジジム	ceftazidime	第3世代セフェム系抗菌薬
CCL	セファクロル	cefaclor	第1世代セフェム系抗菌薬
CDTR-PI	セフジトレン ピボキシル	cefditoren pivoxil	第3世代セフェム系抗菌薬
CDZM	セフォジジム	cefodizime	第3世代セフェム系抗菌薬
CET	セファロチン	cefalotin	第1世代セフェム系抗菌薬
CETB	セフチブテン	ceftibuten	第3世代セフェム系抗菌薬
CEX	セファレキシン	cefalexin	第1世代セフェム系抗菌薬
CEZ	セファゾリン	cefazolin	第1世代セフェム系抗菌薬
CFDN	セフジニル	cefdinir	第3世代セフェム系抗菌薬
CFIX	セフィキシム	cefixime	第3世代セフェム系抗菌薬
CFPM	セフェピム	cefepime	第4世代セフェム系抗菌薬
CFPN-PI	セフカペン ピボキシル	cefcapene pivoxil	第3世代セフェム系抗菌薬
CFTM-PI	セフテラム ピボキシル	cefteram pivoxil	第3世代セフェム系抗菌薬
CL	コリスチンメタンスルホン酸ナトリウム	colistin sodium methanesulfonate	ポリペプチド系抗菌薬
CLDM	クリンダマイシン	clindamycin	リンコマイシン系抗菌薬
CMNX	セフミノクス	cefminox	第2世代セフェム系抗菌薬

CMX	セフメノキシム	cefmenoxime	第3世代セフェム系抗菌薬
CMZ	セフメタゾール	cefmetazole	第2世代セフェム系抗菌薬
CP	クロラムフェニコール	chloramphenicol	クロラムフェニコール系抗菌薬
CPDX-PR	セフポドキシム プロキセチル	cefpodoxime proxetil	第3世代セフェム系抗菌薬
CPFG	カスポファンギン	caspofungin	キャンディン系深在性抗真菌薬
CPFX	シプロフロキサシン	ciprofloxacin	ニューキノロン系抗菌薬
CPZ	セフォペラゾン	cefoperazone	第3世代セフェム系抗菌薬
CS	サイクロセリン	cycloserine	抗結核薬
CTM	セフォチアム	cefotiam	第2世代セフェム系抗菌薬
CTM-HE	セフォチアム ヘキセチル	cefotiam hexetil	第2世代セフェム系抗菌薬
CTRX	セフトリアキソン	ceftriaxone	第3世代セフェム系抗菌薬
CTX	セフォタキシム	cefotaxime	第3世代セフェム系抗菌薬
CVA	クラブラン酸	clavulanic acid	βラクタマーゼ阻害薬
CVA/AMPC	クラブラン酸・アモキシシリン	clavulanic acid/amoxicillin	βラクタマーゼ阻害薬
CXD	セフロキサジン	cefroxadine	第1世代セフェム系抗菌薬
CXM-AX	セフロキシム アキセチル	cefuroxime axetil	第2世代セフェム系抗菌薬
CZOP	セフォゾプラン	cefozopran	第4世代セフェム系抗菌薬
CZX	セフチゾキシム	ceftizoxime	外用セフェム系抗菌薬
d4T	サニルブジン	sanilvudine	抗HIV薬
DAP	ダプトマイシン	daptomycin	リポペプチド系抗菌薬
DBECPCG	ベンジルペニシリン ベンザチン	benzylpenicillin benzathine	ペニシリン系抗菌薬

ddl	ジダノシン	didanosine	抗HIV薬
DKB	ジベカシン	dibekacin	アミノグリコシド系抗菌薬
DLM	デラマニド	delamanid	抗結核薬
DMCTC	デメチルクロルテトラサイクリン	demethylchlor-tetracycline	テトラサイクリン系抗菌薬
DOXY	ドキシサイクリン	doxycycline	テトラサイクリン系抗菌薬
DRPM	ドリペネム	doripenem	カルバペネム系抗菌薬
EB	エタンブトール	ethambutol	抗結核薬
EFCZ	エフィナコナゾール	efinaconazole	トリアゾール系表在性抗真菌薬
EFV	エファビレンツ	efavirenz	抗HIV薬
EM	エリスロマイシン	erythromycin	マクロライド系抗菌薬
ETH	エチオナミド	ethionamide	抗結核薬
EVM	エンビオマイシン	enviomycin	抗結核薬
5-FC	フルシトシン	flucytosine	フルオロピリミジン系深在性抗真菌薬
FCV	ファムシクロビル	famciclovir	抗ヘルペスウイルス薬
FDX	フィダキソマイシン	fidaxomicin	マクロライド系抗菌薬
F-FLCZ	ホスフルコナゾール	fosfluconazole	トリアゾール系深在性抗真菌薬
FLCZ	フルコナゾール	fluconazole	トリアゾール系深在性抗真菌薬
FMOX	フロモキセフ	flomoxef	第2世代セフェム系抗菌薬
FOM	ホスホマイシン	fosfomycin	ホスホマイシン系抗菌薬
FPV	ホスアンプレナビル	fosamprenavir	抗HIV薬
FRM	フラジオマイシン	fradiomycin	アミノグリコシド系抗菌薬
FRPM	ファロペネム	faropenem	ペネム系抗菌薬
F-RVCZ	ネイリン	fosravuco-nazole	トリアゾール系表在性抗真菌薬

FTC	エムトリシタビン	emtricitabine	抗HIV薬
GCV	ガンシクロビル	ganciclovir	抗サイトメガロウイルス薬
GFLX	ガチフロキサシン	gatifloxacin	ニューキノロン系抗菌薬
GM	ゲンタマイシン	gentamicin	アミノグリコシド系抗菌薬
GRNX	ガレノキサシン	garenoxacin	ニューキノロン系抗菌薬
IDV	インジナビル	indinavir	抗HIV薬
IHMS	イソニアジドメタンスルホン酸ナトリウム	isoniazid sodium methane-sulfonate	抗結核薬
INH	イソニアジド	isoniazid	抗結核薬
IPM/CS	イミペネム／シラスタチン	imipenem/cilastatin	カルバペネム系抗菌薬
ISP	イセパマイシン	isepamicin	アミノグリコシド系抗菌薬
ITCZ	イトラコナゾール	itraconazole	トリアゾール系深在性・表在性抗真菌薬
JM	ジョサマイシン	josamycin	マクロライド系抗菌薬
KCZ	ケトコナゾール	ketoconazole	イミダゾール系表在性抗真菌薬
KM	カナマイシン	kanamycin	アミノグリコシド系抗菌薬
L-AMB	アムホテリシンBリポソーム	amphotericin	ポリエンマクロライド系深在性抗真菌薬
LCM	リンコマイシン	lincomycin	リンコマイシン系抗菌薬
LFLX	ロメフロキサシン	lomefloxacin	ニューキノロン系抗菌薬
LMOX	ラタモキセフ	latamoxef	第3世代セフェム系抗菌薬
LSFX	ラスクフロキサシン	lascufloxacin	ニューキノロン系抗菌薬
LVFX	レボフロキサシン	levofloxacin	ニューキノロン系抗菌薬

LZD	リネゾリド	linezolid	オキサゾリジノン系抗菌薬
MCFG	ミカファンギン	micafungin	キャンディン系深在性抗真菌薬
MCZ	ミコナゾール	miconazole	イミダゾール系深在性・表在性抗真菌薬
MEPM	メロペネム	meropenem	カルバペネム系抗菌薬
MFLX	モキシフロキサシン	moxifloxacin	ニューキノロン系抗菌薬
MINO	ミノサイクリン	minocycline	テトラサイクリン系抗菌薬
MNZ	メトロニダゾール	metronidazole	抗原虫薬
MUP	ムピロシンカルシウム水和物	mupirocin cal-cinm hydrate	抗菌薬
NA	ナリジクス酸	nalidixic acid	キノロン系抗菌薬
NDFX	ナジフロキサシン	nadifloxacin	ニューキノロン系抗菌薬
NFLX	ノルフロキサシン	norfloxacin	ニューキノロン系抗菌薬
NFV	ネルフィナビル	nelfinavir	抗HIV薬
NVP	ネビラピン	nevirapine	抗HIV薬
NYS	ナイスタチン	nystatin	表在性抗真菌薬
OFLX	オフロキサシン	ofloxacin	ニューキノロン系抗菌薬
OTC	オキシテトラサイクリン	oxytetracycline	テトラサイクリン系抗菌薬
PAPM/BP	パニペネム/ベタミプロン	panipenem/betamipron	カルバペネム系抗菌薬
PAS	パラアミノサリチル酸	para-aminosa-licylate	抗結核薬
PCG	ベンジルペニシリン	benzylpenicillin	ペニシリン系抗菌薬
PIPC	ピペラシリン	piperacillin	広域ペニシリン系抗菌薬
PL-B	ポリミキシンB	polymyxin B	ポリペプチド系抗菌薬
PMR	ピマリシン	pimaricin	抗真菌薬
PPA	ピペミド酸	pipemidic acid	キノロン系抗菌薬

PSCZ	ポサコナゾール	posaconazole	深在性抗真菌薬
PUFX	プルリフロキサシン	prulifloxacin	ニューキノロン系抗菌薬
PZA	ピラジナミド	pyrazinamide	抗結核薬
PZFX	パズフロキサシン	pazufloxacin	ニューキノロン系抗菌薬
QPR/DPR	キヌプリスチン・ダルホプリスチン	quinupristin/dalfopristin	ストレプトグラミン系抗菌薬
RBT	リファブチン	rifabutin	抗結核薬
REL/IPM/CS	レレバクタム・イミペネム・シラスタチン	relebactam/imipenem/cilastatin	カルバペネム系抗菌薬
RFP	リファンピシン	rifampicin	抗結核薬
RSM	リボスタマイシン	ribostamycin	アミノグリコシド系抗菌薬
RTV	リトナビル	ritonavir	抗HIV薬
RXM	ロキシスロマイシン	roxithromycin	マクロライド系抗菌薬
SASP	サラゾスルファピリジン	salazosulfapyridine	抗リウマチ薬
SBT	スルバクタム	sulbactam	βラクタマーゼ阻害薬
SBT/CPZ	スルバクタム・セフォペラゾン	cefoperazone/sulbactam	βラクタマーゼ阻害薬配合剤セフェム系抗菌薬
SBTPC	スルタミシリン	sultamicillin	βラクタマーゼ阻害薬配合ペニシリン系抗菌薬
SM	ストレプトマイシン	streptomycin	アミノグリコシド系抗菌薬
SPCM	スペクチノマイシン	spectinomycin	アミノグリコシド系抗菌薬
SPM	スピラマイシン	spiramycin	マクロライド系抗菌薬
SQV	サキナビルメシル酸塩	saquinavir mesilate	抗HIV薬
ST	スルファメトキサゾール／トリメトプリム	sulfamethoxazole/trimethoprim	サルファ剤とトリメトプリムの配合剤
STFX	シタフロキサシン	sitafloxacin	ニューキノロン系抗菌薬

TAZ/CTLZ	タゾバクタム / セフトロザン	tazobactam/ceftolozane	βラクタマーゼ阻害薬配合ペニシリン系抗菌薬
TAZ/PIPC	タゾバクタム / ピペラシリン	tazobactam/piperacillin	βラクタマーゼ阻害薬配合ペニシリン系抗菌薬
TBPM-PI	テビペネム ピボキシル	tebipenem pivoxil	カルバペネム系抗菌薬
TC	テトラサイクリン	tetracycline	テトラサイクリン系抗菌薬
3TC	ラミブジン	lamivudine	抗HIV薬
TDF	テノホビル ジソプロキシルフマル酸塩	tenofovir disoproxil fumarate	抗HIV薬
TEIC	テイコプラニン	teicoplanin	グリコペプチド系抗菌薬
TFLX	トスフロキサシン	tosufloxacin	ニューキノロン系抗菌薬
TGC	チゲサイクリン	tigecycline	テトラサイクリン系抗菌薬
TOB	トブラマイシン	tobramycin	アミノグリコシド系抗菌薬
TZD	テジゾリド	tedizolid	オキサゾリジノン系抗菌薬
VACV	バラシクロビル	valaciclovir	抗ヘルペスウイルス薬
VCM	バンコマイシン	vancomycin	グリコペプチド系抗菌薬
VGCV	バルガンシクロビル	valganciclovir	抗サイトメガロウイルス薬
VRCZ	ボリコナゾール	voriconazole	トリアゾール系深在性抗真菌薬

■抗悪性腫瘍薬一覧

略語	和文	英語	薬物の種類
ACD (ACT-D)	アクチノマイシンD	actinomycin D	抗生物質 抗悪性腫瘍薬
ACM (ACR)	アクラルビシン	aclarubicin	アントラサイクリン系抗生物質 抗悪性腫瘍薬
ACNU	ニムスチン	nimustine	アルキル化系抗悪性腫瘍薬
ADM	アドリアマイシン (ドキソルビシン)	adriamycin (doxorubicin)	アントラサイクリン系抗悪性腫瘍薬
Ara-C	シタラビン	cytarabine	代謝拮抗薬 抗悪性腫瘍薬
ATRA	トレチノイン	tretinoin	分子標的治療薬 抗悪性腫瘍薬
AZP	アザチオプリン	azathioprine	代謝拮抗薬 免疫抑制薬
BCNU	カルムスチン	carmustine	アルキル化系抗悪性腫瘍薬
BH-AC	エノシタビン	enocitabine	代謝拮抗薬 抗悪性腫瘍薬
BLM	ブレオマイシン	bleomycin	抗生物質 抗悪性腫瘍薬
BST	ウベニメクス	ubenimex	非特異的免疫賦活薬 抗悪性腫瘍薬
BUS	ブスルファン	busulfan	アルキル化系抗悪性腫瘍薬
CAR	シトシン アラビノシド	cytosine arabinoside	代謝拮抗薬 抗悪性腫瘍薬
CBDCA	カルボプラチン	carboplatin	白金製剤 抗悪性腫瘍薬
CDDP (DDP)	シスプラチン	cisplatin	白金製剤 抗悪性腫瘍薬
CPA (CPM)	シクロホスファミド	cyclophosphamide	アルキル化系抗悪性腫瘍薬
CPT-11	イリノテカン	irinotecan	トポイソメラーゼI阻害薬 抗悪性腫瘍薬

CYA	シクロスポリン	ciclosporin	カルシニューリン阻害薬 免疫抑制薬
DCF	ペントスタチン	pentostatin	代謝拮抗薬 抗悪性腫瘍薬
5'-DFUR	ドキシフルリジン	doxifluridine	代謝拮抗薬 抗悪性腫瘍薬
DNR (DM)	ダウノルビシン	daunorubicin	アントラサイクリン系抗悪性腫瘍薬
DOC (DTX, TXT)	ドセタキセル	docetaxel	微小管阻害薬 抗悪性腫瘍薬
DTIC	ダカルバジン	dacarbazine	アルキル化系抗悪性腫瘍薬
DXR (ADM)	ドキソルビシン (アドリアマイシン)	doxorubicin	アントラサイクリン系抗悪性腫瘍薬
EMP	エストラムスチン	estramustine	ホルモン療法薬
EPI	エピルビシン	epirubicin	アントラサイクリン系抗悪性腫瘍薬
EXE	エキセメスタン	estramustine	ホルモン療法薬
5-FU	フルオロウラシル	5-fluorouracil	代謝拮抗薬 抗悪性腫瘍薬
GEM	ゲムシタビン	gemcitabine	代謝拮抗薬 抗悪性腫瘍薬
HU	ヒドロキシカルバミド	hydroxycarba-mide	代謝拮抗薬 抗悪性腫瘍薬
IDR	イダルビシン	idarubicinMEL	アントラサイクリン系抗悪性腫瘍薬
IFM	イホスファミド	ifosfamide	アルキル化系抗悪性腫瘍薬
L-ASP	L-アスパラギナーゼ	L-asparaginase	代謝拮抗薬 抗悪性腫瘍薬
L-OHP	オキサリプラチン	oxaliplatin	"白金製剤 抗悪性腫瘍薬"
L-PAM (MEL)	メルファラン	melphalan	アルキル化系抗悪性腫瘍薬
l-LV	レボホリナート	levofolinate	代謝拮抗薬 抗悪性腫瘍薬
LV	ホリナートカルシウム	calcium fo-linate	代謝拮抗薬 抗悪性腫瘍薬
MCNU	ラニムスチン	ranimustine	アルキル化系抗悪性腫瘍薬

MIT	ミトキサントロン	mitoxantrone	アントラサイクリン系抗悪性腫瘍薬
MMC	マイトマイシンC	mitomycin C	抗生物質抗悪性腫瘍薬
6-MP	メルカプトプリン	mercaptopu-rine	代謝拮抗薬抗悪性腫瘍薬
MPA	メドロキシプロゲステロン	medroxypro-gesterone	プロゲステロン抗悪性腫瘍薬
MTX	メトトレキサート	methotrexate	代謝拮抗薬抗悪性腫瘍薬
nab-PTX	パクリタキセルアルブミン懸濁型	paclitaxel	微小管阻害薬
OK-432	抗悪性腫瘍溶連菌製剤	OK-432	非特異的免疫賦活薬抗悪性腫瘍薬
PCZ	プロカルバジン	procarbazine	アルキル化系抗悪性腫瘍薬
PEP	ペプロマイシン	peplomycin	抗生物質抗悪性腫瘍薬
PSK	かわらたけ多糖体製剤	polysaccha-ride-Kureha	非特異的免疫賦活薬抗悪性腫瘍薬
PTX (PAC)	パクリタキセル	paclitaxel	微小管阻害薬抗悪性腫瘍薬
S-1 (TS-1)	テガフール・ギメラシル・オテラシルカリウム	tegafur, gime-racil, oteracil potassium	代謝拮抗薬抗悪性腫瘍薬
SPAC	シタラビン オクホスファート	cytarabine ocfosfate	代謝拮抗薬抗悪性腫瘍薬
TAM	タモキシフェン	tamoxifen	抗エストロゲン薬抗悪性腫瘍薬
T-DM1	トラスツズマブ エムタンシン	trastuzumab emtansine	分子標的治療薬
T-DXd	トラスツズマブ デルクステカン	trastuzumab deruxtecan	分子標的治療薬
TGF (FT)	テガフール	tegafur	ピリミジン拮抗抗悪性腫瘍薬
THP	ピラルビシン	pirarubicin	アントラサイクリン系抗悪性腫瘍薬
TMZ	テモゾロミド	temozolomide	アルキル化系抗悪性腫瘍薬

UFT	テガフール・ウラシル配合	tegafur/uracil	"代謝拮抗薬 抗悪性腫瘍薬"
VCR	ビンクリスチン	vincristine	微小管阻害薬 抗悪性腫瘍薬
VDS	ビンデシン	vindesine	微小管阻害薬 抗悪性腫瘍薬
VLB	ビンブラスチン	vinblastine	微小管阻害薬 抗悪性腫瘍薬
VNR (NVB)	ビノレルビン	vinorelbine	微小管阻害薬 抗悪性腫瘍薬
VP-16	エトポシド	etoposide	トポイソメラーゼII阻害薬 抗悪性腫瘍薬

■レジメン略語一覧

略語	抗がん薬	対象のがん
ABVD	ドキソルビシン+ブレオマイシン+ビンブラスチン+ダカルバジン	ホジキンリンパ腫
AC	アドリアマイシン+シクロホスファミド	乳がん
AP	ドキソルビシン+シスプラチン	子宮体がん
Ara-C大量	シタラビン	白血病
BEP	ブレオマイシン+エトポシド+シスプラチン	胚細胞腫
BLD	ボルテゾミブ+レナリドミド+デキサメタゾン	多発性骨髄腫
BR	ベンダムスチン+リツキシマブ	悪性リンパ腫
CAF	シクロホスファミド+アドリアマイシン+フルオロウラシル	乳がん
CapeOX+Nivo	カペシタビン+オキサリプラチン+ニボルマブ	胃がん
CE	カルボプラチン+エトポシド	肺がん
CE+Atezo	カルボプラチン+エトポシド+アテゾリズマブ	肺がん
CEF	シクロホスファミド+エピルビシン+フルオロウラシル	乳がん
CHASE	シクロホスファミド+エトポシド+シタラビン+デキサメタゾン	悪性リンパ腫
CHOP	シクロホスファミド+ドキソルビシン+ビンクリスチン+プレドニゾロン	悪性リンパ腫
CMF	シクロホスファミド+メトトレキサート+フルオロウラシル	乳がん
C-MOPP	シクロホスファミド+ビンクリスチン+プロカルバジン+プレドニゾロン	悪性リンパ腫
CT	シスプラチン+トポテカン	子宮頸がん
DAC (TAC)	ドセタキセル+アドリアマイシン+シクロホスファミド	乳がん
DC	シスプラチン+ドセタキセル	肺がん
DC	ドセタキセル+カルボプラチン	卵巣がん
DCF	ドセタキセル+シスプラチン+フルオロウラシル	食道がん
ddEC	エピルビシン+シクロホスファミド	乳がん

DHP	ドセタキセル＋トラスツズマブ＋ペルツズマブ	乳がん
DMPB	メルファラン＋プレドニゾロン＋ボルテゾミブ＋ダラツムマブ	多発性骨髄腫
EC	エピルビシン＋シクロホスファミド	乳がん
ECF	エピルビシン＋シスプラチン＋フルオロウラシル	食道がん
EP	シスプラチン＋エトポシド	胚細胞腫
ESHAP	メチルプレドニゾロン＋エトポシド＋シスプラチン＋シタラビン	悪性リンパ腫
FEC	フルオロウラシル＋エピルビシン＋シクロホスファミド	乳がん
FOLFIRI	フルオロウラシル＋レボホリナートカルシウム＋イリノテカン	大腸がん
FOLFIRI＋Bev	フルオロウラシル＋レボホリナートカルシウム＋イリノテカン＋ベバシズマブ	大腸がん
FOLFIRI＋cetuximab	フルオロウラシル＋レボホリナートカルシウム＋イリノテカン＋セツキシマブ	大腸がん
FOLFIRI＋panitumumab	フルオロウラシル＋レボホリナートカルシウム＋イリノテカン＋パニツムマブ	大腸がん
FOLFIRINOX	フルオロウラシル＋レボホリナート＋オキサリプラチン	膵がん
FOLFOX	フルオロウラシル＋レボホリナート＋オキサリプラチン	大腸がん
FOLFOXRI	フルオロウラシル＋レボホリナート＋イリノテカン	大腸がん
FP	シスプラチン＋フルオロウラシル	食道がん 子宮頸がん 頭頸部がん
FP＋Pembro	シスプラチン＋フルオロウラシル＋ペムブロリズマブ	食道がん
GC	ゲムシタビン＋シスプラチン	胆道がん
G-CHOP	オビヌツズマブ＋シクロホスファミド＋ドキソルビシン＋ビンクリスチン＋プレドニゾロン	悪性リンパ腫
GE	ゲムシタビン＋エルロチニブ	膵がん

Gn-P	ゲムシタビン+パクリタキセルアルブミン懸濁型	膵がん
GP	シスプラチン+ゲムシタビン	肺がん
Hyper-CVAD	シクロホスファミド+ドキソルビシン+ビンクリスチン+デキサメタゾン	悪性リンパ腫
IP	シスプラチン+イリノテカン	肺がん
IDR-Ara-C	イダルビシン+シタラビン	白血病
IRIS	イリノテカン+テガフール・ギメラシル・オテラシルカリウム	大腸がん
KLd	カルフィルゾミブ+レナリドミド+デキサメタゾン	多発性骨髄腫
Ld	レナリドミド+デキサメタゾン	多発性骨髄腫
MA	メトトレキサート+シタラビン	悪性リンパ腫
mFOLFOX6	オキサリプラチン+フルオロウラシル+レボホリナートカルシウム	大腸がん
mFOLFOX6+Bev	オキサリプラチン+フルオロウラシル+レボホリナートカルシウム+ベバシズマブ	大腸がん
mFOLFOX6+cetuximab	オキサリプラチン+フルオロウラシル+レボホリナートカルシウム+セツキシマブ	大腸がん
mFOLFOX6+panitumumab	オキサリプラチン+フルオロウラシル+レボホリナートカルシウム+パニツムマブ	大腸がん
MP	メルファラン+プレドニゾロン	多発性骨髄腫
M-VAC	メトトレキサート+ビンブラスチン+ドキソルビシン+シスプラチン	膀胱がん
MVP	マイトマイシンC+ビンデシン+シスプラチン	肺がん
NP	シスプラチン+ビノレルビン	肺がん
PAV	ビンクリスチン+ニムスチン+プロカルバジン	脳腫瘍
PC	ペメトレキセド+シスプラチン	
PC+Pembro	ペメトレキセド+シスプラチン+ペムブロリズマブ	肺がん
PE	シスプラチン+エトポシド	肺がん

PE+Durva	シスプラチン+エトポシド+デュルバルマブ	肺がん
RAM/PTX	ラムシルマブ+パクリタキセル	胃がん
R-CHOP	リツキシマブ+シクロホスファミド+ドキソルビシン+ビンクリスチン+プレドニゾロン	B細胞腫瘍
SOX	テガフール・ギメラシル・オテラシルカリウム+オキサリプラチン	胃がん
SOX+Nivo	テガフール・ギメラシル・オテラシルカリウム+オキサリプラチン+ニボルマブ	胃がん
SPE	シスプラチン+エトポシド	肺がん
TAP	シスプラチン+アドリアマイシン+パクリタキセル	子宮内膜がん
TC	ドセタキセル+シクロホスファミド	乳がん
TC	パクリタキセル+カルボプラチン	卵巣がん
TC+BEV+A-tezo	パクリタキセル+カルボプラチン+ベバシズマブ+アテゾリズマブ	肺がん
TP	パクリタキセル+シスプラチン	子宮頸がん
VAC	ビンクリスチン+アクチノマイシンD+シクロホスファミド	胚細胞腫
VAD	ビンクリスチン+アドリアマイシン+デキサメタゾン	多発性骨髄腫
VelP	シスプラチン+ビンブラスチン+イホスファミド+メスナ	胚細胞腫
VIP	シスプラチン+エトポシド+イホスファミド+メスナ	胚細胞腫
XELOX (CapeOX)	オキサリプラチン+カペシタビン	大腸がん胃がん

Index

医学・看護略語ポケットブック mini

2023 年 9 月 11 日　　初 版　第 1 刷発行

編　集	ナーシング編集室
発行人	土屋　徹
編集人	小袋　朋子
発行所	株式会社Gakken
	〒 141-8416 東京都品川区西五反田 2-11-8
印刷・製本	凸版印刷株式会社

●この本に関する各種お問い合わせ先
本の内容については，下記サイトのお問い合わせフォームよりお願いします．
https://www.corp-gakken.co.jp/contact/
在庫については　Tel 03-6431-1234（営業）
不良品（落丁，乱丁）については　Tel 0570-000577
　学研業務センター　〒 354-0045 埼玉県入間郡三芳町上富 279-1
上記以外のお問い合わせは　Tel 0570-056-710（学研グループ総合案内）

本書に記載されている内容は，出版時の最新情報に基づくとともに，臨床例をもとに正確かつ普遍化すべく，著者，編者，監修者，編集委員ならびに出版社それぞれが最善の努力をしております．しかし，本書の記載内容によりトラブルや損害，不測の事故等が生じた場合，著者，編者，監修者，編集委員ならびに出版社は，その責を負いかねます．
また，本書に記載されている医薬品や機器等の使用にあたっては，常に最新の各々の添付文書や取り扱い説明書を参照のうえ，適応や使用方法等をご確認ください．

株式会社Gakken

学研グループの書籍・雑誌についての新刊情報・詳細情報は，下記をご覧ください．
学研出版サイト　https://hon.gakken.jp/